中医治未病理论研究

主编　刘　川　洪安婧　李　隽　吕　辉　付晓平

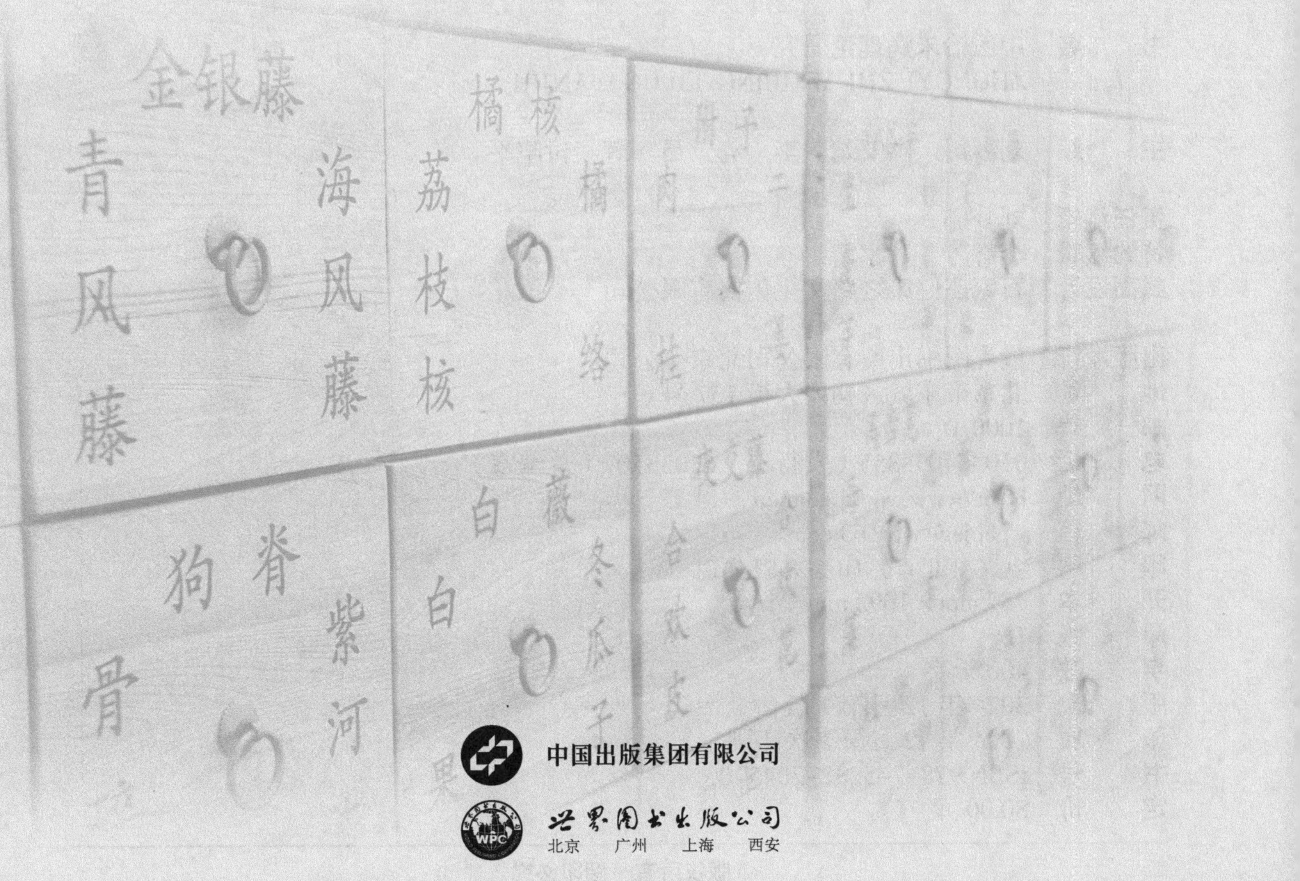

中国出版集团有限公司
世界图书出版公司
北京　广州　上海　西安

图书在版编目（CIP）数据

中医治未病理论研究 / 刘川等主编. -- 北京 : 世界图书出版有限公司北京分公司, 2024. 12. -- ISBN 978-7-5232-2045-0

Ⅰ. R211

中国国家版本馆CIP数据核字第20259H0M51号

书　　名	中医治未病理论研究 ZHONGYI ZHI WEIBING LILUN YANJIU
主　　编	刘　川　洪安婧　李　隽　吕　辉　付晓平
责任编辑	刘梦娜
特约编辑	李辉芳　郑家麟
封面设计	石家庄健康之路文化传播有限公司
出版发行	世界图书出版有限公司北京分公司
地　　址	北京市东城区朝内大街 137 号
邮　　编	100010
电　　话	010-64038355（发行）　64033507（总编室）
网　　址	http://www.wpcbj.com.cn
邮　　箱	wpcbjst@vip.163.com
印　　刷	中煤（北京）印务有限公司
开　　本	787 mm × 1092 mm　1/16
印　　张	16
字　　数	400 千字
版　　次	2024 年 12 月第 1 版
印　　次	2024 年 12 月第 1 次印刷
书　　号	ISBN 978-7-5232-2045-0
定　　价	80.00 元

编委会

主　编：刘　川　湖北省中医院（湖北中医药大学附属医院、湖北省中医药研究院）

洪安婧　大连理工大学附属中心医院（大连市中心医院）

李　隽　西安市儿童医院

吕　辉　黄石市中医医院

付晓平　湖北省中医院（湖北中医药大学附属医院、湖北省中医药研究院）

副主编：马丽娟　宁波大学附属人民医院

唐言波　广西桂林市中医医院

蓝　英　贵港市中西医结合骨科医院

周　芳　湖南中医药大学第一附属医院

王赫麟　北京市东城区东花市社区卫生服务中心

赵诗文　三江侗族自治县中医医院

宋李冬　上海市浦东新区中医医院

编　委：翁　耿　福建省食品药品质量检验研究院

陈　俊　湖北省中医院（湖北中医药大学附属医院、湖北省中医药研究院）

谢　雨　安岳县中医医院

邵榆涵　四川大学

主编简介

◎第一主编　刘川，女，全科医学领域硕士。担任世界中医药联合会扶阳专委会常务委员、中医营养保健调理师、高级食疗调理指导师、湖北省中医师协会青年委员。精通营养食疗指导、耳穴疗法、穴位敷贴、中式运动处方等多种疗效显著的中医疗法。擅长中西医并重的医疗保健，对家庭成员提供长期照顾式医疗保健服务。提供“六位一体”的服务，包括健康教育、预防、保健、康复、科学备孕和一般常见病、多发病的诊疗服务。

运用中医非药物疗法调理亚健康，体质偏颇，慢性病防治，运用整体思维根据患者的体质、年龄、性别等因素，制定个性化的治疗方案。针对每个人的具体情况，提供全方位、个体化的调理方案，旨在帮助患者建立治未病思想，向患者提供饮食、运动、作息等方面的建议，协助患者改善生活习惯，从而预防疾病的发生。

◎第二主编　洪安婧，女，副主任医师。毕业于上海中医药大学，中医学硕士研究生。现就职于大连市中心医院中医科，从事临床工作，主要擅长脾胃病的诊治，对老年慢性病，如高血压、糖尿病、神经性头疼等症也有一定心得，以中药方剂为主要治疗手段，可配合针灸理疗等外治疗法。

◎第三主编　李隽，毕业于北京协和医学院，医学博士。现就职于西安市儿童医院中西医结合科。任陕西省中西医结合学会儿科分会委员、陕西省中西医结合学会治未病学会委员、陕西省保健学会儿童疾病防治专业委员会委员。研究方向为儿童感染与免疫。擅长使用中西医结合方法治疗儿童呼吸系统如咳嗽、哮喘、鼻炎、反复呼吸道感染，消化系统如便秘、腹痛、厌食及内科杂病如遗尿、紫癜等。

主编简介

◎第四主编 吕辉，女，主管护师。中医中级刮痧师、美容师、康复理疗师。毕业于湖北科技学院，本科。现就职于黄石市中医医院。2022年在黄石市第十六届职工职业技能大赛中医护理技术项目比赛中获得第三名。擅长运用耳穴、艾灸、刮痧、火罐等各种中医外治法调理亚健康体质，如成人颈肩腰腿疼痛、女性痛经、乳腺增生、失眠、小儿脾胃调理等。

◎第五主编 付晓平，女，主治医师，毕业于湖北中医药大学，硕士。现任湖北省中医院亚健康调理门诊医师，担任中国中医药研究促进会治未病与亚健康专业委员会理事、湖北省医师协会治未病专业委员会委员。从事推拿、康复、针灸、亚健康调理临床工作及教学科研10余年，擅长运用“太极推拿”手法、“脏腑推拿”手法、“八把半锁”疗法并结合中草药治疗脑卒中后遗症、面瘫、带状疱疹后遗神经痛等神经系统疾病，深入研究颈椎病、肩周炎、腰椎间盘突出症、退行性膝关节炎、小儿肌性斜颈、睡眠障碍等病的中医治疗。热爱中医药事业，对中药茶饮、膏方、中药香囊、药枕、中药香膏、古法制作工艺有较深理解。曾三次参加援外医疗服务，并获得国家卫健委颁发荣誉3次，在核心期刊上发表论文数篇，SCI 2篇。

前　言

《中医治未病理论研究》一书围绕中医“治未病”理论的核心，系统探索了预防疾病与调养身心的理念与方法。本书旨在梳理和解析“治未病”理念的传统源流及现代应用，通过对健康管理及亚健康状态的系统论述，为预防和改善现代常见健康问题提供科学、实用的参考。

第一章对“治未病”的概念及源流进行了概述，深入阐述“治未病”的基本原则，即在健康时维持平衡、在疾病初期抑制发展、在疾病痊愈后防止复发。这一章从中医对健康和未病的认识出发，回顾了“治未病”在传统医学中的发展历程。第二章详细探讨了“治未病”的具体方法，涵盖精神调养、饮食管理、体质调理、四季养生等内容，强调通过膳食、针灸、按摩等多种方式来增强体质、改善体内环境。这些方法不仅是病后的调理手段，更是预防疾病发生的重要措施。第三章分析了中医视角下的亚健康状态。根据亚健康研究表明，现代人群常受困于体质和功能不平衡，处于健康和疾病之间的状态。书中依据中医健康观对亚健康进行分类，并从“阴阳失衡”角度分析其成因，进而提出通过调和阴阳来改善亚健康状态的治未病策略。第四章进一步提供了亚健康调治的具体方法，包括日常自我保健、针灸、药浴等外治疗法及药膳保健等多样化手段，旨在为不同体质和症状的亚健康人群提供科学指导。本章指出了“形神合一”的重要性，倡导顺应自然、持之以恒的自我调养理念。第五章围绕常见亚健康症状，如疲劳、失眠、健忘等，具体分析了其成因及相应的中医调理方案。亚健康症状往往与生活方式、情绪压力密切相关，因此中医在调理上缓解症状的同时兼顾情志、饮食等生活因素，帮助患者从源头上缓解亚健康状态。第六章探讨了“治未病”在常见疾病防治中的应用。通过对流感、慢性支气管炎、高血压、糖尿病等常见病的防治措施总结，书中展示了中医在疾病预防、体质改善中的作用，并提出一系列既符合中医理论又符合现代科学的治疗手段。第七章则聚焦于儿童健康问题，特别是易感的呼吸系统及消化系统疾病。儿童在成长过程中脏腑尚未发育成熟，容易出现反复感染、慢性咳嗽等问题。基于“治未病”理念，书中提出了增强儿童体质、规范日常生活的预防措施，以帮助儿童减少发病率、提高免疫力。

本书不仅为中医理论研究提供了基础资料，也为亚健康及慢性疾病患者提供了切实可行的指导。“治未病”思想是对健康状态的前瞻性调控，其核心在于通过日常调养增强体质，达到少生病、不生病的目标。希望本书能帮助读者更好地理解“治未病”理论，并在生活中加以运用，从而有效提高生活质量、促进身心健康。本书的编写受到时间、编写人员能力及水平的限制，对书中存在的不足之处，恳请广大读者、同行专家给予批评指正。

目　　录

第一章 概述

第一节 健康与未病的概念

一、健康的概念

（一）中医对健康的理解

中医将健康视为“阴阳平衡、脏腑调和、气血通畅、形神兼备”的状态。这一概念体现了中医对人体生命活动的整体认识。

1. 阴阳平衡

阴阳是中医理论的基本概念，代表着事物的两个方面。在人体中，阴阳既相互对立又相互依存，共同维持着人体的生理功能。阴平阳秘，精神乃治。当阴阳平衡被打破时，就会出现各种病理变化。例如，阴虚则生内热，表现为潮热、盗汗、口干等症状；阳虚则生外寒，出现畏寒、肢冷、乏力等表现。因此，保持阴阳平衡是健康的关键。

2. 脏腑调和

中医认为，人体是一个有机的整体，由五脏六腑等脏腑器官组成。各个脏腑之间相互关联、相互制约，共同完成人体的生理功能。例如，心主血脉，肺主气，肝主疏泄，脾主运化，肾主藏精。脏腑调和则人体功能正常，若脏腑功能失调，就会出现相应的疾病。例如，脾虚则运化失常，导致食欲缺乏、腹胀、便溏等症状；肝郁则疏泄不畅，出现情绪抑郁、胁肋胀痛等表现。

3. 气血通畅

气血是人体生命活动的物质基础。气具有推动、温煦、防御、固摄等作用，血具有营养、滋润等作用。气血通畅则人体各组织器官得到充足的营养和氧气供应，维持正常的生理功能。若气血运行不畅，就会出现气滞血瘀、气血不足等病理变化。例如，气滞则出现胀痛、胸闷等症状，血瘀则表现为疼痛固定、舌紫暗等；气血不足则出现面色苍白、头晕、乏力等表现。

4. 形神兼备

中医强调“形神合一”，认为人体的健康不仅包括身体的无病无痛，还包括情志的调和和精神状态的良好。形为神之宅，神为形之主。身体的健康状况会影响精神情志，而精神情志的变化也会影响身体的健康。例如，长期的精神紧张、焦虑、抑郁等不良情绪会导致肝气郁结，进而影响脾胃功能，出现食欲缺乏、腹胀等症状；而身体健康、气血充足的人则精神饱满、心情愉悦。

（二）健康的多维度表现

1. 身体层面

身体健康表现为身体各器官功能正常，没有疼痛、不适等症状。例如，心功能正常，能够有规律地跳动，为全身输送血液；肺功能正常，能够进行有效的呼吸，保证氧气的供应；消化系统功能正常，能够消化食物、吸收营养等。此外，身体健康还表现为身体的形态正常，如身高、体重在正常范围内，身体比例协调等。

2. 情志层面

情志调和是健康的重要表现之一。中医将情志分为喜、怒、忧、思、悲、恐、惊七种，认为情志过度会损伤相应的脏腑。例如，怒伤肝、喜伤心、思伤脾、忧伤肺、恐伤肾。因此，保持情志的适度和稳定，避免过度的情绪波动，对于健康至关重要。情志调和的人能够以平和的心态面对生活中的各种挑战，且情绪稳定，心情愉悦。

3. 精神层面

精神状态良好也是健康的重要标志。精神饱满的人充满活力，思维敏捷，注意力集中，记忆力良好。相反，精神萎靡的人则容易疲劳，思维迟钝，注意力不集中，记忆力下降。中医认为，精神状态与人体的气血、脏腑功能密切相关。气血充足、脏腑调和的人精神状态良好，而气血不足、脏腑功能失调的人则精神萎靡。

二、未病的概念

（一）未病先防

1. 预防的重要性

未病先防是中医“治未病”理念的核心内容之一。在健康状态下，通过调养身体、防止邪气入侵，可以预防疾病的发生。中医认为，疾病的发生是由于人体正气不足，外邪入侵所致。因此，增强人体的正气，提高免疫力，是预防疾病的关键。例如，养成良好的生活习惯，如合理饮食、适度运动、规律作息等，可以增强体质，提高人体的免疫力，预防疾病的发生。

2. 预防的方法

未病先防的方法主要包括以下 4 个方面。

（1）饮食调养：合理饮食是预防疾病的重要方法之一。中医强调饮食有节，即饮食要适量、均衡、有规律。避免过食辛辣、油腻、生冷等刺激性食物，多吃新鲜蔬菜、水果、粗粮等富含营养的食物。此外，根据不同的体质和季节，选择适宜的食物进行调养。例如，体质虚寒的人可以多吃温热性的食物，如羊肉、桂圆等；夏季可以多吃清热解暑的食物，如西瓜、绿豆等。

（2）运动锻炼：适度运动可以增强体质，提高人体的免疫力。中医认为，运动可以促进气血流通，增强脏腑功能。不同的人可以根据自己的体质和兴趣选择适合的运动方式，如散步、跑步、打太极拳、练瑜伽等。运动要适度，避免过度劳累。

（3）情志调节：保持良好的情志状态对于预防疾病也非常重要。中医强调情志致病，即不良的情绪会损伤相应的脏腑。因此，要学会调节自己的情绪，保持心情愉悦。可以通过听音乐、阅读、旅游等方式缓解压力，调节情绪。

（4）起居有常：规律的作息对于身体健康至关重要。中医认为，人体的生理活动与自然界的节律密切相关。因此，要顺应自然规律，早睡早起，避免熬夜。同时，要注意保持居住环境的清洁、舒适，避免外邪的侵袭。

（二）欲病早治

1. 亚健康状态的识别

当人体出现亚健康状态或轻微不适，但尚未形成严重的疾病时，及时进行调理和治疗，以防病情加重。亚健康状态是指人体处于健康与疾病之间的一种状态，表现为身体疲劳、失眠、记忆力下降、情绪不稳定等症状。中医通过望、闻、问、切等方法，可以对亚健康状态进行早期识别。例如，观察面色、舌苔、脉象等，可以了解人体的气血、脏腑功能状态；询问饮食、睡眠、大小便等情况，可以了解人体的生理功能是否正常。

2. 早期干预的方法

对于亚健康状态或轻微不适，中医强调早期干预，采取相应的调理和治疗措施。早期干预的方法主要包括以下 3 个方面。

（1）中药调理：根据人体的具体情况，选择适宜的中药进行调理。例如，对于气虚的人，可以服用人参、黄芪等补气的中药；对于血虚的人，可以服用当归、熟地等补血的中药；对于肝郁的人，可以服用柴胡、白芍等疏肝解郁的中药。

（2）针灸推拿：是中医的特色疗法之一，可以通过刺激人体的经络穴位，调节气血运行，改善脏腑功能。对于亚健康状态或轻微不适，可以选择相应的穴位进行针灸推拿治疗。例如，对于失眠的人，可以针刺神门、内关等穴位；对于颈肩疼痛的人，可以进行推拿按摩治疗。

（3）食疗养生：根据人体的具体情况，选择适宜的食物进行食疗养生。例如，对于脾胃虚弱的人，可以多吃山药、莲子、芡实等健脾益胃的食物；对于肺燥咳嗽的人，可以多吃梨、百合、银耳等润肺止咳的食物。

（三）病后防变

1. 疾病复发的原因

对于已经发生的疾病，通过合理治疗和调理，防止病情复发或恶化。中医认为，疾病复发的原因主要有以下 4 个方面。

（1）正气未复：疾病发生后，人体的正气受到损伤，若正气未完全恢复，就容易再次受到外邪的侵袭，导致疾病复发。

（2）余邪未尽：疾病治疗后，若体内的余邪未尽，就会潜伏在体内，伺机再次发作。

（3）饮食不节：疾病恢复后，若不注意饮食调养，过食辛辣、油腻、生冷等刺激性食物，就会损伤脾胃，影响人体的正气，导致疾病复发。

（4）情志失调：疾病恢复后，若不注意情志调节，则过度的情绪波动会损伤相应的脏腑，影响人体的正气，导致疾病复发。

2. 防止疾病复发的方法

为了防止疾病复发，中医强调病后调理，采取相应的措施帮助患者恢复健康，并防止疾病再发。防止疾病复发的方法主要包括以下 4 个方面。

（1）扶正固本：是疾病治疗后恢复健康的关键环节。人体正气在疾病过程中可能受到损耗，通过饮食调养、中药调理、运动锻炼等方法可以增强正气。饮食方面，合理搭配营养，摄入富含蛋白质、维生素等营养物质的食物，如瘦肉、鱼类、新鲜蔬菜和水果等，为身体提供充足的能量和养分。中药调理可根据个体情况，选用具有补气养血、健脾益肾等功效的药物，如人参、黄芪、当归等，以提高人体的免疫力和抗病能力。运动锻炼能促进气血流通，增强脏腑功能，可选择适合自身的运动方式，如散步、打太极拳、练瑜伽等，循序渐进地增加运动量。

（2）清除余邪：疾病治疗后，体内可能残留余邪，若不及时清除，可能导致病情反复。中药调理可发挥重要作用，根据余邪的性质和所在部位，选用相应的方剂或药物。例如，若有湿热余邪，可使用清热利湿的中药，如黄芩、黄连、薏苡仁等。针灸推拿也是促进余邪排出的有效方法，通过刺激特定穴位，调节经络气血，增强机体的自我修复能力，促使余邪排出体外。

（3）饮食调养：疾病恢复后的饮食调养不容忽视。应避免过食辛辣、油腻、生冷等刺激性食物，这些食物容易损伤脾胃，影响消化功能，进而影响身体的康复。根据不同的疾病和体质选择适宜的食物进行调养。体质虚弱者可多食用具有滋补作用的食物，如山药、红枣、桂圆等；脾胃虚弱者可选择易消化的食物，如小米粥、南瓜等。同时，要注意饮食的规律和节制，避免暴饮暴食。

（4）情志调节：情志对疾病的恢复也有着重要影响。疾病恢复后，要注意情志调节，保持心情愉悦。过度的情绪波动会损伤相应的脏腑，不利于身体的康复。可以通过听音乐、阅读、与朋友交流等方式缓解压力，调节情绪。树立积极乐观的心态，对疾病的恢复充满信心，有助于身体更快地恢复健康。

三、健康与未病的关系

（一）健康状态下的未病先防

1. 日常养生的重要性

在健康状态下，强调未病先防，通过日常的饮食、作息、情志调节等方式保持身体的平衡。日常养生是预防疾病的重要手段，它可以增强人体的正气，提高免疫力，预防疾病的发生。例如，合理饮食可以为身体提供充足的营养，增强体质；适度运动可以促进气血流通，增强脏腑功能；良好的情志状态可以调节人体的内分泌系统，提高免疫力。

2. 预防为主的理念

中医强调预防为主的理念，认为在疾病尚未发生之前就采取预防措施，比疾病发生后再进行治疗更为重要。预防为主的理念体现了中医对人体生命活动的整体认识和对疾病发生发展规律的深刻把握。通过未病先防，可以避免疾病的发生，减少医疗资源的浪费，提高人们的生活质量。

（二）身体不适时的早期干预

1. 亚健康状态的处理

当身体出现不适时，强调早期干预，避免疾病发展。亚健康状态是疾病的早期阶段，如果不及时进行调理和治疗，就会发展为严重的疾病。因此，对于亚健康状态，要及时进行识别和处理，采取相应的调理和治疗措施，防止病情加重。

2. 疾病萌芽阶段的治疗

中医讲究“上工治未病”，在疾病萌芽阶段就采取措施。疾病萌芽阶段是指疾病尚未完全形成，但已经出现了早期症状。在这个阶段，及时进行治疗，可以有效地控制病情，防止疾病的发展。例如，对于高血压、糖尿病等慢性疾病，在疾病萌芽阶段就进行干预，可以有效地控制病情，减少并发症的发生。

（三）病后调理与预防复发

1. 病后调理的重要性

对于已经发生的疾病，通过合理治疗和调理，防止病情复发或恶化。病后调理是疾病治疗的重要环节，它可以帮助患者恢复健康，并防止疾病复发。病后调理包括饮食调养、中药调理、运动锻炼、情志调节等方面，要根据患者的具体情况进行个性化的调理。

2. 预防复发的长期策略

预防疾病复发是一个长期的过程，需要患者和医生共同努力。患者要养成良好的生活习惯，定期进行体检，及时发现和处理身体的不适。医生要根据患者的病情和体质，制定个性化的预防复发方案，指导患者进行康复治疗。

四、“治未病”理念的内涵

中医“治未病”理念的内涵是指通过预防、调理和早期干预，使人体保持健康状态，避免疾病的发生、发展或复发。这一理念贯穿于中医预防、治疗、康复等各个阶段，是中医健康管理的重要理论基础。

（一）未病先防

“未病先防”是治未病的核心思想，强调通过预防措施，防止疾病的发生。这种预防措施不仅限于外在的保健方式，更强调内在的体质调理和情志调节。

1. 体质调养

中医认为，人体的体质不同，对外界环境和疾病的敏感程度也不同。治未病首先要根据个人体质进行调养，通过合理的饮食、生活方式调节，保持阴阳平衡，增强正气。

（1）体质辨识：辨别出不同的体质，如气虚、血虚、阴虚、阳虚、痰湿等，然后根据体质采取针对性的调理措施。

（2）体质调理：如气虚者补气，阳虚者温补阳气，阴虚者滋阴养血，痰湿者健脾祛湿。

2. 饮食有节

“药食同源”是中医的一大特色，饮食调理是治未病的重要手段。通过合理的饮食，能够调节人体气血、阴阳，增强正气。

（1）因人而异：根据不同体质选择相应的饮食方案，如阳虚体质宜温补，阴虚体质宜滋阴润燥。

（2）因时而异：根据季节变化调整饮食，春季适宜疏肝理气，夏季清热解暑，秋季润燥养肺，冬季温补阳气。

3. 情志调养

中医认为，情志失调是引发疾病的重要原因之一，因此调节情志也是治未病的关键。通过保持乐观心态、疏解压力，可以防止气机郁结，预防疾病。

（1）调节情绪：保持心态平和，避免大喜大怒等情绪波动。

（2）精神养生：通过打太极拳、练气功、冥想等方式，平和心境，达到调养身心的目的。

（二）欲病早治

“欲病早治”是指当身体出现某些不适或疾病苗头时，及时采取措施进行干预，避免疾病发展。这是治未病理念中的早期干预部分，强调疾病初期的防控与调理。

1. 早期干预

当身体出现亚健康状态或轻微症状时，应及时进行调理。例如，感到疲倦、乏力、失眠或轻微感冒等，均应当引起重视，通过饮食、针灸、按摩等方式迅速恢复身体平衡。

（1）亚健康调理：如气虚体质者感到疲劳，可用黄芪、党参等补气药物进行调理；阴虚体质者出现口干、手足心热等症状时，应及时滋阴清热。

（2）轻微病症干预：如在感冒初期通过针灸、拔罐等外治法，快速恢复。

2. 防止病变

对于已有疾病的患者，治未病强调在早期采取措施，避免疾病进一步发展或恶化。例如高血压、糖尿病等慢性病患者，可以通过中医药物和生活调理控制病情，防止发展为更严重的并发症。如高血压患者可以通过疏肝理气、平肝潜阳等方式进行干预，糖尿病患者可以通过健脾养阴、清热生津等方法调理。

（三）病后防复

病后防复是指当疾病治愈或病情稳定后，继续采取调养措施，防止疾病复发或恶化。这一阶段强调康复与长期保健。

1. 康复调理

中医强调“正气存内，邪不可干”，疾病后期，往往正气不足，容易受到外邪侵袭，因此在康复期通过补养正气，能够加快恢复并增强抵抗力，防止疾病复发。

（1）补气健脾：病后虚弱的患者可以通过补气健脾的方法，增强体质。例如，通过服用黄芪、党参、白术等补气药物，以调理脾胃。

（2）温补阳气：阳气不足的患者可以通过温补阳气的方法，增强体力，抵御外邪入侵。

2. 病后调养

针对部分慢性病或重大疾病康复后的患者，治未病理念强调通过长期调养，避免旧病复发。例如，中风患者在康复期，可以通过针灸、推拿等疗法调节气血，防止后遗症。

第二节　中医治未病的源流

中医“治未病”理念源远流长，历经数千年的发展，在中医学的理论和实践中不断丰富和完善。从先秦时期的萌芽到近现代的现代化发展，“治未病”始终贯穿于中医学的发展历程，为人类的健康事业作出了巨大贡献。深入了解中医“治未病”理念的历史演进和现代发展，对于传承和弘扬中医药文化，提高国民健康水平具有重要意义。

一、先秦时期：治未病思想的萌芽

（一）《黄帝内经》奠定基础

早在《黄帝内经》时期，中医“治未病”的理念便已初具雏形。《黄帝内经》作为中医学的奠基之作，对后世医学的发展产生了深远影响。其中提出的“上工治未病”思想，成为中医“治未病”理念的核心表达。

1. “圣人不治已病治未病，不治已乱治未乱”的深刻内涵

“圣人不治已病治未病，不治已乱治未乱”明确指出了医者的最高境界在于预防疾病的发生，而不是等到疾病严重时才进行治疗。它体现了中医对疾病预防的高度重视，强调了在疾病尚未发生之前采取积极措施的重要性。这种预防为主的思想，不仅适用于医学领域，也对人们的日常生活和社会治理具有重要的启示意义。

从医学角度来看，“治未病”意味着在人体尚未出现明显疾病症状时，通过调整生活方式、饮食结构、心理状态等方面，增强人体的正气，提高免疫力，预防疾病的发生。例如，通过合理饮食，摄入均衡的营养物质，为身体提供充足的能量和养分；通过适度运动，促进气血流通，增强脏腑功能；通过保持精神愉悦，调节情绪，避免不良情绪对身体的伤害。

2. 顺应自然、调养身心、注重养生的思想

《素问·上古天真论》提到，通过合理饮食、适度运动、保持精神愉悦等方法，可以避免疾病的发生。这一思想体现了中医对人体与自然环境关系的深刻认识。中医认为，人体是一个有机的整体，与自然界相互关联、相互影响。人体的生理活动和病理变化都受到自然环境的制约，因此，顺应自然规律，调养身心，是预防疾病的重要方法。

合理饮食方面，强调饮食有节，即饮食要适量、均衡、有规律。避免过食辛辣、油腻、生冷等刺激性食物，多吃新鲜蔬菜、水果、粗粮等富含营养的食物。适度运动方面，提倡根据个人体质和年龄选择适合的运动方式，如散步、跑步、打太极拳、练瑜伽等。保持精神愉悦方面，主张通过调节情绪，保持心情舒畅，避免过度的喜怒哀乐对身体的伤害。

（二）为后世治未病理论奠定基础

《黄帝内经》中的“治未病”思想为后世的治未病理论奠定了坚实的基础。它不仅提出了预防疾病的重要性，还阐述了预防疾病的方法和原则，为后世医学家的研究和实践提供了重要的理论依据。例如，后世医学家在《黄帝内经》的基础上，进一步发展了养生理论，提出了不同的养生方法和技巧。在疾病的预防和治疗方面，也借鉴了《黄帝内经》中的“治未病”思想，强调早期干预、综合治疗等原则。

二、汉唐时期：治未病思想的深化

（一）张仲景的贡献

到了汉代，张仲景在《伤寒杂病论》中进一步发展了“治未病”的思想。他提出“未病先防，已病防变”的思想，强调疾病防治的全过程。

1. 未病先防

张仲景认为，预防疾病的发生是医学的首要任务。他主张通过养生保健、增强体质等方法，以预防疾病的发生。例如，他提倡饮食有节、起居有常、不妄作劳等生活方式，以保持身体健康。此外，他还强调了预防传染病的重要性，提出了预防传染病的方法，如隔离患者、消毒环境等。

2. 已病防变

张仲景不仅重视疾病的预防，还强调在疾病初期及时治疗，避免病情加重或转化为其他疾病。张仲景认为，疾病的发展是一个动态的过程，如果在疾病初期能够及时采取有效

的治疗措施，就可以阻止病情的进一步发展。例如，在治疗伤寒病时，他根据病情的不同阶段，采用不同的治疗方法，以达到控制病情、防止传变的目的。

（二）孙思邈的发展

唐代的《千金要方》作者孙思邈也继承和发展了治未病的理念。他在书中强调了预防的重要性，并指出日常养生与预防的措施，如饮食调理、情志调节、起居有节等，都是防止疾病发生的有效方法。

1. 强调预防的重要性

孙思邈认为，医学的目的不仅是治疗疾病，更重要的是预防疾病的发生。他提出了“上医医未病之病，中医医欲病之病，下医医已病之病”的观点，强调了预防疾病的重要性。他认为，只有在疾病尚未发生之前采取积极的预防措施，才能真正实现医学的目的。

2. 日常养生与预防的措施

孙思邈在《千金要方》中详细阐述了日常养生与预防的措施，包括饮食调理、情志调节、起居有节等方面。饮食调理方面，他主张饮食有节，避免过食辛辣、油腻、生冷等刺激性食物，多吃新鲜蔬菜、水果、粗粮等富含营养的食物。情志调节方面，他强调保持心情愉悦，避免过度的喜怒哀乐对身体的伤害。起居有节方面，他提倡早睡早起，避免熬夜，保持良好的生活习惯。

三、宋元时期：治未病的应用与发展

（一）宋代的广泛应用

宋代时期，治未病思想得到了更广泛的应用。宋朝的官方医书《太平圣惠方》《圣济总录》都有许多关于未病先防、调理养生的内容。

1. 官方医书的推动

《太平圣惠方》和《圣济总录》是宋代官方编纂的两部重要医书，其中包含了丰富的医学知识和治疗方法。这两部医书中都有许多关于未病先防、调理养生的内容，体现了宋代官方对治未病思想的重视。这些内容包括饮食调理、药物养生、针灸推拿等方面，为人们提供了多种预防疾病的方法。

2. 医学家的实践

宋代医学家陈自明的《妇人大全良方》尤其注重妇科疾病的预防和调治，体现了治未病思想在临床的进一步应用。陈自明在书中详细阐述了妇科疾病的病因、病机、诊断和治疗方法，同时也强调了预防妇科疾病的重要性。他提出了预防妇科疾病的方法，如注意经期卫生、避免过度劳累、保持心情愉悦等。

（二）朱丹溪的突出贡献

元代著名医家朱丹溪在“治未病”思想方面有着突出的贡献。他提出了“阳常有余，阴常不足”的学说，主张通过调理阴阳，预防疾病。

1.“阳常有余，阴常不足”学说

朱丹溪认为，人体的阳气常处于相对过剩的状态，而阴气则常处于相对不足的状态。这种阴阳失衡的状态容易导致疾病的发生。因此，他主张通过调理阴阳，使人体的阴阳达到平衡状态，从而预防疾病的发生。

2. 早期干预，避免疾病向深层次发展

朱丹溪强调平衡阴阳，尤其在早期的干预，避免疾病向深层次发展。他认为，疾病的发生是一个渐进的过程，如果在疾病的早期能够及时采取有效的治疗措施，就可以阻止病情的进一步发展。例如，在治疗阴虚火旺的疾病时，他主张采用滋阴降火的方法，早期进行干预，避免病情加重。

四、明清时期：治未病理念的成熟

（一）李时珍的贡献

明代医家李时珍的《本草纲目》不仅是中药学的巨著，同时也包含了大量与预防疾病相关的内容，强调药物的养生功效。

1.《本草纲目》中的预防疾病内容

《本草纲目》是一部全面总结了我国古代药物学成就的巨著，其中不仅记载了大量的药物知识，还包含了许多与预防疾病相关的内容。例如，书中介绍了具有养生功效的药物，如人参、黄芪、枸杞等，这些药物可以通过调节人体的气血、脏腑功能等方面，预防疾病的发生。

2. 强调药物的养生功效

李时珍在《本草纲目》中强调了药物的养生功效，认为药物不仅可以治疗疾病，还可以用于养生保健。他提出了“药食同源”的观点，认为许多食物也具有药物的功效，可以通过饮食调理来预防疾病。例如，他介绍了具有养生功效的食物，如山药、莲子、芡实等，这些食物可以通过健脾益胃、补肾固精等方面，预防疾病的发生。

（二）张景岳的拓展

明代张景岳在《景岳全书》中提出“调摄养生，防患于未然”的思想，进一步拓展了治未病的理论和实践。他重视气血调和，强调预防调养对于维持健康的重要性。

1.“调摄养生，防患于未然”的思想

张景岳认为，医学的目的在于维护人体的健康，而不是仅仅治疗疾病。因此，他主张通过调摄养生的方法，预防疾病的发生。他提出了“调摄养生，防患于未然”的思想，强调在日常生活中要注意饮食、起居、情志等方面的调节，以保持身体健康。

2. 重视气血调和

张景岳重视气血调和，认为气血是人体生命活动的物质基础。气血调和则身体健康，气血失调则容易导致疾病的发生。因此，他强调通过调理气血，预防疾病的发生。他提出了调理气血的方法，如补气养血、活血化瘀等。

（三）吴鞠通和叶天士的贡献

清代医家吴鞠通在治疗瘟疫疾病时，提出了治未病的具体措施，强调疫病预防与早期治疗的重要性。此外，叶天士在温病学中提出了防病治病要早的思想，强调疫病预防。

1. 吴鞠通的具体措施

吴鞠通在治疗瘟疫疾病时，提出了治未病的具体措施。他认为，瘟疫疾病的发生是由于人体正气不足，外邪入侵所致。因此，预防瘟疫疾病的发生，要增强人体的正气，提高免疫力。他提出了一些预防瘟疫疾病的方法，如隔离患者、消毒环境、服用预防药物等。此外，他还强调了早期治疗的重要性，认为在瘟疫疾病初期及时采取有效的治疗措施，可以阻止病情的进一步发展。

2. 叶天士的思想

叶天士在温病学中提出了防病治病要早的思想，强调疫病预防。他认为，温病是由外感温热之邪引起的疾病，具有传染性和流行性。因此，预防温病的发生，要注意环境卫生，避免接触传染源。此外，他还强调了早期诊断和治疗的重要性，认为在温病初期及时采取有效的治疗措施，可以控制病情，防止疾病的传播。

五、近现代：治未病思想的现代化发展

（一）进一步推广和发展

进入近现代，治未病的思想得到了进一步推广和现代化的发展。现代中医在继承古代“治未病”理论的基础上，结合现代科学技术，提出了更为全面的健康管理体系。

1. 继承古代理论

现代中医继承了古代“治未病”的理论，强调预防疾病的重要性。同时，也借鉴了古代治未病的方法和原则，如饮食调理、情志调节、起居有节等。在继承古代理论的基础上，现代中医结合现代医学的研究成果，对治未病的理论进行了进一步的完善和发展。

2. 结合现代科学技术

现代中医结合现代科学技术，提出了更为全面的健康管理体系。例如，运用现代医学的检查手段，如体检、实验室检查等，对人体的健康状况进行评估；运用现代营养学的知识，对饮食进行科学搭配，以满足人体的营养需求；运用现代心理学的方法，对心理状态进行调节，以保持心情愉悦。

（二）国家倡导的“治未病中心”

国家倡导的“治未病中心”，是对中医治未病思想的继承与发扬，强调健康教育、早期干预、个性化调理等，以促进国民健康。

1. 健康教育

“治未病中心”通过开展健康教育活动，向公众普及健康知识，提高公众的健康意识。例如，举办健康讲座、发放健康宣传资料、开展健康咨询等活动，让公众了解疾病的预防方法和健康的生活方式。

2. 早期干预

“治未病中心”强调早期干预，对处于亚健康状态的人群进行早期诊断和治疗。通过运用中医的诊断方法，如望、闻、问、切等，对人体的健康状况进行评估，及时发现潜在的健康问题，并采取相应的治疗措施。例如，采用中药调理、针灸推拿、食疗养生等方法，对亚健康状态进行干预，预防疾病的发生。

3. 个性化调理

“治未病中心”根据每个人的体质和健康状况，制定个性化的调理方案。通过对人体的体质进行辨识，如阳虚体质、阴虚体质、气虚体质等，针对不同的体质特点，采用不同的调理方法。例如，对于阳虚体质的人，可以采用温阳散寒的方法进行调理；对于阴虚体质的人，可以采用滋阴降火的方法进行调理。

第三节　中医治未病的原则

中医治未病的原则作为传统医学的瑰宝，历经数千年的传承与发展，为维护和促进人体健康提供了独特而有效的理念与方法。其核心理念“未病先防，既病防变，病后防复”贯穿于疾病预防、治疗与康复的全过程，强调通过预防、调理、干预等手段，在疾病发生之前、发展过程中及治愈之后采取相应措施，以保持人体的健康状态，避免疾病的发生与发展。

一、整体观念，未病先防

（一）中医整体观念的内涵

中医强调整体观念，认为人体是一个有机整体，由脏腑、经络、气血等组成，各部分之间相互联系、相互影响。同时，人体与外界环境（包括自然环境和社会环境）也密切相关，疾病的发生往往是内外环境相互作用的结果。这种整体观念为“治未病”在预防阶段提供了理论基础。

（二）未病先防的具体措施

1. 顺应四时

根据不同季节气候变化，调整饮食、作息、穿着和生活习惯，以保持与自然环境的协调。春季阳气上升，万物复苏，应早睡早起，多参加户外活动，以促进阳气的生发；夏季气候炎热，应晚睡早起，避免高温时段外出，注意防暑降温，饮食以清淡为主；秋季气候干燥，应早睡早起，适当增加衣物，避免燥邪伤肺，饮食可多吃润肺生津的食物；冬季气候寒冷，应早睡晚起，注意保暖，避免寒邪侵袭，饮食可适当进补，以增强体质。

顺应四时的变化，不仅可以预防疾病的发生，还可以提高人体对自然环境的适应能力，保持身体的阴阳平衡。

2. 调节饮食

饮食要适量，避免过食寒凉、辛辣等食物，保持脾胃健康，增强抵抗力。中医认为，脾胃为后天之本，气血生化之源，脾胃功能正常则人体正气充足，不易受外邪侵袭。过食寒凉食物容易损伤脾胃阳气，导致脾胃虚寒，出现腹痛、腹泻等症状；过食辛辣食物则容易助热生火，损伤人体津液，出现口干、便秘等症状。

合理的饮食结构应包括五谷杂粮、蔬菜水果、肉类、鱼类、蛋类等，以保证人体获得充足的营养物质。同时，应根据个人体质和季节变化选择适宜的食物，如体质虚寒的人可多吃温热性的食物，如羊肉、桂圆等；夏季可多吃清热解暑的食物，如西瓜、绿豆等。

3. 合理作息

保持充足的睡眠，规律作息，以养护阳气，避免劳累损伤正气。中医认为，睡眠是人体阴阳气血自我调节的重要过程，充足的睡眠可以使人体阳气得到充分的养护，恢复体力和精力。一般而言，成年人每日应保证 7 ～ 8 小时的睡眠时间，儿童和青少年则需要更多的睡眠时间。

规律作息可以使人体的生物钟保持稳定，提高身体的适应能力和免疫力。应避免熬夜、过度劳累等不良习惯，以免损伤人体正气，增加疾病的发生风险。

二、早期干预，既病防变

（一）早期干预的重要性

当人体出现某些不适或亚健康状态时，及时采取干预措施是“治未病”重要的原则之一。此时的干预可以防止小病变大病，或者阻止病情进一步恶化。亚健康状态是指人体处于健康与疾病之间的一种状态，表现为身体疲劳、失眠、记忆力下降、情绪不稳定等症状。如果不及时进行干预，亚健康状态可能会发展为疾病。

（二）具体措施

1. 辨证施治

根据早期症状或疾病的倾向，结合患者体质进行辨证论治，采用适当的中药、针灸、推拿等方式，及时治疗，防止疾病恶化。中医辨证论治是根据患者的症状、体征、舌象、脉象等进行综合分析，判断疾病的病因、病机、病位、病性等，然后制定个性化的治疗方案。

例如，对于早期感冒症状，可根据患者的体质和症状表现，采用辛温解表或辛凉解表的中药进行治疗；对于早期失眠症状，可根据患者的体质和病因，采用养心安神或疏肝解郁的中药进行治疗。同时，针灸、推拿等疗法也可以根据患者的具体情况进行选择，以达到调理身体、预防疾病的目的。

2. 体质调理

根据个人的体质类型，如气虚、血虚、阳虚、阴虚等，通过中药、饮食、运动等调理方式加强体质，降低疾病发生风险。中医体质学说认为，不同的体质类型具有不同的生理特点和易患疾病倾向。例如，气虚体质的人容易疲劳、气短、自汗等，易患感冒、内脏下垂等疾病；阳虚体质的人怕冷、手足不温、腰膝酸软等，易患寒证、痹证等疾病。

对于不同体质类型的人，可以采用相应的调理方法。气虚体质的人可服用人参、黄芪等补气的中药，多吃山药、大枣等补气的食物，适当进行有氧运动，如散步、打太极拳等；阳虚体质的人可服用附子、肉桂等补阳的中药，多吃羊肉、核桃等补阳的食物，避免食用生冷食物，注意保暖。

三、病后调养，防止复发

（一）病后调养的意义

在疾病治愈后，做好调养工作，防止疾病复发或转化为慢性病，是“治未病”的另一重要原则。中医非常重视疾病后的身体恢复，认为疾病虽然治愈，但人体的正气可能尚未完全恢复，仍有复发的风险。因此，通过调理脾胃、养血补气、滋阴补阳等手段，帮助身体恢复正气，以免病情反复。

（二）具体措施

1. 食疗调理

利用中药膳食或食疗方剂，帮助患者调理脾胃、补充气血，逐步恢复健康。中医食疗是根据食物的性味、功效等特点，选择适宜的食物进行调理身体。例如，对于脾胃虚弱的人，可食用山药粥、红枣粥等健脾益胃的食物；对于气血不足的人，可食用当归生姜羊肉汤、四物汤等补血的食物。

中药膳食或食疗方剂应根据患者的体质和病情进行选择，避免食用不适合自己的食物，以免加重病情。

2. 康复锻炼

通过适当的运动，如打太极拳、练八段锦等，增强体质，促进康复。中医认为，运动可以促进气血流通，增强脏腑功能，提高人体的免疫力。太极拳、八段锦等传统运动方式具有动作柔和、缓慢、连贯等特点，适合不同年龄和体质的人进行锻炼。

在进行康复锻炼时，应根据自己的身体状况选择适宜的运动方式和运动量，避免过度劳累。同时，应坚持长期锻炼，以达到增强体质、促进康复的目的。

3. 情志调节

病后患者常有情绪低落、精神疲乏的表现，因此，调节情志，保持积极心态，有助于身体的恢复。中医认为，情志与人体的脏腑功能密切相关，不良的情志可以损伤脏腑功能，影响疾病的恢复。例如，过度的悲伤、忧虑可以损伤肺气，导致咳嗽、气喘等症状；过度的愤怒可以损伤肝气，导致胁痛、口苦等症状。

病后患者应保持乐观、开朗的心态，避免过度的情绪波动。可以通过听音乐、阅读、旅游等方式缓解压力，调节情绪。同时，家人和朋友的关心和支持也有助于患者的情志调节和身体恢复。

四、辨体施养，个体化调理

（一）个体差异与中医治未病

中医强调个体差异，提出“因人施养、因时施养、因地施养”的治未病原则。不同的人有不同的体质、生活环境和气候条件，因此在预防和调理时，需要根据个体的具体情况采取相应的措施。这种个体化的调理方法可以更好地满足不同人群的健康需求，提高预防和治疗疾病的效果。

（二）具体措施

1. 体质辨识

不同体质的人群，如气虚、阴虚、阳虚、血虚等，在保健和调理方面有不同的需求。中医通过望、闻、问、切等诊断方法，对个体体质进行辨识，从而制定个性化的养生方案。望诊主要观察患者的面色、舌苔、脉象等；闻诊主要听患者的声音、呼吸等；问诊主要询问患者的症状、病史、饮食、睡眠等情况；切诊主要触摸患者的脉搏，判断脉象的变化。

通过体质辨识，可以了解患者的体质特点和易患疾病倾向，然后根据不同的体质类型进行相应的调理。例如，对于气虚体质的人，应注意补气健脾，避免过度劳累；对于阴虚体质的人，应注意滋阴降火，避免食用辛辣食物；对于阳虚体质的人，应注意温阳散寒，避免食用生冷食物；对于血虚体质的人，应注意补血养血，避免过度失血。

2. 季节调理

根据四季变化，冬天补肾，春天养肝，夏天健脾，秋天润肺。因季节的不同，采取不同的调养措施。冬季气候寒冷，人体阳气内敛，应补肾藏精，可食用补肾的食物，如黑芝麻、黑豆、核桃等；春季阳气上升，万物复苏，人体肝气旺盛，应养肝疏肝，可食用一些养肝的食物，如菠菜、芹菜、菊花等；夏季气候炎热，人体脾胃功能相对较弱，应健脾利湿，可食用健脾的食物，如山药、莲子、芡实等；秋季气候干燥，人体肺气易受损伤，应润肺生津，可食用润肺的食物，如梨、百合、银耳等。

第二章　治未病的方法

第一节　调养精神

中医“治未病”思想中的精神调养方法，是指通过调节情志、稳定心态、平衡精神与身体的关系，从而维护身心健康、防止疾病的发生或复发。中医认为，精神与身体是一个整体，情志的变化直接影响脏腑的功能，调养精神对于治未病起到至关重要的作用。

（一）保持情志平衡

中医认为，情志过度波动会导致脏腑功能失调，从而引发疾病。情志七情（喜、怒、忧、思、悲、恐、惊）对人体的健康有直接影响。调养精神的首要任务是保持情绪的稳定和平衡，避免情志的过度波动。

1. 喜而不狂

保持愉悦的心情对于身心健康无疑是十分重要的。喜悦的情绪能够使气血通畅，促进身体的新陈代谢。然而，过度兴奋和狂喜却是有害的。从中医脏腑理论来讲，心主神明，过喜会导致心气耗散。当人处于极度兴奋的状态时，心气就像过度燃烧的火焰，会迅速地消耗自身的能量。这种心气的耗散会损伤心神，表现为心慌、心悸、失眠等症状。例如，部分人在经历巨大的喜悦事件后，可能会出现心动过速、难以入眠的情况。因此，在享受喜悦的同时，要学会保持适度，避免让情绪如脱缰之马，失去控制。

2. 怒而不暴

愤怒是一种常见的情绪，但如果不能加以控制，就会对身体造成损害。在中医看来，肝主疏泄，情绪的宣泄与肝密切相关。当愤怒情绪爆发时，肝气会急剧上逆，就像汹涌的洪水冲击堤坝一样。这种肝气上逆的情况若频繁发生，会导致肝气郁结。肝气郁结后，肝的正常疏泄功能就会受到影响，进而出现胁肋胀痛、口苦、咽干等症状。长期的愤怒情绪还可能引发更严重的肝疾病。所以，当感到愤怒时，要通过适当的方式来调节情绪，如深呼吸、暂时离开让自己愤怒的场景等，避免情绪的暴力宣泄。

3. 思而不滞

思考是人类的重要精神活动，但过度思虑却是有害的。脾在情志与脏腑的关系中，与思虑紧密相连。过度的思虑会使脾气郁结，导致气血运行不畅。就像河道被淤泥堵塞一样，气血不能顺畅地在体内循环。这会引起脾胃功能失调，出现食欲缺乏、消化不良、腹胀等症状。例如，部分长期处于高度紧张思考状态的人，如备考的学生或者工作压力巨大的上班族，常会出现肠胃问题。因此，在思考问题时，要注意劳逸结合，避免让思绪陷入过度纠结的状态。

（二）调心养神

“心主神明”，中医认为心脏主宰着精神活动，心神的调养是精神调养的核心。调心养神指通过稳定心态、避免心火亢盛，从而维护神志清明，保持身心健康。

1. 静心养神

静坐、冥想、打坐等方式是调养心神的有效途径。在繁忙的现代生活中，人们的思绪常处于纷扰状态，而这些活动能够帮助人们暂时脱离外界的喧嚣，回归内心的宁静。通过专注于呼吸或特定的意象，减少情绪波动，避免心火上亢。当内心平静时，心神得以安宁，能够达到安神定志的效果。例如，在静坐过程中，人们可以逐渐觉察到自己的思维活动，不被杂念干扰，从而使心境更加平和。

2. 适度休息

保持充足的睡眠和休息是调心养神的重要环节。中医认为，睡眠不足会导致心神不安，气血失调。夜晚是身体进行修复和调整的时间，充足的睡眠能让心脏得到充分的休息，恢复其正常的功能。规律的作息有助于维持身体的生物钟，使心神在合适的时间得到放松和滋养。过度劳累会消耗心神的能量，因此，合理安排工作和生活，避免过度劳累，对于调养心神至关重要。

3. 修心养德

中医倡导通过修炼道德、培养豁达开朗的性格来调养精神。良好的品德和心态能够减少情志上的负面波动。“宽容待人”体现了一种包容的心态，能够避免因计较和纷争而产生的不良情绪，从而使心神更加平和。“不争不怒”则强调了一种淡泊宁静的心境，不被外界的名利所困扰，减少心火的产生。通过培养这些品德和思想，人们能够更好地应对生活中的挑战和压力，达到养心安神的目的。

（三）顺应自然，调节情志

中医强调“天人合一”的思想，认为人体与自然界是和谐统一的整体。调养精神要顺应四时变化，适应自然环境的变化来调节情志，以保持身心健康。

1. 春季养肝，疏泄情志

春天，大地复苏，万物萌发生机。在这个季节，肝气主升发，人体的阳气也逐渐上升。然而，若情志不畅，容易出现情志郁结、烦躁不安等情况。因此，春季要注重疏泄情志，可多参与户外活动，欣赏大自然的美景，感受春天的生机与活力。保持愉悦心情，避免肝气郁结，有助于促进肝气的舒畅条达。例如，可选择在公园散步、踏青，让身心融入自然，释放压力，使肝气得以顺利升发。

2. 夏季养心，保持心静

夏季炎热，气候酷热难耐。此时，心火容易旺盛，使人情绪不稳，容易烦躁、焦虑。因此，夏季要注重养心，保持心静。可通过安静的活动，如阅读、书法等，让内心平静下来，避免过度劳心劳神。同时，注意防暑降温，保持居住环境的凉爽舒适，也有助于稳定情绪。例如，在炎热的午后，选择在安静的室内阅读一本好书，或进行简单的冥想，可有效平复心火，保持情绪稳定。

3. 秋季养肺，调节忧思

秋天，金气当令，主肃杀之气。随着天气转凉，树叶飘落，容易使人情志低落，产生悲伤情绪。在秋季，宜调节忧思，保持情志平和。可多与朋友交流，参加社交活动，避免独自沉浸在悲伤的氛围中。同时，适当进行体育锻炼，增强体质，也有助于改善情绪。例如，秋季可以约上好友一起去爬山，欣赏秋天的美景，感受大自然的变化，从而调节忧思，保持良好的精神状态。

第二节　合理饮食

中医“治未病”强调通过合理的饮食调养，维持人体阴阳平衡，增强正气，预防疾病的发生与发展。合理饮食不仅是维持身体健康的重要手段，也是中医治未病思想中的一大关键环节。

（一）饮食有节，量宜适中

中医讲究“饮食有节”，强调饮食应当定时定量，保持适度，避免过饥过饱。饮食无节不仅会伤害脾胃，还可能引发各种疾病。

1. 适量进食

个人的食量应根据年龄、体质、活动量等多方面因素进行灵活调整。适量进食是维持身体健康的关键之一。暴饮暴食会对脾胃造成严重损伤。当进食过量时，脾胃负担过重，难以正常运化食物，导致消化功能紊乱。长期如此，可能引发胃胀、胃痛、消化不良等问题。另一方面，过度节食同样不可取。过饥会导致气血不足，影响人体正气。气血是维持人体生命活动的基本物质，气血不足会使身体虚弱，抵抗力下降，容易生病。例如，年轻人活动量大，可能需要相对较多的食物来提供能量；而老年人或体质较弱者，食量则应适当减少。

2. 定时进食

一日三餐定时进食有助于维持身体的正常代谢。早餐作为一日的开始，要吃好以提供充足的能量。经过一夜的休息，身体需要营养来启动新的一日。一份营养丰富的早餐可以包括谷类、蛋白质、水果等，为身体提供足够的能量和营养。午餐要适中，补充精力。午餐应包含适量的碳水化合物、蛋白质和蔬菜，以满足身体在白天的活动需求。晚餐宜清淡，避免过多摄入食物以免增加消化负担。晚上人体的代谢相对缓慢，过多的食物会在胃肠中停留较长时间，容易引起消化不良和睡眠问题。

3. 避免零食过多

过多的零食会损害脾胃功能，影响正餐的摄入。零食往往具有高热量、高脂肪、高糖分的特点，如甜食、油腻食物和寒凉食物等。过多食用这些零食，不仅会增加脾胃的负担，还可能导致肥胖、龋齿等健康问题。甜食容易生湿生热，损伤脾胃；油腻食物难以消化，容易引起消化不良；寒凉食物会损伤脾胃阳气，影响脾胃的运化功能。因此，要尽量少吃零食，尤其是这些对脾胃不利的食物，以保证脾胃的正常功能和身体健康。

（二）因人而异，辨证施食

中医强调个体化调理，饮食也应因人而异，依据个人的体质、性别、年龄和生活环境来选择食物，从而达到调养身心、预防疾病的目的。

1. 体质不同，饮食有别

人的体质类型多种多样，不同体质需要不同的饮食调理。气虚体质者，常表现为乏力、气短、自汗等，需要食用具有补气作用的食物来增强体质。例如，可多吃山药、大枣、黄芪等，这些食物能健脾益气，改善气虚症状。阳虚体质的人，往往畏寒怕冷、四肢不温，宜多吃温补阳气的食物，如羊肉性温，具有温中健脾、补肾壮阳的功效；姜能温中散寒、回阳通脉，有助于提升阳气。而阴虚体质的人，常见口干咽燥、五心烦热、潮热盗汗等症状，应多吃滋阴的食物，如银耳具有滋阴润肺、养胃生津的作用；梨可清热降火、润肺生津，能有效缓解阴虚燥热。对于湿热体质的人，常表现为口苦、舌苔黄腻等，可多吃一些清热利湿的食物，如薏苡仁、绿豆、苦瓜等，帮助清除体内湿热。

2. 季节饮食调理

不同季节的气候特点不同，人体的生理需求也随之变化，因此饮食应根据季节进行调整。春季是万物复苏的季节，与肝相应，宜养肝。此时可多吃辛温疏散的食物，如韭菜、豆芽等。韭菜性温，具有补肾助阳、温中开胃的功效，有助于顺应春季阳气升发的特点。夏季气候炎热，宜清暑，多吃清热利湿的食物，如西瓜、黄瓜、冬瓜等。西瓜清热解暑、生津止渴；黄瓜性凉，能清热利水、解毒消肿；冬瓜则具有利水消肿、清热解暑的作用。秋季气候干燥，与肺相应，宜润燥，多吃滋阴润肺的食物，如百合、银耳、梨等，以缓解秋燥对肺的伤害。冬季寒冷，宜温补，多吃温热的食物以滋养肾阳，如羊肉、核桃、黑芝麻等。羊肉温中健脾、补肾壮阳；核桃补肾固精、温肺定喘；黑芝麻补肝肾、益精血、润肠燥，能为人体提供充足的热量和营养，抵御寒冷。

（三）五味调和，饮食平衡

中医认为，五味（酸、苦、甘、辛、咸）对人体五脏有着不同的作用，饮食应讲究五味调和，不能偏食某一味道。偏嗜某种味道会损伤相应的脏腑，导致阴阳失衡。

1. 酸入肝，适度摄取

酸味入肝，具有收敛、固涩的作用。在日常饮食中，适度食用酸味食物如山楂、柠檬等，可以起到促进消化、收敛肺气等功效。然而，过度摄取酸味食物则容易导致肝气郁结。肝气郁结会影响肝的疏泄功能，进而可能伤害脾胃，导致脾胃运化失常，出现食欲缺乏、腹胀等症状。例如，部分人过度食用酸味水果后，可能会感到胃部不适。因此，酸味食物应适度食用，不可过量。

2. 苦入心，适度食苦

苦味入心，具有清热、泻火、解毒的作用。苦味食物如苦瓜、莲子等，有清热泻火、除湿的功效。在夏季或体内有热时，适当食用苦味食物可以帮助清除体内的热邪。但过多食苦会损伤心气，使心功能受到影响，出现心慌、心悸等症状。因此，苦味食物的食用应适量，根据自身的体质和身体状况进行调整。

3. 甘味健脾，但不宜过多

甘味食物具有补益、和中、缓急的作用。米饭、红枣等甘味食物可以补益脾胃，为身体提供能量。然而，过多食甘会导致湿热内生、脾胃失调。湿热内生会引发口苦、舌苔黄腻等症状，脾胃失调则会出现消化不良、腹胀等问题。因此，甘味食物虽好，但也不能过量食用，应保持适度。

4. 辛味入肺，调和气血

辛味食物具有发散、行气、活血的作用。葱、姜、蒜等辛味食物可以调和气血、促进新陈代谢，有助于预防感冒等疾病。但过多食用辛味食物会耗气伤阴，特别是在夏季，气候炎热，人体阳气旺盛，此时应少食辛辣食物，以免加重体内的燥热。例如，在夏季过度食用辛辣食物后，可能会出现口干舌燥、便秘等症状。

5. 咸味入肾，宜少不宜多

咸味食物具有软坚、散结、润下的作用。盐、海带等咸味食物有滋补肾精的作用。但过多摄取咸味会伤肾，增加身体负担，可能导致水肿、高血压等疾病。因此，咸味食物应适量食用，尤其是高血压患者应严格控制盐分的摄入，以维护肾功能和身体健康。

第三节　体质调理

中医治未病的体质调理，是指根据个体的不同体质特征，通过饮食、药物、运动、情志调理等多种手段，以改善体质、增强体质，预防疾病的发生和发展。中医认为，人体的健康状况与体质密切相关，不同体质的人对外界环境的反应、疾病的易感性及对药物的反应各不相同，因此，体质调理是中医治未病的重要组成部分。

（一）体质辨识

中医将人的体质分为九类，分别是平和质、气虚质、阳虚质、阴虚质、痰湿质、湿热质、血瘀质、气郁质和特禀质。体质辨识是体质调理的前提，只有辨别出个体属于哪种体质，才能采取相应的调理措施。

1. 九种体质特征

（1）平和质：指阴阳气血调和，体态适中，面色润泽，精力充沛，适应环境能力强，少患疾病。调理重在保持良好的生活习惯，适当运动，维持健康状态。

（2）气虚质：指元气不足，表现为乏力、气短、动则汗出、容易感冒等。调理重在补气健脾，增强抵抗力。

（3）阳虚质：指阳气不足，表现为怕冷、手足不温、喜热饮、畏寒。调理重在温补阳气，注意保暖，防止寒邪侵袭。

（4）阴虚质：指阴液不足，表现为口干、易上火、心烦失眠、手足心热。调理重在滋阴降火，避免食用辛辣刺激的食物。

（5）痰湿质：指体内痰湿过盛，表现为体型偏胖、容易困倦、舌苔厚腻。调理重在健脾利湿，清理痰湿。

（6）湿热质：指湿热内蕴，表现为面部油光、易长痘、口苦、心烦。调理重在清热利湿，饮食上以清淡为主。

（7）血瘀质：指血液运行不畅，表现为面色晦暗、舌质紫暗、易出现瘀斑。调理重在活血化瘀，促进血液循环。

（8）气郁质：指气机瘀滞，表现为情绪易低落、烦闷不安、胸闷叹气。调理重在疏肝解郁，调节情志。

（9）特禀质：指过敏体质或先天遗传体质，易对外界环境产生变态反应。调理重在避免接触变应原，增强体质，降低发病频率。

（二）体质调理的基本原则

中医认为，体质是相对稳定的，但可以通过合理的调理手段加以改善，尤其是在亚健康状态或疾病早期，可以通过调理恢复平衡状态。体质调理的基本原则包括以下三个方面。

1. 辨证调理

根据不同的体质类型，采取针对性的调理方法。中医强调辨证施治，体质调理也是如此。不同体质的人在饮食、药物、运动等方面的需求不同，因此，调理必须针对个体的体质特点进行个性化处理。

2. 动静结合

中医体质调理强调动静结合，适量运动可以增强体质，促进气血运行，改善体内环境；静养则有助于恢复精力，养护阴阳。例如，气虚质的人可以选择散步、慢跑等温和的运动方式，而阴虚质的人则应避免剧烈运动，以免伤阴。

3. 顺应四时

中医强调“天人合一”，体质调理也应顺应四季变化，结合季节特点进行适当调整。春季注重疏肝、夏季注重清热解暑、秋季注重润燥、冬季注重温补。

（三）体质调理的具体方法

1. 饮食调理

饮食调理是中医体质调理的基础，通过合理饮食，可以有效改善体质、增强体质。

（1）气虚质：应多食用补气的食物，如山药、黄芪、红枣、糯米、鸡肉等，少吃生冷食物，避免脾胃受损。

（2）阳虚质：宜多食温补阳气的食物，如羊肉、韭菜、姜、桂圆等，避免食用寒凉食物，如冰饮、瓜果等。

（3）阴虚质：宜多食滋阴润燥的食物，如银耳、梨、百合、枸杞等，少吃辛辣、温热的食物。

（4）痰湿质：宜多食健脾化湿的食物，如薏米、赤小豆、冬瓜、茯苓等，少吃油腻、甜食。

（5）湿热质：宜多吃清热利湿的食物，如绿豆、苦瓜、黄瓜等，避免辛辣、油腻、热性食物。

（6）血瘀质：宜多吃活血化瘀的食物，如黑木耳、山楂、红糖等，避免食用过于黏滞的食物。

（7）气郁质：宜多食理气解郁的食物，如橙子、玫瑰花茶、佛手等，避免情绪激动时进食。

（8）特禀质：宜避免变应原，减少刺激性食物，如海鲜等，平时可多食益气固表的食物，如黄芪、党参等。

2. 药物调理

药物调理在中医体质调理中起到重要作用。根据体质不同，采用不同的中药进行调理。

（1）气虚质：可用补气药物，如黄芪、党参、白术等，增强气血。

（2）阳虚质：可用温阳药物，如附子、肉桂、干姜等，补益阳气。

（3）阴虚质：可用滋阴药物，如沙参、麦冬、玉竹等，滋养阴液。

（4）痰湿质：可用化痰利湿药物，如半夏、茯苓、陈皮等，祛湿化痰。

（5）湿热质：可用清热利湿药物，如黄连、黄芩、茵陈等，清热除湿。

（6）血瘀质：可用活血化瘀药物，如丹参、桃仁、红花等，促进血液循环。

（7）气郁质：可用疏肝解郁药物，如柴胡、香附、玫瑰花等，调畅气机。

（8）特禀质：可用益气固表药物，如黄芪、防风等，增强体质。

3. 运动调理

适度运动有助于改善气血运行、增强体质，但不同体质的人在运动方式上也有差异。

（1）气虚质：宜进行轻缓的运动，如打太极拳、散步等，避免过度劳累。

（2）阳虚质：宜进行温和的运动，如慢跑、打太极，避免寒冷时运动，注意保暖。

（3）阴虚质：宜进行柔和的运动，如练瑜伽、打太极拳，避免剧烈运动。

（4）痰湿质：宜进行有氧运动，如慢跑、游泳，促进体内湿气排出。

（5）湿热质：宜选择清爽的环境下运动，避免高温下运动，以防湿热加重。

（6）血瘀质：宜进行有节奏的运动，如快走、慢跑，促进血液循环。

（7）气郁质：宜进行舒展性的运动，如练瑜伽、舞蹈，帮助放松情志，调畅气机。

第四节　食疗与膏方

中医“治未病”中的食疗与膏方，是通过调节饮食和运用滋补膏方的方式，调理体质、增强正气，以达到预防疾病、延年益寿的目的。食疗和膏方因其自然、安全的特点，被广泛应用于治未病的养生保健中。以下是关于食疗与膏方在治未病中的具体应用和原则。

（一）食疗在治未病中的应用

食疗是中医的重要治未病方法，强调“药食同源”，通过合理的饮食调养，可以防病治病、强身健体。中医根据不同体质、不同季节、不同疾病状态，选择适当的食材进行调理，达到预防和改善亚健康状态的效果。

1. 食疗的基本原则

（1）因人而异：根据个人的体质类型、年龄、性别、生活习惯等，制定个性化的饮食方案。例如，气虚体质者多吃补气食物，如黄芪、山药；阳虚体质者多吃温补食物，如羊肉、桂圆等。

（2）因时而异：饮食调理应顺应四时气候的变化，春季以疏肝为主，宜食辛温发散的食物；夏季以清热解暑为主，宜食清凉解渴的食物；秋季以滋阴润燥为主，宜食润肺生津的食物；冬季以温补肾阳为主，宜食温热壮阳的食物。

（3）因病而异：根据疾病或亚健康状态选择食材。例如，脾胃虚弱者可食用健脾益胃的食物，如大枣、山药；湿热体质者宜清热利湿，多吃冬瓜、绿豆等食物。

2. 常用食疗方

（1）补气食疗方：适用于气虚体质，常用食材包括黄芪、党参、山药、红枣等。如黄芪鸡汤、党参乌鸡汤，有补气健脾、增强体力的作用。

（2）滋阴食疗方：适用于阴虚体质，常用食材有银耳、百合、枸杞、黑芝麻等。如银耳莲子汤、枸杞百合粥，能滋阴润燥、生津养阴。

（3）温阳食疗方：适用于阳虚体质，常用食材有羊肉、韭菜、姜、桂圆等。如当归生姜羊肉汤，能温补阳气、暖身驱寒。

（4）清热利湿食疗方：适用于湿热体质，常用食材有绿豆、薏米、冬瓜、苦瓜等。如绿豆薏米粥、冬瓜汤，有清热解毒、利湿消肿的作用。

（5）活血化瘀食疗方：适用于血瘀体质，常用食材有山楂、红枣、黑木耳、红糖等。如山楂黑木耳羹，有活血化瘀、促进血液循环的作用。

3. 食疗的适用范围

（1）亚健康人群：食疗适合那些处于亚健康状态的人群，如疲倦乏力、失眠多梦、消化不良等，通过饮食调理，可以恢复身体机能，防止疾病发生。

（2）体质偏颇者：不同体质的人群通过食疗调理，可以改善体质偏颇状态，恢复平衡。例如，气虚体质者补气，湿热体质者祛湿清热。

（3）季节性养生：根据四季变化调整饮食，通过顺时养生，防止气候变化对身体的影响。

（二）膏方在治未病中的应用

膏方是中医中一种具有滋补调养功能的药物形式，通常由中药材熬制成膏，具有滋补、调理体质、防病保健的作用。膏方通过长期服用，能够调补阴阳、平衡气血，常用于体质虚弱、慢性病调理和亚健康状态的调治。

1. 膏方的特点

（1）补养作用：膏方一般由滋补类中药制成，具有强身健体、延年益寿的作用。它能滋补阴阳、调理脾胃、养血安神，长期服用可以有效改善体质。

（2）个体化配方：膏方可以根据个人体质、疾病状态和健康需求进行定制化配方，适合长期调理使用。

（3）作用缓和：膏方具有滋补调养的作用，效果缓慢而稳健，适合长期服用，对慢性病的调理效果显著。

2. 膏方的适用人群

（1）体质虚弱者：如气虚、血虚、阴虚、阳虚等体质虚弱者，可以通过膏方进行调理，增强体质，改善体质偏颇。

（2）慢性病患者：膏方常用于调治慢性病患者的身体虚弱状态，帮助其恢复元气，增强抵抗力。如糖尿病、高血压、慢性胃炎等患者常在病情稳定期使用膏方调理。

（3）亚健康人群：对于有疲劳、乏力、失眠、食欲缺乏等亚健康状态的人，膏方能够起到较好的调养作用，帮助恢复精力。

3. 膏方的常用配伍

（1）补气类膏方：常用黄芪、人参、党参、白术等药材，如黄芪人参膏，适合气虚体质及体质虚弱者，能补气健脾。

（2）滋阴类膏方：常用生地、麦冬、沙参、枸杞等药材，如滋阴膏，适合阴虚体质者，能滋阴润燥，适用于口干舌燥、盗汗等症状。

（3）温阳类膏方：常用附子、桂圆、肉桂、杜仲等药材，如温阳膏，适合阳虚体质者，能温补阳气，适用于畏寒怕冷、四肢冰冷者。

（4）健脾类膏方：常用山药、茯苓、白术、莲子等药材，如健脾膏，适合脾胃虚弱、消化不良者，能健脾益胃、改善脾胃虚弱症状。

（5）活血类膏方：常用当归、川芎、红花等药材，如活血膏，适合血瘀体质者，能活血化瘀，改善气血不畅的问题。

4. 膏方的服用方法

（1）季节服用：膏方多在秋冬季节开始服用，此时天气寒冷，人体阳气收藏，适合通过膏方进行滋补。通常一次服用持续三个月，以调理整个冬季的体质。

（2）量的控制：膏方通常每日服用一次或两次，每次一勺，用温水送服。服用时应根据个人的体质情况进行调整，避免过量服用引起不适。

（3）注意事项：服用膏方期间应注意饮食清淡，避免食用过于油腻、辛辣的食物，以免影响膏方的吸收效果。同时，应根据身体的反馈，及时调整剂量或暂停服用。

第五节　四季养生与冬病夏治

中医“治未病”强调顺应自然规律，依据四时气候的变化调节身体状态，以维持人体阴阳平衡、增强正气、预防疾病。四季养生与“冬病夏治”是中医重要的养生和治未病方法，体现了“天人合一”的整体观念。以下是四季养生的具体方法及“冬病夏治”的概念与应用。

（一）四季养生

中医强调人体要顺应四季的气候变化，调节饮食、起居、情志和运动，以适应外界环境的变化，预防疾病的发生和发展。四季养生根据春、夏、秋、冬的气候特点，采用不同的养生方法，以保持身心健康。

1. 春季养生：重在疏肝理气，养阳气

春季为万物生发的季节，肝气旺盛，阳气开始升发。春季养生要顺应自然界的生发之气，疏肝理气，保持心情舒畅，同时逐渐增加户外活动，促使阳气生发。养生方法如下。

（1）饮食调养：饮食宜清淡，多食用辛甘发散的食物，如葱、姜、韭菜、豆芽等，少吃酸味收敛的食物，以免影响肝气的升发。

（2）情志调养：春季情绪容易波动，宜保持心情愉悦，避免肝气郁结。适当参与户外活动，如散步、打太极等，有助于疏通肝气。

（3）起居调养：早睡早起，适度增加户外活动，迎接晨光，促进阳气升发。

2. 夏季养生：重在清热祛暑，养心气

夏季炎热，阳气最盛，易出现心火旺盛、暑湿侵袭等问题。夏季养生宜以清热解暑为主，适度补充水分，保持心气平和。养生方法如下。

（1）饮食调养：宜多食清凉解暑的食物，如绿豆、冬瓜、黄瓜、苦瓜等，少吃辛辣、油腻的食物，防止体内积热。

（2）情志调养：保持心境平和，避免情绪过度激动，以防心火旺盛。夏季炎热易使人烦躁不安，适当调节情绪有助于养心安神。

（3）起居调养：宜晚睡早起，避免烈日暴晒。可以适当午休，以恢复体力，保持精力充沛。

3. 秋季养生：重在滋阴润燥，养肺气

秋季气候干燥，容易耗伤肺阴，导致咽干、皮肤干燥等问题。秋季养生宜以滋阴润燥为主，养护肺气，预防秋燥伤肺。养生方法如下。

（1）饮食调养：宜多食滋阴润肺的食物，如银耳、梨、百合、蜂蜜等，避免辛辣、燥热的食物，以防加重燥热之气。

（2）情志调养：秋季气候干燥易使人情绪低落，应保持心情愉悦，调节情志，以免悲伤情绪影响肺气。

（3）起居调养：早睡早起，适度进行户外运动，增强体质，但避免大汗淋漓，防止伤阴。

4. 冬季养生：重在温补阳气，养藏精气

冬季寒冷，阳气潜藏，人体的生理活动趋于缓慢，宜以温补阳气、藏养精气为主。冬季养生强调“冬藏”，通过温补调养体质，为来年打下健康基础。养生方法如下。

（1）饮食调养：宜多食温热的食物，如羊肉、当归、枸杞、核桃等，少吃寒凉、生冷食物，避免伤阳损气。

（2）情志调养：冬季气候寒冷，宜保持心境宁静，减少过多的活动和情绪波动，以保养精气。

（3）起居调养：早睡晚起，保持身体温暖，避免寒邪侵袭。适当进行户外运动，增强体质，但要注意防寒保暖。

（二）冬病夏治

“冬病夏治”是中医的一种特色疗法，是指利用夏季阳气旺盛、人体阳气充沛的时机，治疗冬季易发的疾病，尤其是寒性、虚性疾病。这一疗法基于中医“天人相应”的理念，通过夏季的特殊气候，提前预防冬季易发的疾病或缓解冬季复发性疾病。

1. 冬病夏治的原理

“冬病夏治”基于中医“春夏养阳，秋冬养阴”的理论，认为在夏季阳气旺盛、人体经络气血畅通时，通过温阳通络、补益阳气等疗法，可以有效增强人体抵抗力，治疗寒性疾病，使冬季易发的疾病在夏季得到预防和改善。适应证如下。

（1）寒性疾病：如慢性支气管炎、哮喘、慢性鼻炎、关节炎等寒性病症，在冬季容易加重或复发。通过夏季治疗，补益阳气，能有效预防疾病的冬季发作。

（2）虚寒体质：阳虚体质或畏寒怕冷的人，在夏季阳气旺盛时进行温阳调补，可以增强体质，改善冬季怕冷、四肢冰冷等症状。

2. 冬病夏治的方法

（1）三伏贴：是冬病夏治的主要方法之一。利用夏季三伏天（阳气最盛之时），在特定穴位贴敷具有温阳散寒、疏通经络的中药，调理阳气，预防冬季疾病发作。常用穴位包括肺俞、膏肓、天突等，适用于治疗呼吸系统疾病、虚寒体质等。三伏贴疗程通常分为头伏、中伏、末伏各贴一次，每次贴敷数小时，连贴三年效果较佳。

（2）艾灸疗法：夏季可以通过艾灸特定穴位，如关元、命门、足三里等，以补益阳气、温通经络，增强体质，预防冬季寒性疾病。艾灸温热的效果可以帮助阳气的升发，有助于阳虚体质或寒性疾病的患者改善体质。

（3）内服温补药物：对于部分阳虚体质的患者，可以在夏季适当服用温补阳气的中药，如附子、肉桂、黄芪等，配合冬病夏治疗法，增强身体阳气，预防疾病。

3. 冬病夏治的注意事项

（1）辨证施治：冬病夏治并非适合所有人，尤其是热性体质、湿热内蕴者不宜使用温补药物和贴敷疗法。因此，治疗前应通过中医师的辨证，确定是否适合冬病夏治疗法。

（2）坚持疗程：冬病夏治的疗程通常需要三年才能见效，需要每年坚持治疗，疗效才会更为明显。患者应根据医生的建议，按时贴敷和调理。

（3）贴敷注意事项：贴敷期间应避免辛辣、刺激性食物，避免受凉感冒，同时保持皮肤清洁，防止过敏。

第六节　针灸、火罐与推拿按摩

中医“治未病”方法中，针灸、火罐、推拿按摩是三种常用的外治疗法，具有调节气血、疏通经络、平衡阴阳、增强体质的作用。这些疗法不仅能治疗已经出现的疾病，还能在疾病尚未发生时，通过调理和预防，使身体处于平衡的状态，避免疾病发生，达到“治未病”的目的。

（一）针灸在治未病中的应用

针灸是一种通过针刺或艾灸特定穴位，调节人体气血运行、调和脏腑功能、疏通经络的外治疗法。在治未病中，针灸通过对身体的调理，可以预防疾病的发生或缓解亚健康状态。

1. 针灸的作用机制

针灸通过刺激人体特定的经络和穴位，调节气血运行，疏通经络，从而达到防治疾病的目的。中医认为，疾病的发生与经络不通、气血失调密切相关，针灸通过疏通经络，能够恢复体内平衡，增强人体的抗病能力。

2. 针灸的适应证

（1）体质虚弱者：如气虚、阳虚、血虚等虚弱体质的人，可以通过针灸调理气血，增强体质，预防感冒、疲劳等疾病。

（2）亚健康状态：如失眠、疲倦、消化不良等，通过针灸调理脾胃、心肾等脏腑功能，改善体质，恢复健康。

（3）慢性病调理：如慢性鼻炎、支气管炎、胃病等，通过针灸调节经络，预防病情加重，延缓病情发展。

3. 常用针灸穴位

（1）补气健脾：如足三里、中脘、气海等穴位，具有健脾补气、调理脾胃的作用，适用于脾胃虚弱、消化不良等症状。

（2）滋阴补肾：如太溪、关元、命门等穴位，具有补肾益气、调和阴阳的作用，适用于阳虚、肾虚体质的人群。

（3）疏肝解郁：如太冲、内关、神门等穴位，具有疏肝理气、调节情志的作用，适用于情绪抑郁、压力大等气郁体质的人群。

（二）火罐在治未病中的应用

火罐疗法通过在皮肤上拔罐，利用负压使局部皮肤充血，刺激经络穴位，促进气血运行，具有疏通经络、祛寒除湿、活血化瘀的作用。在治未病中，火罐能够通过调节体内气血，预防和缓解多种疾病。

1. 火罐的作用机制

火罐通过负压吸附皮肤，使局部毛细血管扩张、血液循环加快，进而促进体内的新陈代谢，帮助排除寒气、湿气、毒素等。中医认为，外感风寒湿邪容易导致经络不通、气血失调，火罐能够通过疏通经络、活血化瘀，达到防病治病的效果。

2. 火罐的适应证

（1）寒湿体质者：如阳虚、寒湿体质的人，火罐能帮助祛除体内的寒湿，温通经络，预防寒性疾病的发生。

（2）亚健康人群：如长期疲劳、肌肉酸痛、肩颈僵硬等人群，通过火罐可以缓解身体紧张、疏通经络，改善亚健康状态。

（3）风湿痹症：如风湿性关节炎、肩周炎、颈椎病等，通过火罐疗法可以祛风除湿、活血止痛，防止病情加重。

3. 常用火罐部位

（1）背部拔罐：背部是膀胱经所在位置，膀胱经主一身之气，通过背部拔罐可以疏通全身经络，增强体质。

（2）肩颈部拔罐：适用于肩颈酸痛、僵硬的患者，通过在肩井、风池等穴位拔罐，能够活血通络，缓解疼痛。

（3）腰背部拔罐：适用于腰痛、肾虚等患者，通过在肾俞、腰阳关等部位拔罐，温阳补肾、强健腰背。

（三）推拿按摩在治未病中的应用

推拿按摩是一种通过手法对身体进行按压、揉搓、推拿等刺激经络和穴位的方法，具有舒筋活络、调和气血、强身健体的作用。推拿按摩在治未病中，通过刺激特定的穴位和经络，可以调理脏腑功能，改善体质，预防疾病。

1. 推拿按摩的作用机制

推拿按摩通过对特定穴位的刺激，调节气血运行，疏通经络，使气血流通顺畅，达到防病治病的目的。推拿按摩特别适用于因气滞、血瘀、湿寒等导致的身体不适。

2. 推拿按摩的适应证

（1）疲劳酸痛：长时间的疲劳、久坐不动容易导致气血不畅、肌肉酸痛。通过推拿按摩可以疏通经络、活血化瘀，缓解酸痛，增强体质。

（2）脾胃虚弱：脾胃虚弱者通过推拿中脘、足三里等穴位，可以调理脾胃，改善消化不良、食欲缺乏等症状。

（3）情志不畅：推拿按摩可以通过疏通肝经、胆经，调节情志，缓解因情志不畅导致的肝气郁结、胸闷气短等问题。

3. 常用推拿按摩手法和部位

（1）按揉足三里：足三里是调理脾胃、补气养血的重要穴位，按揉此穴可以增强消化功能，预防脾胃虚弱、气血不足等问题。

（2）推拿腰部：腰部是肾俞、命门等重要穴位所在部位，推拿腰部有助于温补肾阳、强壮腰背，防止肾虚和腰痛。

（3）按压百会穴：百会穴位于头顶，常用来调节气血、镇静安神，按压此穴可以缓解头痛、失眠、精神疲劳等问题。

第七节　五禽戏、八段锦、太极拳、气功

在中医“治未病”的理念中，五禽戏、八段锦、太极拳、气功等传统养生运动具有重要的调理作用。这些运动通过调和气血、疏通经络、调养脏腑、强身健体，能够预防疾病、延年益寿，是中医治未病的重要方法之一。下面我们分别介绍这几种传统运动的特点及其在治未病中的应用。

（一）五禽戏

五禽戏是东汉名医华佗创编的一套模仿五种动物动作的养生功法，分别为虎、鹿、熊、猿、鸟。通过模仿动物的形态和动作，调动身体不同部位的筋骨关节，使气血畅通，增强体质。

1. 五禽戏的特点

（1）虎戏：模仿老虎的扑、击、踞等动作，动作雄健，主强健腰背和四肢。

（2）鹿戏：模仿鹿的轻盈跳跃，侧重于腰部的柔韧性，主舒筋活络，增强腰腿力量。

（3）熊戏：模仿熊的笨重行走，动作稳重，主健脾益气，调理脾胃功能。

（4）猿戏：模仿猿猴的灵活跳跃，主锻炼四肢的灵活性，帮助疏通气血。

（5）鸟戏：模仿鸟的展翅飞翔，主开胸理气，增强呼吸功能。

2. 五禽戏的作用

（1）调和气血：五禽戏通过模仿动物动作，调动全身筋骨关节，使气血运行更加畅通。

（2）强身健体：长期练习五禽戏可以增强体质，改善身体虚弱，特别是有助于腰背、四肢的力量和柔韧性。

（3）调节情志：五禽戏的每一种动物动作不仅锻炼身体，还对情志有调节作用，能够舒解压力，保持心情愉悦。

3. 适用人群

五禽戏适用于各种体质的人群，尤其是体力虚弱、久坐少动者和老年人。它动作轻柔、节奏缓慢，适合长期练习，预防疾病，改善身体健康状态。

（二）八段锦

八段锦是一种流传千年的传统健身气功，通过八个连贯的动作进行全身锻炼，调节气血、舒展筋骨，增强体质，是中医治未病中的经典养生运动之一。

1. 八段锦的特点

（1）动作简单易学：八段锦包括八个简单易学的动作，分别为双手托天、左右开弓、调理脾胃、五劳七伤、摇头摆尾、两手攀足、攒拳怒目、背后七颠。这些动作结合呼吸和意念，可以锻炼全身各个部位。

（2）协调呼吸与动作：每个动作都强调呼吸的配合，通过深长的呼吸调节内气，疏通经络，促进气血运行。

2. 八段锦的作用

（1）疏通经络：八段锦的动作有助于调动全身筋骨，疏通气血，使身体的气血运行更加顺畅。

（2）增强体质：长期练习八段锦可以增强体质，特别对改善脾胃虚弱、腰背疼痛、体虚无力等问题有显著效果。

（3）平衡阴阳：八段锦通过调节呼吸、平衡身体的内外环境，起到调和阴阳、增强免疫力的作用。

3. 适用人群

八段锦适合各种年龄和体质的人群，特别是中老年人、体弱者、长期伏案工作的人群。八段锦的动作柔和、容易掌握，是一项适合长期锻炼的养生运动。

（三）太极拳

太极拳是中国传统武术与养生术的结合体，注重“以柔克刚”“以静制动”，通过缓慢、柔和的动作，配合呼吸和意念，达到强身健体、调理脏腑、疏通经络的效果。

1. 太极拳的特点

（1）动作圆润、连贯：太极拳的动作柔和、连贯，以圆形运动为主，讲求内外兼修，既锻炼身体，又调理心神。

（2）结合呼吸与意念：太极拳注重呼吸的配合，讲究“气沉丹田”，通过意念引导气血的运行，达到疏通经络、调和气血的效果。

（3）动静结合：太极拳动作看似缓慢，但内在蕴含力量，通过动静结合达到强身健体的效果。

2. 太极拳的作用

（1）调和气血：太极拳通过柔和、缓慢的动作，促进全身气血的运行，调节经络气机，增强体质。

（2）调节情志：太极拳强调静心养神，通过练习可以使心境平和，缓解压力和焦虑，起到安神定志的作用。

（3）增强免疫力：长期练习太极拳能增强体质，改善呼吸功能、心功能和脾胃功能，尤其对老年人有良好的强身作用。

3. 适用人群

太极拳适合中老年人、体质虚弱者及长期工作压力大的人群。太极拳动作温和、易于学习，尤其适合长期调养身体、增强体质。

（四）气功

气功是中医养生的重要组成部分，通过调息、调身、调心三者的结合，调节人体气血运行，增强正气，疏通经络，从而达到预防疾病、延缓衰老的目的。

1. 气功的特点

（1）调息：气功特别注重呼吸的调节，呼吸深长而匀缓，能够调动体内的气机，促进气血运行。

（2）调身：气功中的动作通常简单，配合呼吸进行慢速运动，注重身体的放松和协调。

（3）调心：气功讲究“心静”，通过意念的引导使精神放松，达到调和心神、平静情绪的效果。

2. 气功的作用

（1）增强正气：气功通过调息、调身、调心，能够增强人体正气，增强免疫力，预防疾病的发生。

（2）调节脏腑功能：气功通过引导气血运行，可以调节五脏六腑的功能，改善体内环境，促进身体健康。

（3）安神定志：气功练习能够稳定心神，平衡情绪，特别适合长期处于高压环境中的人，帮助缓解压力、改善睡眠。

3. 适用人群

气功适合各类体质的人群，尤其是需要调养气血、增强体质的中老年人群或患有慢性疾病的患者。气功是一种长期练习效果显著的养生运动，可以帮助预防和调治多种慢性病。

第三章　从中医健康观认识亚健康

第一节　中医对亚健康的认识

一、亚健康概述

（一）亚健康的中医概述

从中医角度来看，亚健康是介于健康与疾病之间的一种状态，虽然在西医诊断中可能没有明确的病理诊断，但人体已表现出一系列的不适症状，如疲劳、失眠、消化不良等。这种状态被中医称为“未病”或“未病之兆”，即在疾病尚未发展成为器质性病变前，身体已呈现出阴阳失调、气血不和的表现。因此，亚健康是中医治未病的重要内容。

中医认为，亚健康状态反映的是人体内在阴阳、气血、脏腑失衡，但尚未达到西医定义的“病”或“病症”标准。中医把这种状态视为“正气不足、邪气未盛”的表现，是身体自我调节功能减弱的信号。

（二）亚健康的病因病机

中医将亚健康的形成归因于多种因素，如体质偏颇、外感六淫（风、寒、暑、湿、燥、火）、内伤七情（喜、怒、忧、思、悲、恐、惊）、饮食不节、劳逸失调等。其核心病机是气血运行不畅、阴阳失衡，导致脏腑功能减弱。常见病因如下。

1. 情志失调

（1）精神压力与情绪影响：在现代社会中，人们面临着长期的精神压力，如工作竞争、生活琐事、人际关系紧张等。同时，情绪抑郁、焦虑等不良情绪也较为常见。这些因素会导致气机瘀滞，即人体的气机运行不畅，出现阻滞。

中医认为，肝主疏泄，调畅气机。长期的精神压力和不良情绪首先会伤肝，使肝气郁结。肝气郁结则会影响肝的正常功能，如疏泄胆汁、调节情志等。同时，肝气郁结还会横逆犯脾，影响脾胃的运化功能。

脾主运化，为气血生化之源。肝气犯脾会导致脾胃功能失调，出现食欲缺乏、腹胀、消化不良等症状。此外，心主神明，不良情绪也会影响心功能，使心神不宁，出现心悸、失眠等症状。

（2）气机瘀滞的症状表现：气机瘀滞会导致气郁、气滞等症状。气郁表现为情绪低落、郁闷不舒、胸胁胀满等。气滞则表现为疼痛、胀满、痞闷等。例如，肝气郁结会出现胸胁胀痛、乳房胀痛等症状；脾胃气滞会出现胃脘胀痛、腹胀等症状。

2. 饮食不节

（1）不良饮食习惯的危害：饮食不规律是导致亚健康的常见因素之一。现代人生活节奏快，常忽略饮食的规律性，不定时进餐、过度饥饿或暴饮暴食。此外，偏食也是一个问题，有些人只喜欢吃某些食物，而忽略了其他食物的摄入。同时，摄入过多的油腻、寒凉食物也会损伤脾胃功能。

油腻食物难以消化，会加重脾胃的负担，导致脾胃运化功能失常。寒凉食物则会损伤脾胃阳气，使脾胃虚寒，影响脾胃的消化吸收功能。

（2）脾胃损伤与气血生化不足：脾胃为后天之本，气血生化之源。饮食不节会损伤脾胃功能，导致气血生化不足。气血是维持人体生命活动的基本物质，气血不足会影响人体的各个器官和组织的正常功能。

气血生化不足会表现为面色苍白、口唇色淡、头晕目眩、乏力、气短等症状。同时，还会影响脏腑的功能，如心主血脉，气血不足会导致心功能减弱，出现心悸、失眠等症状；肺主气，气血不足会导致肺功能减弱，出现气短、咳嗽等症状。

3. 劳逸失调

（1）过度劳累与久坐不动的影响：过度劳累包括体力劳动过度和脑力劳动过度。体力劳动过度会消耗人体的气血，使筋骨、肌肉疲劳，出现疲劳、无力、精神不振等症状。脑力劳动过度则会耗伤心神，使心神疲惫，出现头晕、头痛、记忆力减退等症状。

久坐不动也是导致亚健康的一个因素。现代人很多工作都需要长时间坐着，缺乏运动。久坐不动会导致气血运行不畅，筋骨僵硬。气血运行不畅会影响脏腑的功能，筋骨僵硬则会出现颈肩僵硬、腰背酸痛、四肢无力等症状。

（2）气血运行不畅与筋骨僵硬的症状：气血运行不畅会表现为肢体麻木、疼痛、肿胀等症状。例如，久坐不动会导致下肢血液循环不畅，出现下肢麻木、肿胀等症状。筋骨僵硬则表现为关节活动受限、肌紧张等症状。例如，长期伏案工作会导致颈肩肌紧张，出现颈肩僵硬、疼痛等症状。

4. 睡眠不足

（1）阴精与阳气的耗损：长期睡眠不足会耗损人体的阴精和阳气。中医认为，夜晚是阴精和阳气恢复的时间，睡眠不足会影响阴精和阳气的恢复，导致阴精和阳气不足。

阴精不足会表现为口干、咽干、手足心热、盗汗、失眠等症状。阳气不足则会表现为畏寒、四肢冰冷、乏力、精神不振等症状。

（2）气虚、血虚、阴虚的问题：睡眠不足还会导致气虚、血虚、阴虚等问题。气虚表现为乏力、气短、自汗等症状；血虚表现为面色苍白、口唇色淡、头晕目眩等症状；阴虚表现为口干、咽干、手足心热、盗汗等症状。

（三）亚健康的主要症状

亚健康状态表现出多种非特异性症状，虽然这些症状不足以诊断为疾病，但却影响人们的生活质量。常见的亚健康症状包括以下方面。

1. 疲劳乏力

身体乏力与精神不振是疲劳乏力的主要表现。患者常感全身无力，肌肉缺乏力量，即使经过休息，这种疲惫感也难以消除。从中医角度看，这可能是由于气血不足、脏腑功能虚弱所致。气血无法充分滋养身体，导致身体功能下降，精神状态也随之萎靡。此外，长期的劳累、不良的生活习惯及心理压力等因素，也会加重疲劳、乏力的症状。

2. 失眠多梦

睡眠质量差是失眠多梦的突出特征。入睡困难使得患者躺在床上辗转反侧，难以进入睡眠状态。即便入睡，也容易醒来，且多梦，严重者甚至会失眠。这往往与心肾不交、肝郁化火等因素有关。心肾不交则心神不宁，肝郁化火则扰动心神，均会影响睡眠。长期失眠多梦会进一步影响身体健康，导致精神疲惫、注意力不集中、记忆力减退等问题。

3. 情绪不稳

情绪容易波动是情绪不稳的常见表现。患者可能出现易怒、抑郁、焦虑或无精打采等不同情绪状态。精神压力大是情绪不稳的重要诱因。现代生活中的各种压力会导致人体气机瘀滞，进而影响脏腑功能，使情绪难以稳定。例如，肝气郁结会使人易怒，心脾两虚则可能导致抑郁、无精打采。

4. 消化不良

食欲下降、胃胀、消化不良、便秘或腹泻等是消化不良的主要症状。脾胃功能失调是消化不良的关键原因。饮食不节、情志失调等因素损伤脾胃，导致气血生化不足，进而影响消化功能。食欲下降使人体摄入营养减少，胃胀和消化不良让人感觉不适，便秘或腹泻则扰乱了肠道正常功能。

5. 头晕、头痛

头晕、头痛及伴随的注意力不集中、记忆力减退是常见表现。这可能与气血不足、肝阳上亢、气滞血瘀等因素有关。气血不能上荣于头则会头晕，肝阳上亢或气滞血瘀会导致头痛。这些症状会影响患者的日常工作和学习，降低生活质量。

（四）中医对亚健康的辨证

中医对亚健康状态进行辨证论治，主要根据不同的症状表现及体质特征，确定亚健康的具体类型。以下是常见的五种亚健康的辨证类型。

1. 气虚型

气虚型表现为疲劳乏力、精神不振、气短懒言、容易感冒等。气虚体质的人脾胃功能较弱，往往因过度劳累或饮食不当而出现亚健康状态。治则为补气健脾，常用药物有黄芪、党参、白术等。

2. 阴虚型

阴虚型表现为失眠多梦、手足心热、口干咽燥、心烦易怒等。阴虚体质的人多因长期熬夜、工作压力大等导致阴液不足，出现阴虚火旺的表现。治则为滋阴清热，常用药物有沙参、麦冬、百合等。

3. 阳虚型

阳虚型表现为怕冷、四肢冰冷、腰膝酸软、夜尿频多等。阳虚体质者常因过度劳累、寒冷环境或脾肾阳气不足导致亚健康状态。治则为温补阳气，常用药物有附子、肉桂、干姜等。

4. 气郁型

气郁型表现为胸闷气短、情绪抑郁、烦躁易怒、失眠多梦等。气郁体质多因长期情志不畅，导致肝气郁结，气机不畅。治则为疏肝解郁，常用药物有柴胡、香附、佛手等。

5. 痰湿型

痰湿型表现为体重增加、食欲缺乏、腹胀、四肢沉重、舌苔厚腻等。痰湿体质的人多因饮食不节、久坐不动，导致湿气滞留体内，影响气血运行。治则为健脾化湿，常用药物有茯苓、薏米、半夏等。

二、“阴阳平和”是中医学的健康观

“阴阳平和”是中医学中关于健康的核心概念之一，代表了人体内外环境的和谐与平衡。中医认为，人体的健康状态源自阴阳的协调与平衡，阴阳失衡则会导致疾病的发生。因此，“阴阳平和”不仅是中医健康观的基础，也是中医治病防病的重要理论依据。

（一）阴阳的基本概念

阴阳是中国古代哲学的核心思想之一，代表了宇宙中对立统一的两种基本力量。在中医学中，阴阳被用来描述人体生命活动的两种基本功能状态。

1. 阴

阴代表静、内、寒、下、收敛等功能或属性，如血、津液、阴精、阴气等，属内守、养护之用。

2. 阳

阳代表动、外、热、上、发散等功能或属性，如气、阳气、卫气等，属外卫、运化之用。

阴阳之间既对立又互相依存，只有当阴阳平衡时，人体的生理功能才能正常运转，从而维持健康。

（二）阴阳平和的健康观

中医认为，健康的状态就是阴阳相对平衡的状态，称为“阴平阳秘”，即阴阳各司其职，协调合作。阴阳平和意味着体内各个系统的运作都处于协调一致的状态，体内环境保持稳定，与外界的相互作用也达到了平衡。

1. 阴阳互根互用

阴阳彼此依存，没有阴就没有阳，没有阳也没有阴，二者共同维持着人体的生命活动。阴阳平和的状态下，阳气推动体内物质的运化，阴气滋养和维持内在的静态平衡。

2. 阴阳对立制约

阴阳虽然互根互用，但也相互制约。如果阳气过盛，阴气不足，就会出现“阳亢”的状态，如发热、口干、便秘等；如果阴气过盛，阳气不足，就会出现“阴盛”的状态，如畏寒、手足冰冷等。

3. 阴阳相互转化

在一定条件下，阴阳之间可以相互转化。例如，当阳气过度时，体内的阴气会进行自我调整，通过排汗、尿液等方式调节体内的热量，以维持体内的平衡。

（三）阴阳失衡与疾病

中医认为，所有疾病的发生都是阴阳失衡的结果。当阴阳的平衡被打破，体内的功能或物质发生异常时，就会产生疾病。阴阳失衡的常见表现包括以下四种。

1. 阴虚

阴虚表现为体内阴液不足，常见症状为口干、咽燥、潮热、盗汗、手足心热、心烦失眠等。阴虚容易导致虚热证，即人体阴液不足而导致阳热相对亢盛的状态。

2. 阳虚

阳虚则表现为阳气不足，常见症状为畏寒怕冷、四肢冰冷、精神疲乏、面色苍白、腰膝酸软等。阳虚常导致寒证，即体内阳气不足，无法温煦全身。

3. 阴盛

阴气过盛、寒邪过重，往往表现为四肢冰冷、脉象沉缓、面色苍白、疲倦乏力等，属于寒盛证。

4. 阳盛

阳气过盛导致的症状往往表现为面红目赤、口渴喜冷饮、舌红苔黄、大便干燥等热证。

三、“阴阳失衡”导致亚健康

在中医理论中，阴阳失衡是导致亚健康的重要原因之一。亚健康是指人体介于健康和疾病之间的状态，表现为精力不足、免疫力下降、精神压力大等一系列症状。虽然没有明确的疾病诊断，但身体和心理已处于一种潜在的失调状态。中医认为，人体的健康状态取决于阴阳的平衡，一旦阴阳失衡，身体功能便会受到影响，从而进入亚健康状态。

（一）阴阳失衡的概念

中医认为，阴阳是生命活动的两种对立统一的基本力量，维持着人体内外环境的动态平衡。阴代表静、内、寒、收敛等属性，阳则代表动、外、热、发散等属性。阴阳平衡时，人体气血运行畅通，脏腑功能协调，身体处于健康状态。然而，当阴阳失调时，就会出现一系列身体不适和功能障碍，从而导致亚健康状态。阴阳失衡的常见表现如下。

1. 阴虚

阴液不足，导致身体内部失去滋养，阳气相对亢盛，表现为虚热，如口干、盗汗、失眠、手足心热等。

2. 阳虚

阳气不足，不能温煦身体，阴气相对较盛，表现为虚寒，如畏寒、四肢冰冷、精神疲乏等。

3. 气虚

气为阳的一部分，气虚表现为无力、气短、免疫力低下、容易感冒等。

4. 血虚

血为阴的一部分，血虚表现为面色苍白、头晕、心悸、失眠等症状。

（二）阴阳失衡与亚健康的关系

阴阳失衡是亚健康的根本病机。长期阴阳失调，虽然未到达明显的病理状态，但身体的运行机制已经受到损害，出现了各种不适。以下是三种阴阳失衡引发亚健康的常见类型。

1. 阴虚导致的亚健康：阴虚表现为阴液不足，无法滋润和调养身体，导致虚热内生，气机不畅。常见症状包括：①精神疲倦。阴虚者常表现为头晕目眩、精力不济、心烦易怒，工作和生活中常感到疲劳，难以恢复。②失眠多梦。阴虚者心神不安，常伴随入睡困难、睡眠浅、多梦、早醒等症状，导致睡眠质量差。③皮肤干燥。阴液不足使得体内津液亏虚，导致皮肤干燥、皱纹增加、头发干枯。④五心烦热。手心、脚心和心胸常感到发热，尤其是在晚上，常伴随口干舌燥、盗汗等。

2. 阳虚导致的亚健康：阳虚表现为阳气不足，无法温煦和推动身体的生理活动，导致寒气内盛。常见症状包括：①畏寒怕冷。阳虚者常感到四肢冰冷，尤其在寒冷季节，难以适应气温变化。②精神疲乏。阳气不足使人容易疲劳，常感到气短懒言、乏力无精，难以应对日常工作和生活。③消化不良。阳虚者脾胃虚寒，常表现为食欲缺乏、腹胀、腹泻或便秘等消化功能紊乱的症状。④腰膝酸软。阳虚者常感到腰膝无力，尤其是久坐或劳累后，腰腿疼痛加剧。

3. 气虚导致的亚健康：气虚是阳气不足的轻度表现，表现为气血不足、身体功能下降。常见症状包括：①疲劳乏力。气虚者易感到疲劳、精神不振，稍微活动后就感觉力不从心。②免疫力下降。气虚者常容易感冒、感染，恢复缓慢，免疫力明显减弱。③气短懒言。活动后易出现气短、呼吸急促，日常说话时声低气短，缺乏精神。

（三）导致阴阳失衡的常见因素

1. 情志失调

中医认为情志与脏腑功能息息相关，长期的情绪波动，如忧虑、愤怒、焦虑等，容易导致气机紊乱，破坏阴阳平衡，表现为肝郁气滞、气瘀血瘀等。

2. 饮食不节

饮食不规律、暴饮暴食或长期摄入寒凉、辛辣、油腻食物，会损伤脾胃，导致气血生化不足，阳气亏损或阴液亏耗，进而导致阴阳失衡。

3. 过度劳累

长期超负荷工作或生活压力过大，耗损阳气，导致气血不足。阳气虚弱时，身体无法恢复元气，导致阴阳失调，进入亚健康状态。

4. 环境因素

中医认为，外界的风寒暑湿燥火等外邪侵袭容易导致阴阳失衡。长期处于寒湿环境、空调房或高温环境，都会破坏身体的阴阳平衡。

第二节　亚健康的常见表现及分类

一、亚健康的常见临床表现及分类

中医对亚健康的理解是人体处于健康与疾病之间的一种状态，虽然没有明确的疾病诊断，但已表现出身体或精神方面的异常反应。亚健康状态多由阴阳失调、气血不和、脏腑功能失常所致。根据中医理论，亚健康可通过临床表现和体质类型进行分类，便于采取相应的调理方法。

（二）亚健康的常见中医分类

中医将亚健康的状态分为多种体质类型，通过辨证分型可以针对性地进行调理。以下是常见的亚健康中医分类。

1. 气虚型

气虚是亚健康的常见类型，在现代人群中较为普遍。随着生活节奏的加快和工作压力的增大，人们往往过度劳累，消耗正气，加上饮食不规律、缺乏运动等因素，容易导致脾肺气虚，正气不足。

（1）主要症状：身体虚弱是气虚型亚健康的主要表现之一，患者感到全身无力，缺乏活力。疲倦乏力则表现为容易疲劳，即使经过休息也难以恢复。免疫力低下，容易感冒或病后恢复慢。说话无力，声音低微。面色萎黄，缺乏光泽。

（2）病因：多由于脾肺气虚，正气不足所致。脾为后天之本，主运化水谷精微，为气血生化之源。肺主气，司呼吸，主宣发肃降。脾肺气虚则气血生化不足，卫气不固，容易导致气虚型亚健康。

（3）调理方法：补气健脾是气虚型亚健康的主要调理方法。常用药物有黄芪、党参、白术等。黄芪具有补气升阳、固表止汗、利水消肿等功效，可增强人体的免疫力。党参具有补中益气、健脾益肺等功效，可用于治疗脾肺气虚。白术具有健脾益气、燥湿利水等功效，可用于治疗脾胃虚弱。饮食上多食用山药、红枣等补气食物。山药具有健脾益胃、滋肾益精等功效，可用于治疗脾虚食少。红枣具有补中益气、养血安神等功效，可用于治疗脾气虚弱。

2. 血虚型

血虚在现代人群中也较为常见，尤其是女性和老年人。由于生理特点和生活习惯等因素，容易导致血虚。

（1）主要症状：头晕目眩是血虚型亚健康的主要症状之一，患者感到头部昏沉、眩晕，眼前发黑。面色苍白或萎黄，缺乏光泽。心悸是指心慌、心跳加快，失眠是指难以入睡或睡眠不深。月经量少是女性血虚的常见表现之一，月经量明显减少，甚至闭经。

（2）病因：多因失血过多、久病耗血或饮食不调导致血虚。失血过多如外伤出血、月经过多等，会导致血液大量流失，引起血虚。久病耗血则是由于长期患病，身体虚弱，消耗血液，导致血虚。饮食不调，如挑食、偏食、过度节食等，会导致营养摄入不足，影响血液的生成，引起血虚。

（3）调理方法：养血补血是血虚型亚健康的主要调理方法。常用药物有当归、熟地黄、白芍等。当归具有补血活血、调经止痛等功效，可用于治疗血虚萎黄、眩晕、心悸。熟地黄具有滋阴补血、益精填髓等功效，可用于治疗血虚萎黄、眩晕、心悸。白芍具有养血调经、敛阴止汗等功效，可用于治疗血虚萎黄、月经不调。饮食上宜食用红枣、枸杞、猪肝等补血食物。红枣具有补中益气、养血安神等功效，可用于治疗脾气虚弱、血虚萎黄。枸杞具有滋补肝肾、益精明目等功效，可用于治疗肝肾阴虚、血虚萎黄。猪肝具有补肝明目、养血等功效，可用于治疗血虚萎黄、夜盲、目赤等。

3. 阴虚型

阴虚在现代人群中也较为常见，尤其是长期熬夜、劳累过度、情绪紧张的人群。由于不良的生活习惯和心理状态，容易导致阴虚。

（1）主要症状：口干咽燥是阴虚型亚健康的主要症状之一，患者感到口腔干燥，缺乏津液。心烦失眠是指心情烦躁，难以入睡或睡眠不深。手足心热是指手掌和脚底发热，感觉燥热。潮热盗汗是指午后或夜间出现发热，伴有出汗。

（2）病因：长期熬夜、劳累过度或热病伤阴导致。长期熬夜会损伤人体的阴液，导致阴虚。劳累过度则会消耗人体的气血，阴液也会随之耗损。热病伤阴则是由于发热性疾病，如感冒、肺炎等，会消耗人体的阴液，导致阴虚。

（3）调理方法：滋阴清热是阴虚型亚健康的主要调理方法。常用药物有沙参、麦冬、百合等。沙参具有养阴清肺、益胃生津等功效，可用于治疗肺阴虚、胃阴虚。麦冬具有养阴生津、润肺清心等功效，可用于治疗肺阴虚、心阴虚。百合具有养阴润肺、清心安神等功效，可用于治疗肺阴虚、心阴虚。饮食上多食银耳、枸杞、莲子等滋阴润燥的食物。银耳具有滋阴润肺、养胃生津等功效，可用于治疗肺阴虚、胃阴虚。枸杞具有滋补肝肾、益精明目等功效，可用于治疗肝肾阴虚。莲子具有补脾止泻、益肾养心等功效，可用于治疗心肾不交、阴虚火旺。

4. 阳虚型

阳虚在现代人群中也较为常见，尤其是老年人和体质虚弱的人群。由于年龄增长、体质虚弱、不良的生活习惯等因素，容易导致阳虚。

（1）主要症状：畏寒怕冷是阳虚型亚健康的主要症状之一，患者感到寒冷，即使在温暖的环境中也难以缓解。四肢冰冷是指手脚冰凉，感觉寒冷。精神萎靡是指缺乏活力，无精打采。腰膝酸软是指腰部和膝盖酸软无力。食欲缺乏是指对食物的兴趣降低，食量减少。

（2）病因：多由久病耗气、肾阳亏虚所致，或受寒湿侵袭。久病耗气则会损伤人体的阳气，导致阳虚。肾阳亏虚则是由于肾阳气不足，不能温煦全身，导致阳虚。寒湿侵袭则是由于外界的寒湿之邪侵入人体，损伤阳气，导致阳虚。

（3）调理方法：温补阳气是阳虚型亚健康的主要调理方法。常用药物有附子、肉桂、干姜等。附子具有回阳救逆、补火助阳、散寒止痛等功效，可用于治疗肾阳亏虚、寒湿痹痛。肉桂具有补火助阳、引火归元、散寒止痛等功效，可用于治疗肾阳亏虚、畏寒怕冷。干姜具有温中散寒、回阳通脉、温肺化饮等功效，可用于治疗脾胃虚寒、肾阳亏虚。饮食上多食用羊肉、姜、枸杞等温阳食物。羊肉具有温中健脾、补肾壮阳等功效，可用于治疗脾胃虚寒、肾阳亏虚。姜具有温中散寒、解表散寒等功效，可用于治疗脾胃虚寒、风寒感冒。枸杞具有滋补肝肾、益精明目等功效，可用于治疗肝肾阴虚、肾阳亏虚。

（一）亚健康的常见临床表现

中医对亚健康的理解深刻而全面，并将其视为人体处于健康与疾病之间的过渡状态。在这个状态下，人体虽未被明确诊断出具体疾病，但身体或精神方面已出现异常反应，多由阴阳失调、气血不和、脏腑功能失常所致。以下详细阐述亚健康的常见临床表现。

1. 疲劳乏力

疲劳乏力是亚健康最为常见的症状之一，对人们的日常生活和工作产生显著影响。在现代快节奏的生活中，人们常面临各种压力，身体和精神长期处于紧张状态，容易导致疲劳乏力的出现。

（1）常见表现：全身无力、疲劳不堪，即使经过充分休息也难以恢复。患者常感气短懒言，缺乏活力，做任何事情都提不起劲。这种疲劳不仅是身体上的，还包括精神层面的疲倦，表现为注意力不集中、思维迟钝等。

（2）相关病机：疲劳乏力多与气虚、阳虚有关。中医认为，气是人体生命活动的动力，气虚则推动无力，身体机能下降，从而出现乏力、气短等症状。脾胃为后天之本，气血生化之源，脾胃虚弱则气血不足，身体失去滋养，也容易导致疲劳。阳虚则温煦功能减弱，人体阳气不足，表现为畏寒怕冷、四肢不温、精神疲倦等。此外，长期过度劳累、饮食不规律、睡眠不足等不良生活习惯，也会损伤脾胃，耗损阳气，加重疲劳乏力的症状。

2. 失眠多梦

睡眠质量差是亚健康状态的常见表现之一，严重影响人们的身心健康。在当今社会，人们面临着各种压力和挑战，心理负担较重，容易导致失眠多梦。

（1）常见表现：入睡困难是失眠的主要症状之一，患者躺在床上辗转反侧，难以进入睡眠状态。即使入睡，也容易频繁醒来，且睡眠不深，伴有多梦、早醒等情况。早醒后难以再次入睡，导致睡眠时间不足，影响次日的精神状态。

（2）相关病机：失眠多梦多与心肾不交、阴虚火旺、肝郁化火等有关。心肾不交是指心与肾的阴阳失调，心火不能下交于肾，肾水不能上济于心，导致心神不宁，出现失眠多梦。阴虚火旺是指阴液不足，虚火内生，扰动心神，也会引起失眠。肝郁化火则是由于情绪不畅，肝气郁结，郁而化火，扰乱心神，导致失眠。此外，长期精神紧张、焦虑、抑郁等不良情绪，以及过度劳累、熬夜等不良生活习惯，也会加重失眠多梦的症状。

3. 情绪波动

情绪不稳是亚健康状态的常见表现之一，对人们的人际关系和工作效率产生负面影响。在现代社会中，人们面临着各种压力和挑战，容易出现情绪波动。

（1）常见表现：情绪低落是情绪波动的常见表现之一，患者对生活和工作失去兴趣，感到无助和绝望。易怒则表现为情绪容易激动，对小事也会大发雷霆。焦虑是一种紧张不安的情绪状态，患者常担心未来，感到不安和恐惧。压抑则是情绪被压抑在内心，无法表达出来，导致心情沉闷。无精打采则是情绪低落的表现之一，患者缺乏活力和动力，对周围的事物不感兴趣。

（2）相关病机：情绪波动与气郁、肝气郁结、心脾两虚等有关。中医认为，肝主疏泄，调节情志，肝气郁结则疏泄失常，容易出现情绪不畅、易怒等症状。气郁则是气机不畅，瘀滞在体内，也会影响情绪。心主神明，脾主思，心脾两虚则心神失养，思虑过度，容易出现情绪低落、焦虑等症状。此外，长期的精神压力、不良的生活事件、过度劳累等也会导致情绪波动。

4. 消化功能紊乱

消化功能失调是亚健康状态的常见表现之一，对人们的饮食和健康产生不良影响。在现代生活中，人们的饮食习惯不规律，常暴饮暴食、过度饮酒、吃辛辣及刺激性食物等，容易导致消化功能紊乱。

（1）常见表现：胃脘不适是消化功能紊乱的常见症状之一，患者感到胃部胀满、疼痛、灼热等不适。腹胀则是腹部胀满，感觉肚子里有气，排气不畅。食欲下降是指对食物的兴趣降低，食量减少。便秘是指大便干结，排便困难，次数减少。腹泻则是大便稀薄，次数增多。消化不良则表现为食物在胃内不能正常消化，出现恶心、呕吐、嗳气等症状。

（2）相关病机：消化功能紊乱与脾胃虚弱、肝胃不和、肠道失调等因素有关。中医认为，脾胃为后天之本，主运化水谷，脾胃虚弱则运化功能失常，容易出现胃脘不适、腹胀、食欲下降等症状。肝主疏泄，调节脾胃的运化功能，肝胃不和则疏泄失常，影响脾胃的消化功能。肠道失调则是肠道的蠕动功能失常，容易出现便秘或腹泻等症状。此外，饮食不节、过度疲劳、精神紧张等也会加重消化功能紊乱的症状。

5. 免疫力低下

免疫力下降是亚健康的重要表现之一，容易导致各种疾病的发生。在现代生活中，人们的生活方式不健康，缺乏运动、饮食不规律、睡眠不足等，容易导致免疫力低下。

（1）常见表现：容易感冒是免疫力低下的常见表现之一，患者容易受到病毒和细菌的感染，出现流鼻涕、打喷嚏、咳嗽等症状。反复感染是指在短时间内多次发生感染，如呼吸道感染、泌尿系统感染等。抵抗力差是指身体对各种疾病的抵抗能力减弱，容易生病。伤口愈合慢则是指身体的修复能力下降，伤口愈合时间延长。

（2）相关病机：免疫力低下多与气虚、阳虚、脾虚有关。中医认为，气是人体生命活动的动力，气虚则推动无力，身体的免疫功能下降。阳虚则温煦功能减弱，人体阳气不足，也会影响免疫功能。脾主运化，为气血生化之源，脾虚则气血不足，身体失去滋养，免疫力下降。此外，长期的不良生活习惯、过度劳累、精神紧张等也会损伤人体的正气，导致免疫力低下。

6. 头晕、头痛

头晕、头痛是亚健康状态的常见症状之一，对人们的生活和工作产生不良影响。在现代生活中，人们长期处于紧张的工作状态，精神压力大，容易出现头晕、头痛。

（1）常见表现：头晕眼花是头晕、头痛的常见表现之一，患者感到头部昏沉、眩晕，眼前发黑。头痛则表现为头部疼痛，疼痛的部位和性质各不相同，有的是胀痛，有的是刺痛，有的是隐痛。耳鸣是指耳朵听到嗡嗡声、鸣声等异常声音。记忆力减退是指记忆力下降，容易忘记事情。注意力不集中则是指难以集中精力，容易分心。

（2）相关病机：头晕、头痛多与气血不足、血虚、肝阳上亢、气滞血瘀等因素有关。中医认为，气血不足则不能上荣于头，导致头晕眼花、头痛等症状。血虚则不能滋养头目，也会出现头晕、头痛。肝阳上亢则是由于肝阴不足，肝阳上亢，扰动头目，引起头晕、头痛。气滞血瘀证是由于气机不畅，血液运行受阻，瘀血阻滞头部，也会导致头晕、头痛。此外，长期的精神紧张、焦虑、抑郁等不良情绪，以及过度劳累、熬夜等不良生活习惯，也会加重头晕、头痛的症状。

二、亚健康的中医常见证候

中医认为，亚健康状态是人体功能失调，但尚未发展成器质性疾病的阶段。亚健康常见的证候主要表现为气血失调、脏腑功能紊乱、阴阳失衡等，涉及多个脏腑。以下详细阐述亚健康的中医常见证候。

1. 气虚证

气虚是亚健康状态中常见的证候之一，对人们的身体健康产生不良影响。在现代生活中，人们往往过度劳累、饮食不规律、缺乏运动等，容易导致气虚。

（1）主要症状：疲倦乏力是气虚证的主要症状之一，患者感到全身无力，缺乏活力。气短懒言是指呼吸短促，说话声音低微。面色苍白是指面部没有血色，缺乏光泽。动则汗出是指稍微活动就会出汗，甚至大汗淋漓。食欲缺乏是指对食物的兴趣降低，食量减少。容易感冒是指身体的免疫力下降，容易受到病毒和细菌的感染。舌淡苔白是指舌头颜色淡，舌苔白色。脉虚无力是指脉搏虚弱，没有力量。

（2）常见病机：由于先天不足、劳倦过度、饮食不节，或脾肺功能失调，导致气虚。先天不足是指人体在出生时就存在气虚的体质因素。劳倦过度是指长期过度劳累，消耗人体的正气，导致气虚。饮食不节是指饮食不规律、暴饮暴食、过度饮酒等，损伤脾胃，导致气血生化不足，引起气虚。脾肺功能失调是指脾和肺的功能失常，影响气血的生成和运行，导致气虚。

（3）调理方法：补气健脾是气虚证的主要调理方法。常用药物包括黄芪、党参、白术等。黄芪具有补气升阳、固表止汗、利水消肿等功效，可增强人体的免疫力。党参具有补中益气、健脾益肺等功效，可用于治疗脾肺气虚。白术具有健脾益气、燥湿利水等功效，可用于治疗脾胃虚弱。饮食上宜食用山药、红枣、糯米等补气食物。山药具有健脾益胃、滋肾益精等功效，可用于治疗脾虚食少。红枣具有补中益气、养血安神等功效，可用于治疗脾气虚弱。糯米具有补中益气、健脾养胃等功效，可用于治疗脾胃虚寒。

2. 血虚证

血虚是亚健康状态中常见的证候之一，对人们的身体健康产生不良影响。在现代生活中，人们往往过度劳累、饮食不规律、失血过多等，容易导致血虚。

（1）主要症状：面色苍白或萎黄是血虚证的主要症状之一，患者面部没有血色，缺乏光泽。头晕眼花是指头部昏沉、眩晕，眼前发黑。心悸失眠是指心慌、心跳加快，难以入睡或睡眠不深。唇甲色淡是指唇和甲床颜色淡，缺乏血色。手足麻木是指手脚感觉麻木，没有知觉。月经量少或闭经是女性血虚的常见表现之一，月经量明显减少，甚至闭经。舌淡是指舌颜色淡，没有血色。脉细是指脉搏细弱，没有力量。

（2）常见病机：因营养不足、失血、慢性病或过度疲劳，导致血液生成不足，血虚体质者尤其容易出现此类症状。营养不足是指饮食不规律、挑食、偏食等，导致营养摄入不足，影响血液的生成。失血过多是指外伤出血、月经过多等，导致血液大量流失，引起血虚。慢性病是指长期患病，身体虚弱，消耗血液，导致血虚。过度疲劳是指长期过度劳累，消耗人体的气血，导致血虚。

（3）调理方法：养血补血是血虚证的主要调理方法。常用药物包括当归、熟地黄、白芍、阿胶等。当归具有补血活血、调经止痛等功效，可用于治疗血虚萎黄、眩晕心悸。熟地黄具有滋阴补血、益精填髓等功效，可用于治疗血虚萎黄、眩晕心悸。白芍具有养血调经、敛阴止汗等功效，可用于治疗血虚萎黄、月经不调。阿胶具有补血滋阴、润燥止血等功效，可用于治疗血虚萎黄、眩晕心悸。饮食上多食红枣、枸杞、猪肝、菠菜等补血食物。红枣具有补中益气、养血安神等功效，可用于治疗脾气虚弱、血虚萎黄。枸杞具有滋补肝肾、益精明目等功效，可用于治疗肝肾阴虚、血虚萎黄。猪肝具有补肝明目、养血等功效，可用于治疗血虚萎黄、夜盲、目赤等。菠菜具有补血止血、通肠导便等功效，可用于治疗血虚萎黄、便血、便秘等。

3. 阴虚证

阴虚在亚健康状态中较为常见，尤其在现代社会快节奏、高压力的生活环境下，人们容易出现阴虚证候。

（1）主要症状：口干咽燥是阴虚证的突出表现之一。患者常感到口腔内缺乏津液，即使饮水也难以缓解。潮热盗汗也是典型症状，患者在特定时间（如午后或夜间）会出现发热感，同时伴有出汗现象。手足心热表现为手掌和脚底发热，让人感觉燥热不适。心烦失眠是指内心的烦躁不安，难以入睡或睡眠质量差。面颊潮红则是面部呈现出红色，犹如发热一般。舌红少苔，即舌颜色较红，舌苔较少。脉细数，脉象细而快。

（2）常见病机：多由长期劳累、热病耗阴、体质虚弱或失眠等引起，导致津液不足，阴虚火旺。长期劳累会过度消耗人体的阴液，使身体失去滋养。热病过程中，热邪会损伤阴液，导致阴虚。体质虚弱的人本身阴液就相对不足，容易出现阴虚症状。失眠则会影响人体的阴阳平衡，使阴液不能得到充分的恢复和滋养。

（3）调理方法：滋阴清热是阴虚证的主要调理方向。常用药物包括沙参、麦冬、百合、枸杞等。沙参具有养阴清肺、益胃生津的功效，可有效缓解肺胃阴虚引起的症状。麦冬能养阴生津、润肺清心，对心阴和肺阴不足有良好的调理作用。百合可养阴润肺、清心安神，对于阴虚引起的心烦失眠有一定疗效。枸杞具有滋补肝肾、益精明目之功效，可用于肝肾阴虚的调理。在饮食上，宜多食银耳、莲子、梨等滋阴润燥的食物。银耳具有滋阴润肺、养胃生津的作用，可改善阴虚引起的口干咽燥。莲子能补脾止泻、益肾养心，对心肾不交导致的阴虚有调理作用。梨具有清热降火、润肺生津的功效，可缓解阴虚引起的燥热症状。

4. 阳虚证

阳虚证在亚健康人群中也较为普遍，尤其是那些体质较弱、长期处于寒冷环境或过度劳累的人。

（1）主要症状：畏寒怕冷是阳虚证的主要表现，患者对寒冷异常敏感，即使在温暖的环境中也会感到寒冷。四肢冰冷，尤其是手脚部位，感觉冰冷刺骨。精神萎靡，缺乏活力和动力，显得无精打采。面色苍白，没有血色。腰膝酸软，腰部和膝盖部位感到无力和酸痛。尿清便溏，尿液清澈，大便稀薄不成形。舌淡胖嫩，舌体颜色淡，且较为胖大、嫩软。脉沉弱，脉象深沉而无力。

（2）常见病机：多因先天阳气不足，或因久病、劳累过度、饮食失调而伤及阳气。先天阳气不足是指个体在出生时就存在阳气虚弱的体质因素。久病会消耗人体的正气，包括阳气，导致阳虚。劳累过度会使人体的阳气过度消耗，无法得到及时恢复。饮食失调，如过度食用生冷食物、节食等，会损伤脾胃阳气，进而影响全身阳气的生成和运行。

（3）调理方法：温补阳气是阳虚证的主要调理方法。常用药物包括附子、肉桂、干姜、鹿茸等。附子具有回阳救逆、补火助阳、散寒止痛的功效，对于阳虚重症有较好的疗效。肉桂能补火助阳、引火归元、散寒止痛，可用于肾阳亏虚引起的畏寒怕冷等症状。干姜具有温中散寒、回阳通脉、温肺化饮的作用，可调理脾胃虚寒和肾阳亏虚。鹿茸具有壮肾阳、益精血、强筋骨等功效，适用于肾阳不足、精血亏虚的情况。在饮食上，宜多食羊肉、桂圆、当归等温阳食物。羊肉具有温中健脾、补肾壮阳的作用，可改善阳虚体质。桂圆能补益心脾、养血安神，对心脾阳虚有一定的调理作用。当归具有补血活血、调经止痛、润肠通便的功效，可与其他温阳食物搭配使用，增强温阳效果。

第三节　亚健康状态的检测与评估

一、通过主观症状测评亚健康

随着现代生活节奏的加快和压力的增加，亚健康状态在人群中的发生率逐渐升高。亚健康状态是指人体处于健康与疾病之间的一种临界状态，虽然没有明确的疾病诊断，但却表现出一系列的不适症状和生理功能的异常。准确评估亚健康状态对于早期干预和预防疾病的发生具有重要意义。目前，亚健康状态的测评主要通过主观症状测评和客观检查结果测评两种方法。

（一）评估方法概述

通过主观症状测评亚健康的评估方法，主要依赖个体对自身生理和心理状态的主观感受进行量化。这种方法基于个体的自我认知和体验，能够直接反映个体在日常生活中的不适症状和健康状况。通常通过自评量表的形式进行评估，患者根据自己的实际情况回答量表中的问题，从而得出亚健康的综合评分。这类方法已广泛应用于临床筛查、科学研究中，具有操作简便、成本低等优点。

（二）量表结构分析

1. 多维度条目涵盖范围

主观症状测评量表通常由多维度的条目组成，涵盖不同的身体和心理症状。这些症状包括疲劳感、睡眠质量、情绪波动、疼痛、胃肠功能等多个方面，能够全面反映个体的亚健康状态。例如，疲劳感包括持续疲劳、缺乏精力等感受，这是亚健康状态中常见的症状之一。疼痛感则涵盖头痛、背痛、四肢酸痛等各种疼痛症状，这些疼痛可能是由身体的过度劳累、姿势不良或心理压力等因素引起的。睡眠障碍包括难以入睡、易醒、多梦等问题，睡眠质量的下降会影响个体的精神状态和身体健康。胃肠不适如腹胀、消化不良、便秘或腹泻等，胃肠功能的异常可能与饮食不规律、压力过大等因素有关。

2. 多级评分系统设置

每个条目按照频率或强度设有多级评分，如从“无”到“非常严重”不等。这种多级评分系统能够更加准确地反映症状的严重程度，为评估亚健康状态提供更加详细的信息。患者可以根据自己的实际感受选择相应的评分，从而使评估结果更加客观和准确。

（三）常用量表介绍

1. 亚健康状态躯体症状自评量表（SC-SHs-Q）

SC-SHs-Q 通过分析疲劳感、疼痛感、睡眠障碍和胃肠不适等因子，对亚健康人群的躯体症状进行评估。该量表经过信度和效度检验，具有较高的应用价值。信度反映量表的稳定性和一致性，即同一批被试在不同时间或不同场合下使用该量表进行评估，结果应该具有较高的一致性。效度包括结构效度和内容效度，结构效度确保量表的各个因子之间具有合理的结构关系，能够有效地反映亚健康状态的不同方面；内容效度则确保量表测量的内容与亚健康相关，能够全面地涵盖亚健康状态的各种症状。

2. 匹兹堡睡眠质量指数（PSQI）

PSQI 常用于评估亚健康状态下的睡眠障碍。睡眠是人体健康的重要指标之一，睡眠质量的下降往往与亚健康状态密切相关。匹兹堡睡眠质量指数通过多维度对睡眠质量进行评估，包括入睡时间、睡眠时间、睡眠效率、睡眠障碍、催眠药物使用和日间功能障碍等。与亚健康自评量表结合使用时，能有效反映个体的整体健康状况。通过评估睡眠质量，可以了解个体的亚健康状态是否与睡眠问题有关，从而为制定个性化的干预措施提供依据。

（四）量表应用与意义

1. 初步筛查作用

通过主观症状测评，学者和临床医生能够有效筛选出存在亚健康症状的人群，特别是在大规模人群中。这种初步筛查可以快速地确定哪些人可能处于亚健康状态，为进一步的评估和干预提供目标人群。例如，在企业员工的健康体检中，可以使用亚健康自评量表对员工进行初步筛查，发现存在亚健康症状的员工，及时进行干预和治疗，提高员工的健康水平和工作效率。

2. 病情追踪价值

对亚健康状态进行长期跟踪，评估健康变化。通过定期使用自评量表进行评估，可以了解个体的亚健康状态是否有所改善或恶化，为调整干预措施提供依据。例如，对于慢性疲劳综合征患者，可以使用疲劳感自评量表对其进行长期跟踪，观察疲劳症状的变化情况，及时调整治疗方案。

3. 个性化干预依据

根据测评结果提供个性化的中医调理或其他健康管理建议。不同的个体在亚健康状态下表现出的症状和问题可能不同，因此需要根据个体的具体情况制定个性化的干预措施。通过主观症状测评，可以了解个体的具体症状和问题，为中医调理或其他健康管理提供依据。例如，对于睡眠障碍的患者，可以根据其具体情况制定个性化的睡眠改善计划，包括调整作息时间、改善睡眠环境、进行放松训练等。对于胃肠不适的患者，可以根据其具体情况制订个性化的饮食调整计划，避免食用刺激性食物，增加膳食纤维的摄入等。

二、通过客观检查结果测评亚健康

（一）评估方法概述

通过客观检查结果评估亚健康主要依赖于生理和生化指标的监测，结合现代医学的量化数据进行诊断和分析。这种方法通过对人体的生理功能进行客观检测，能够揭示潜在的代谢、免疫和功能性问题，为评估亚健康状态提供更加科学和准确的依据。这些检查能揭示潜在的代谢、免疫和功能性问题，常用于评估机体是否处于亚健康状态。

（二）具体检查项目分析

1. 血液生化指标

通过血液检查可以评估多个系统的功能。高血糖、血脂异常往往反映代谢紊乱，常见于糖尿病前期或肥胖引发的亚健康状态。血糖和血脂是反映人体代谢功能的重要指标，高血糖和血脂异常可能导致心血管疾病、糖尿病等慢性疾病的发生。在亚健康状态下，血糖和血脂可能处于正常范围的高值或轻度异常，提示人体的代谢功能出现了问题。肝、肾指标如谷丙转氨酶（ALT）、肌酐、尿素氮等异常，提示肝肾代谢功能异常。肝和肾是人体的重要代谢器官，其功能异常可能导致体内毒素的积累和代谢产物的排泄障碍，从而影响人体的健康。

2. 免疫功能检查

亚健康状态下，免疫功能可能有所下降，常见表现为白细胞计数降低、免疫球蛋白水平偏低，容易引起感染和疲劳。免疫系统是人体的防御系统，其功能的下降会导致人体对疾病的抵抗力减弱，容易受到感染和疾病的侵袭。在亚健康状态下，免疫功能的下降可能表现为白细胞计数降低、免疫球蛋白水平偏低等，这些指标可以通过血液检查进行评估。

3. 心血管功能检测

通过心电图、心脏超声等评估心功能，观察是否存在心律不齐、心功能减弱等亚健康表现。心血管系统是人体的重要器官系统之一，其功能的异常可能导致心血管疾病的发生。在亚健康状态下，心血管功能可能出现一些轻微的异常，如心律不齐、心功能减弱等。这些异常可以通过心电图、心脏超声等检查进行评估，为早期发现心血管疾病的风险提供依据。

4. 神经系统功能

神经传导速度测试、脑电图等可以评估大脑和神经系统的状态，是否存在记忆力减退、反应迟缓等亚健康表现。神经系统是人体的重要调节系统之一，其功能的异常可能导致各种神经系统疾病的发生。在亚健康状态下，神经系统功能可能出现轻微的异常，如记忆力减退、反应迟缓等。这些异常可以通过神经传导速度测试、脑电图等检查进行评估，为早期发现神经系统疾病的风险提供依据。

5. 内分泌系统检测

激素水平的监测，如甲状腺激素、皮质醇等，可判断是否存在内分泌失调，导致的疲劳、焦虑等亚健康状态。内分泌系统是人体的重要调节系统之一，其功能的异常可能导致各种内分泌疾病的发生。在亚健康状态下，内分泌系统功能可能出现轻微的异常，如甲状腺激素、皮质醇等激素水平的异常。这些异常可以通过血液检查进行评估，为早期发现内分泌疾病的风险提供依据。

第四节　中医“治未病”与亚健康人群监测管理

一、中医特色健康管理的优势

（一）整体观念与辨证论治

中医强调“整体观”，认为人体是一个有机的整体，各个器官、组织和系统之间相互联系、相互影响。在健康管理中，中医将人体视为一个整体，注重个体的体质差异，通过辨证论治进行个性化管理。这种整体观念不仅关注局部病症，更注重脏腑、气血和阴阳的综合调理，预防疾病于未然。

1. 整体观念在健康管理中的体现

中医认为人体的五脏六腑、经络气血等各个部分相互关联，共同维持人体的生理功能。例如，心主血脉，肺主气，肝主疏泄，脾主运化，肾主藏精。五脏之间相互资生、相互制约，共同维持人体的正常生理功能。在健康管理中，中医不仅关注局部病症，更注重整体的调理。例如，对于失眠的患者，中医不仅会考虑心主神明的功能，还会考虑肝的疏泄功能、脾的运化功能等。如果患者同时伴有肝郁气滞、脾虚湿困等症状，中医会在调理失眠的同时，兼顾疏肝理气、健脾化湿等方面的治疗。

2. 辨证论治的个性化管理

中医强调辨证论治，即根据患者的症状、体征、舌象、脉象等综合信息，进行辨证分析，确定疾病的病因、病机、病位、病性等，然后制定个性化的治疗方案。在健康管理中，中医同样会根据个体的体质差异，进行辨证论治，制定个性化的健康管理方案。例如，对于气虚体质的人，中医会建议其多食用一些具有补气作用的食物，如山药、大枣、黄芪等；对于阴虚体质的人，中医会建议其多食用一些具有滋阴作用的食物，如百合、银耳、麦冬等。同时，中医还会根据个体的具体情况，制定个性化的运动方案、情志调理方案等。

（二）治未病的预防理念

中医“治未病”思想强调在疾病未发时进行调理，注重预防性健康管理，避免疾病的发生和恶化。通过饮食调养、运动养生、情志调理等手段，促进身体平衡。

1. 未病先防

中医认为，“上工治未病”，即在疾病未发生之前，采取积极的预防措施，避免疾病的发生。未病先防的主要手段包括饮食调养、运动养生、情志调理等。饮食调养方面，中医强调饮食有节，即饮食要适量、均衡、有规律。避免过食辛辣、油腻、生冷等刺激性食物，多吃新鲜蔬菜、水果、粗粮等富含营养的食物。运动养生方面，中医强调适度运动，即根据个人的体质和年龄，选择适合自己的运动方式和运动量。避免过度运动和久坐不动。情志调理方面，中医强调情志舒畅，即保持心情愉悦，避免过度的喜怒哀乐等不良情绪。

2. 既病防变

中医认为，疾病的发生是一个动态的过程，一旦疾病发生，应及时采取有效的治疗措施，防止疾病的进一步发展和恶化。既病防变的主要手段包括早期诊断、早期治疗、防止传变等。早期诊断方面，中医强调“望闻问切”四诊合参，即通过观察患者的面色、舌苔、脉象等，询问患者的症状、病史等，进行综合分析，早期发现疾病的蛛丝马迹。早期治疗方面，中医强调“辨证论治”，即根据患者的具体情况，制定个性化的治疗方案。防止传变方面，中医强调根据疾病的发展规律，采取相应的预防措施，防止疾病的传变和恶化。

3. 瘥后防复

中医认为，疾病治愈后，应注意调养身体，防止疾病的复发。瘥后防复的主要手段包括饮食调养、运动养生、情志调理等。饮食调养方面，中医强调饮食有节，即饮食要适量、均衡、有规律。避免过食辛辣、油腻、生冷等刺激性食物，多吃新鲜蔬菜、水果、粗粮等富含营养的食物。运动养生方面，中医强调适度运动，即根据个人的体质和年龄，选择适合自己的运动方式和运动量。避免过度运动和久坐不动。情志调理方面，中医强调情志舒畅，即保持心情愉悦，避免过度的喜怒哀乐等不良情绪。

（三）无创性与自然疗法

中医的调理方法大多采用非侵入性技术，如针灸、推拿、拔罐、艾灸等，以及通过药膳、食疗等自然疗法，不良反应小，适合长期保健使用。

1. 非侵入性技术的优势

针灸、推拿、拔罐、艾灸等非侵入性技术是中医传统的调理方法，具有操作简便、不良反应小、疗效显著等优点。针灸是通过刺激人体的穴位，调节人体的气血、脏腑功能等，达到治疗疾病、保健养生的目的。推拿是通过手法作用于人体的体表，调节人体的气血、经络、脏腑功能等，达到治疗疾病、保健养生的目的。拔罐是通过负压作用于人体的体表，使局部皮肤充血、淤血，从而达到治疗疾病、保健养生的目的。艾灸是通过燃烧艾叶，产生的热量和药力作用于人体的穴位，调节人体的气血、脏腑功能等，达到治疗疾病、保健养生的目的。

2. 自然疗法的应用

药膳、食疗等自然疗法是中医传统的保健养生方法，具有取材方便、制作简单、不良反应小等优点。药膳是将中药与食物相结合，制成具有一定保健养生作用的食品。食疗是通过选择具有一定保健养生作用的食物，进行合理搭配，达到治疗疾病、保健养生的目的。例如，对于气虚体质的人，可以食用山药、大枣、黄芪等具有补气作用的食物；对于阴虚体质的人，可以食用百合、银耳、麦冬等具有滋阴作用的食物。

（四）个体化的健康干预

根据中医体质理论，健康管理方案因人而异，针对不同体质、症候进行个性化的预防和治疗。例如，气虚、阴虚、阳虚等体质人群，采用不同的调理手段，确保健康维护的针对性和有效性。

1. 中医体质理论的基础

中医体质理论是中医对人体体质的分类和认识，是中医个性化健康管理的重要依据。中医体质理论认为，人体的体质是由先天禀赋和后天调养共同决定的，不同的体质具有不同的生理特点和易患疾病倾向。中医将人体的体质分为平和质、气虚质、阳虚质、阴虚质、痰湿质、湿热质、血瘀质、气郁质、特禀质等九种类型。每种体质类型都有其独特的临床表现、生理特点和易患疾病倾向。

2. 个性化健康干预的实施

根据中医体质理论，健康管理方案因人而异，针对不同体质、症候进行个性化的预防和治疗。例如，对于气虚体质的人，中医会建议其多食用一些具有补气作用的食物，如山药、大枣、黄芪等；多进行一些有氧运动，如散步、打太极拳等；避免过度劳累和熬夜等。对于阴虚体质的人，中医会建议其多食用一些具有滋阴作用的食物，如百合、银耳、麦冬等；避免食用辛辣、燥热的食物；保持心情舒畅，避免情绪激动等。对于阳虚体质的人，中医会建议其多食用一些具有温阳作用的食物，如羊肉、核桃、韭菜等；避免食用生冷、寒凉的食物；注意保暖，避免受寒等。

（五）心身调养的整合

中医健康管理注重身心调养，尤其强调情志调节在疾病预防中的重要性。通过调节情绪、缓解压力、安抚心神，提升身体的自我修复能力，维持身心平衡。

1. 身心调养的重要性

中医认为，人体的健康不仅取决于身体的生理功能，还取决于心理状态和精神状态。身心调养是中医健康管理的重要内容之一，通过调节情绪、缓解压力、安抚心神等手段，提升身体的自我修复能力，维持身心平衡。例如，长期的精神紧张、焦虑、抑郁等不良情绪会导致人体的气血运行不畅，脏腑功能失调，从而引发各种疾病。因此，中医强调情志调节在疾病预防中的重要性，通过调节情绪、缓解压力、安抚心神等手段，预防疾病的发生。

2. 情志调节的方法

中医情志调节的方法主要包括以下三种：①移情易性，即通过转移注意力、改变环境等方式，调节情绪，缓解压力。例如，听音乐、看电影、旅游等都是移情易性的好方法。②情志相胜，即根据五行相生相克的原理，采用一种情志来克制另一种情志，达到调节情绪的目的。例如，怒胜思、思胜恐、恐胜喜、喜胜忧、忧胜怒等。③顺情从欲，即根据患者的意愿和需求，满足其合理的欲望，调节情绪，缓解压力。例如，对于长期压抑自己欲望的人，可以通过适当满足其欲望的方式，调节情绪，缓解压力。

二、我国健康管理现状及存在的问题

（一）现状

中国健康管理近年来得到较大发展，主要集中在以下方面。

1. 政府主导

国家大力推动健康中国战略，设立健康管理服务体系，重点面向慢性病防控、老年群体健康维护。政府在健康管理中发挥着重要的主导作用，通过制定政策、投入资金、加强监管等方式，推动健康管理服务体系的建设和发展。例如，国家出台了一系列政策文件，鼓励社会力量参与健康管理服务，加强健康管理服务的规范化和标准化建设。同时，政府还加大了对健康管理服务的投入力度，支持健康管理服务机构的建设和发展。

2. 企业与个人参与

越来越多的企业推出健康管理服务，如体检中心、保险公司提供健康监测、健康干预服务，个人健康意识也有所提升。随着人们生活水平的提高和健康意识的增强，越来越多的企业开始关注员工的健康问题，推出了一系列健康管理服务。例如，部分企业为员工提供定期体格检查、健康讲座、心理咨询等服务；部分保险公司为客户提供健康监测、健康干预等服务。同时，个人健康意识也有所提升，越来越多的人开始关注自己的健康问题，主动寻求健康管理服务。

（二）存在的问题

尽管健康管理在中国取得了显著进步，但仍存在以下问题。

1. 服务发展不平衡

大城市健康管理服务相对完善，而偏远地区资源匮乏，城乡差距大。由于经济发展水平、医疗资源分布等因素的影响，我国健康管理服务存在着明显的城乡差距和地区差距。大城市的健康管理服务相对完善，拥有先进的设备、专业的人才和丰富的服务项目。而偏远地区的健康管理服务则相对匮乏，缺乏先进的设备和专业的人才，服务项目也比较单一。

2. 重治轻防

目前，我国多数人群的健康管理主要集中在体格检查和疾病治疗方面，对疾病预防、长期健康管理的认识不足。很多人只有在身体出现不适症状时才会去医院就诊，而平时则缺乏对自己健康状况的关注和管理。这种重治轻防的观念不利于疾病的预防和控制，也增加了医疗费用的支出。

3. 管理体系不完善

尽管有大量医疗机构提供体检，但缺乏系统化的健康管理规划和个性化服务，未能充分利用大数据和信息化手段进行精确干预。目前，我国的健康管理服务主要由医疗机构和体检中心提供，缺乏系统化的健康管理规划和个性化服务。很多医疗机构和体检中心只是提供一些常规的体格检查项目，缺乏对体检结果的深入分析和个性化的健康管理建议。同时，我国的健康管理服务也未能充分利用大数据和信息化手段进行精确干预，无法满足人们对个性化、精准化健康管理服务的需求。

4. 健康管理人才匮乏

专业从事健康管理的人员缺口较大，现有人员多集中于健康咨询层面，缺少系统的健康管理规划能力。健康管理是一个综合性的学科，需要具备医学、管理学、心理学等多方面的知识和技能。目前，我国专业从事健康管理的人员缺口较大，现有人员多集中于健康咨询层面，缺少系统的健康管理规划能力。这使我国的健康管理服务水平难以提高，无法满足人们对高质量健康管理服务的需求。

5. 健康意识不足

部分人群，尤其是老年群体和农村人口，对健康管理的认知不足，参与度低，健康管理的覆盖率有限。由于文化程度、经济条件等因素的影响。他们往往认为只有生病了才需要去医院就诊，而平时则缺乏对自己健康状况的关注和管理。这使健康管理的覆盖率有限，无法实现全民健康管理的目标。

三、开展亚健康人群监测管理的意义

（一）早期预防疾病

亚健康状态常是慢性病的前兆，通过监测可以及早发现健康隐患，避免疾病进一步发展，降低重大疾病的发生风险。

1. 亚健康与慢性病的关系

亚健康状态是指人体处于健康与疾病之间的一种临界状态，虽然没有明确的疾病诊断，但却表现出一系列的不适症状和生理功能的异常。亚健康状态如果得不到及时的干预和治疗，很容易发展为慢性病。例如，长期的疲劳、失眠、焦虑等亚健康状态可能会导致高血压、糖尿病、冠状动脉粥样硬化性心脏病等慢性病的发生。因此，通过监测亚健康人群，可以及早发现健康隐患，采取有效的干预措施，避免疾病进一步发展。

2. 早期监测的重要性

早期监测是预防疾病的重要手段之一。通过对亚健康人群进行定期的健康检查和监测，可以及早发现身体的异常变化，如血压升高、血糖升高、血脂异常等。这些异常变化如果能够得到及时的干预和治疗，就可以避免疾病的进一步发展。同时，早期监测还可以发现一些潜在的疾病风险因素，如家族遗传史、不良生活习惯等。通过对这些风险因素的干预和管理，可以降低重大疾病的发生风险。

（二）个性化健康干预

通过定期监测与评估，能够为个体制定科学的健康干预方案，促进体质调理和生活方式改善，实现精准化健康管理。

1. 定期监测与评估的作用

定期监测与评估是个性化健康干预的基础。通过对亚健康人群进行定期的健康检查和监测，可以了解个体的身体状况和健康风险因素。同时，通过对个体的生活方式、饮食习惯、运动情况等进行评估，可以了解个体的健康行为和生活方式。这些信息可以为制定科学的健康干预方案提供依据。

2. 个性化健康干预方案的制定

根据定期监测与评估的结果，可以为个体制定科学的健康干预方案。健康干预方案应包括饮食调整、运动锻炼、心理调节、中医调理等方面的内容。例如，对于肥胖的亚健康人群，可以制定饮食调整方案，减少高热量、高脂肪食物的摄入，增加蔬菜、水果等富含膳食纤维食物的摄入；同时，可以制定运动锻炼方案，增加运动量，提高身体的代谢水平。对于焦虑、抑郁的亚健康人群，可以制定心理调节方案，通过心理咨询、放松训练等方式，缓解心理压力，调节情绪。对于体质虚弱的亚健康人群，可以制定中医调理方案，通过中药调理、针灸、推拿等方式，增强体质，提高身体的免疫力。

（三）提高生活质量

持续监测有助于缓解亚健康症状，增强身体自愈能力，帮助亚健康人群恢复精力，提高工作效率和生活质量。

1. 缓解亚健康症状

持续监测可以及时发现亚健康人群的身体变化，采取有效的干预措施，缓解亚健康症状。例如，对于失眠的亚健康人群，可以通过调整作息时间、改善睡眠环境、进行放松训练等方式，缓解失眠症状。对于疲劳的亚健康人群，可以通过合理安排工作和休息时间、增加运动量、补充营养等方式，缓解疲劳症状。

2. 增强身体自愈能力

持续监测可以帮助亚健康人群了解自己的身体状况，采取积极的健康行为，增强身体的自愈能力。例如，通过合理饮食、适度运动、保持良好的心态等方式，可以提高身体的免疫力，增强身体的自愈能力。同时，持续监测还可以及时发现身体的异常变化，采取有效的治疗措施，避免疾病的进一步发展。

3. 提高工作效率和生活质量

缓解亚健康症状和增强身体自愈能力可以帮助亚健康人群恢复精力，提高工作效率和生活质量。亚健康状态会影响人们的工作效率和生活质量，使人们感到疲劳、焦虑、抑郁等。通过持续监测和干预，可以缓解亚健康症状，增强身体自愈能力，使人们恢复精力，提高工作效率和生活质量。

（四）减轻社会医疗负担

通过早期干预和管理亚健康状态，可以有效降低慢性病和重大疾病的发病率，减少医疗资源的占用和社会医疗负担。

1. 减少慢性病和重大疾病的发病率

早期干预和管理亚健康状态可以有效减少慢性病和重大疾病的发病率。慢性病和重大疾病的发生是一个长期的过程，往往与不良的生活方式、饮食习惯、心理状态等因素有关。通过对亚健康人群进行早期监测和干预，可以及时发现和纠正这些不良因素，预防慢性病和重大疾病的发生。

2. 减少医疗资源的占用和社会医疗负担

降低慢性病和重大疾病的发病率可以降低医疗资源的占用和社会医疗负担。慢性病和重大疾病的治疗需要大量的医疗资源和费用，给个人和社会带来沉重的负担。通过及早干预和管理亚健康状态，可以预防慢性病和重大疾病的发生，降低医疗资源的占用和社会医疗负担。

四、构建适合我国国情的亚健康管理体系

（一）加强政府主导与政策支持

政府应通过制定政策和标准，鼓励健康管理在各层级的推广，并提供资金和技术支

持，推动亚健康管理体系的构建。

1. 制定政策和标准

政府应制定相关政策和标准，规范健康管理服务市场，促进健康管理服务的规范化和标准化发展。例如，制定健康管理服务机构的准入标准、服务规范、质量评价标准等，加强对健康管理服务机构的监管，提高健康管理服务的质量和水平。

政府应通过财政补贴、税收优惠等政策措施，鼓励社会力量参与健康管理服务，推动健康管理在各层级的推广。例如，鼓励企业为员工提供健康管理服务，鼓励保险公司开展健康管理业务，鼓励社区卫生服务机构开展亚健康管理服务等。同时，政府还可以通过宣传教育等方式，提高公众对健康管理的认识和重视程度，促进健康管理服务的普及和推广。

2. 提供资金和技术支持

政府应加大对亚健康管理体系建设的资金投入，支持健康管理服务机构的建设和发展，提高健康管理服务的可及性和覆盖面。同时，政府还可以通过科技立项等方式，支持健康管理相关技术的研发和应用，提高健康管理服务的质量和水平。例如，支持健康管理信息化建设，开发健康管理软件和平台，提高健康管理服务的效率和便捷性；支持中医特色健康管理技术的研发和应用，发挥中医在亚健康管理中的优势和作用。

（二）依托中医特色的“治未病”理念

结合中医的“治未病”思想，开展个性化健康调理，重视体质辨识和预防性调理，形成特色的亚健康管理模式。

1. 发挥中医“治未病”优势

中医“治未病”理念强调预防为主，注重整体观念和辨证论治，在亚健康管理中具有独特的优势。通过中医体质辨识，了解个体的体质特点和易患疾病倾向，为个性化健康调理提供依据。同时，运用中医养生保健方法，如饮食调养、运动养生、情志调理、中药调理等，对亚健康人群进行预防性调理，提高身体的免疫力和自我调节能力，预防疾病的发生。

2. 开展个性化健康调理

根据中医体质辨识结果，为不同体质的亚健康人群制定个性化的健康调理方案。例如，对于气虚体质的人，可采用补气健脾的饮食调理方法，如多食用山药、大枣、黄芪等食物；进行适度的有氧运动，如散步、打太极拳等，以增强体质。对于阴虚体质的人，可采用滋阴润燥的饮食调理方法，如多食用百合、银耳、麦冬等食物；避免过度劳累和熬夜，保持心情舒畅。对于痰湿体质的人，可采用健脾利湿的饮食调理方法，如多食用薏苡仁、茯苓、冬瓜等食物；加强运动锻炼，促进体内湿气的排出。

3. 形成特色亚健康管理模式

将中医“治未病”理念与现代健康管理方法相结合，形成具有中医特色的亚健康管理模式。在健康管理服务机构中，设置中医特色科室，配备专业的中医医师和技师，开展中医体质辨识、中医养生保健指导、中医康复治疗等服务。同时，加强中医与西医的协作，建立多学科合作的亚健康管理团队，为亚健康人群提供全方位、个性化的健康管理服务。

（三）引入信息化与大数据技术

利用现代信息化技术建立个人健康档案，通过大数据分析，开展个性化、精准化的健康管理和监测，实现动态健康跟踪。

1. 建立个人健康档案

利用信息化技术，建立个人健康档案，记录个人的基本信息、健康状况、体格检查报告、疾病史、家族史、生活方式等内容。个人健康档案可以通过电子病历系统、健康管理软件、移动医疗应用等方式进行建立和管理，方便个人随时查询和更新自己的健康信息。同时，个人健康档案也可以为医生和健康管理师提供全面的健康信息，为个性化健康管理和监测提供依据。

2. 大数据分析与应用

通过对个人健康档案中的大数据进行分析，了解个人的健康状况和疾病风险因素，为个性化、精准化的健康管理和监测提供支持。例如，通过分析个人的体格检查报告、疾病史、家族史等信息，可以预测个人患某些疾病的风险；通过分析个人的生活方式、饮食习惯、运动情况等信息，可以为个人制定个性化的健康管理方案。同时，大数据分析还可以为健康管理服务机构提供决策支持，优化服务流程，提高服务质量。

3. 实现动态健康跟踪

利用移动医疗技术，如可穿戴设备、智能手机应用等，实现对个人健康状况的动态跟踪。穿戴设备可以实时监测个人的生理参数，如心率、血压、血糖、睡眠质量等；智能手机应用可以记录个人的运动轨迹、饮食情况、心理状态等。通过对这些数据的分析，可以及时发现个人健康状况的变化，为健康管理和监测提供实时数据支持。同时，动态健康跟踪还可以为个人提供健康提醒和建议，促进个人养成良好的健康行为和生活方式。

第四章 中医调治亚健康状态的原则与方法

第一节 亚健康状态的调治原则

一、顺应自然，天人相应

中医在亚健康状态的调治中，始终强调顺应自然、天人相应的原则。这一原则深刻反映了中医对人体与自然环境紧密关系的认识，认为人体是一个有机整体，与自然界相互依存、相互影响。通过顺应自然的变化，调整生活方式和调理方法，可以有效地预防和改善亚健康状态，维护身体的平衡与健康。

（一）顺应四时

1. 春季养阳

春季是阳气升发的季节，大自然万物复苏，生机勃勃。在这个季节，人体的阳气也开始逐渐升发。顺应春季的特点，应注重养阳。在生活方式上，可以适当增加户外活动，如散步、踏青等，让身体充分接触大自然，吸收阳气。饮食方面，可多食用具有升阳作用的食物，如韭菜、豆芽、春笋等。韭菜性温，具有补肾助阳、温中开胃的功效；豆芽富含维生素和蛋白质，有助于促进新陈代谢，升发阳气；春笋味道鲜美，具有清热化痰、益气和胃的作用。此外，春季还应注意保持心情舒畅，避免情绪抑郁，影响阳气的升发。

2. 夏季清热

夏季气候炎热，阳气旺盛，人体容易出汗，耗气伤津。因此，夏季应注重清热解暑，补充津液。在生活方式上，要注意防暑降温，避免在高温时段外出，保持室内通风凉爽。饮食方面，可多食用清热解暑的食物，如西瓜、黄瓜、苦瓜、绿豆等。西瓜具有清热解暑、生津止渴的作用；黄瓜性凉，能清热利水、解毒消肿；苦瓜味苦性寒，具有清热泻火、解毒消暑的功效；绿豆则有清热解毒、消暑利水的作用。同时，夏季还应注意保持充足的睡眠，避免过度劳累，以免耗伤阳气。

3. 秋季润燥

秋季气候干燥，人体容易出现口干、咽干、皮肤干燥等症状。因此，秋季应注重润燥。在生活方式上，可以适当增加室内湿度，如使用加湿器等。饮食方面，可多食用具有润燥作用的食物，如梨、百合、银耳、蜂蜜等。梨具有清热生津、润肺止咳的作用；百合性微寒，能润肺止咳、清心安神；银耳味甘性平，具有滋阴润肺、养胃生津的功效；蜂蜜有补中润燥、止痛解毒的作用。此外，秋季还应注意保持心情平静，避免情绪波动过大，以免影响肺气的宣发和肃降。

4. 冬季养阴

冬季气候寒冷，阳气内敛，人体的新陈代谢相对缓慢。因此，冬季应注重养阴。在生活方式上，要注意保暖，避免受寒。饮食方面，可多食用具有养阴作用的食物，如羊肉、核桃、黑芝麻、黑木耳等。羊肉性温，具有温中健脾、补肾壮阳的作用；核桃味甘性温，能补肾固精、温肺定喘；黑芝麻性平味甘，具有补肝肾、益精血、润肠燥的功效；黑木耳则有补气养血、润肺止咳的作用。同时，冬季还应适当减少户外活动，避免过度劳累，以免耗伤阳气。

（二）环境调适

1. 适应环境变化调整作息

外界环境的变化对人体的作息有很大的影响。在冬季寒冷时，应早睡晚起，避免过早起床受寒。夜晚时间较长，早睡可以保证充足的睡眠，养精蓄锐；晚起可以避免清晨的寒冷，保护阳气。而在夏季炎热时，应晚睡早起，充分利用白天的时间进行活动。夜晚时间较短，晚睡可以适当延长活动时间；早起可以顺应阳气的升发，使身体充满活力。此外，在不同的环境中，还应根据实际情况调整作息时间，如在高海拔地区，应适当增加休息时间，避免过度劳累。

2. 适应环境变化调整饮食

环境的变化也会影响人体的饮食需求。在冬季寒冷时，应多食用温热性的食物，如羊肉、牛肉、核桃等，以增加身体的热量，抵御寒冷。同时，还可以适当食用辛辣食物，如辣椒、生姜、大蒜等，以促进血液循环，增强身体的抗寒能力。而在夏季炎热时，应多食用清凉性的食物，如西瓜、黄瓜、苦瓜等，以清热解暑，补充津液。此外，在不同的地区，还应根据当地的饮食习惯和环境特点调整饮食，如在潮湿的地区，应多食用具有祛湿作用的食物，如薏米、红豆、芡实等。

3. 适应环境变化调整情志

环境的变化还会对人体的情志产生影响。在冬季寒冷时，人们容易感到情绪低落、抑郁。因此，应注意调节情志，保持心情舒畅。可以通过参加一些娱乐活动，如听音乐、看电影、阅读等，来缓解压力，调节情绪。而在夏季炎热时，人们容易感到烦躁、易怒。因此，应注意保持冷静，避免情绪激动。可以通过冥想、练瑜伽等方式来放松身心，调节情绪。此外，在不同的环境中，还应根据实际情况调整情志，如在嘈杂的环境中，应保持内心的平静，避免被外界干扰。

（三）天人合一的整体观

1. 人体与天地自然的相互关联

中医认为，人体与天地自然是一个有机的整体，人体的生理功能和病理变化与自然界的变化密切相关。人体的气血、阴阳平衡受到自然界的影响，而自然界的变化也会通过人体的气血、阴阳反映出来。例如，春季阳气升发，人体的气血也开始逐渐升发；夏季阳气旺盛，人体的气血也处于旺盛状态；秋季阳气内敛，人体的气血也开始逐渐内敛；冬季阳气闭藏，人体的气血也处于闭藏状态。因此，通过保持与自然界的和谐，可以有效地调节人体的气血、阴阳平衡，维护身体的健康。

2. 规律作息对健康的重要性

规律的作息是保持与自然界和谐的重要方面。人体的生物钟与自然界的节律相适应，遵循规律的作息时间可以使人体的生理功能保持稳定，提高身体的免疫力和抗疲劳能力。例如，早睡早起可以顺应阳气的升发和内敛，使身体充满活力；按时进餐可以保证脾胃的正常运化，为身体提供充足的营养。此外，规律的作息还可以调节人体的内分泌系统，维持身体的代谢平衡。

3. 合理饮食对健康的影响

合理的饮食也是保持与自然界和谐的重要方面。中医强调饮食有节，即饮食要适量、均衡、有规律。根据不同的季节和个人体质，选择适宜的食物进行调养，可以有效地预防和改善亚健康状态。例如，在春季，应多食用具有升阳作用的食物；在夏季，应多食用一些具有清热解暑作用的食物；在秋季，应多食用一些具有润燥作用的食物；在冬季，应多食用具有养阴作用的食物。此外，还应注意饮食的卫生和安全，避免食用不洁食物和过度加工的食品。

4. 情志调养对健康的作用

情志调养也是保持与自然界和谐的重要方面。中医认为，情志与人体的脏腑功能密切相关，不良的情志会影响脏腑的功能，导致疾病的发生。因此，通过调节情志，保持心情舒畅，可以有效地预防和改善亚健康状态。例如，在春季，应保持心情舒畅，避免情绪抑郁，以免影响阳气的升发；在夏季，应保持冷静，避免情绪激动，以免耗伤阳气；在秋季，应保持心情平静，避免情绪波动过大，以免影响肺气的宣发和肃降；在冬季，应保持心情愉悦，避免情绪低落，以免影响阳气的闭藏。

（四）饮食和起居的调适

1. 根据自然节律调整饮食寒热属性

根据自然节律调整饮食的寒热属性是中医亚健康状态调治的重要方法之一。在春季，应多食用具有升阳作用的温热性食物，如韭菜、豆芽、春笋等；在夏季，应多食用具有清热解暑作用的清凉性食物，如西瓜、黄瓜、苦瓜、绿豆等；在秋季，应多食用具有润燥作用的平性食物，如梨、百合、银耳、蜂蜜等；在冬季，应多食用具有养阴作用的温热性食物，如羊肉、核桃、黑芝麻、黑木耳等。此外，还应根据个人体质的不同，选择适宜的食物进行调养。例如，体质虚寒的人应多食用温热性食物，体质燥热的人应多食用清凉性食物。

2. 春夏季节的起居调整

春夏季节，阳气升发，万物生长。在起居方面，应适当早起早睡，充分利用白天的时间进行活动，让身体充分接触大自然，吸收阳气。同时，还应注意保持室内通风凉爽，避免在高温时段外出，以免中暑。此外，春夏季节还应注意保持心情舒畅，避免情绪抑郁，以免影响阳气的升发。

3. 秋冬季节的起居调整

秋冬季节，阳气内敛，万物收藏。在起居方面，应适当晚睡早起，避免过早起床受寒。同时，还应注意保暖，避免受寒。此外，秋冬季节还应适当减少户外活动，避免过度劳累，以免耗伤阳气。同时，还应注意保持心情平静，避免情绪波动过大，以免影响肺气的宣发和肃降。

二、形神合一，心身并调

在中医对亚健康状态的调治理念中，形神合一、心身并调占据着重要地位。这一原则深刻认识到人体的形体与精神、情志之间紧密的关联，强调只有同时关注身体和精神的健康，进行全面的调理，才能实现真正的健康状态，有效地预防和改善亚健康问题。

（一）形神合一的内涵

1. 身体与精神的整体性

中医认为，身体和精神是一个不可分割的整体。形，即人体的形体结构及其生理功能，涵盖了脏腑、经络、气血的运行等方面。脏腑是人体生理活动的核心，各自承担着特定的功能，如心主血脉、肺主气、肝主疏泄等。经络则是气血运行的通道，将各个脏腑连接起来，形成一个有机的整体。气血的正常运行是维持形体健康的关键，它为脏腑和组织提供营养和能量。形体健康是神气充足的物质基础，只有当身体的各个器官和系统正常运作，气血充足、流通顺畅时，才能为精神活动提供坚实的支持。

2. 精神对身体的影响

神，是指人的精神状态、情志活动，表现为思维、意识和情感等。神的宁静和舒畅是形体健康的重要表现。当人的精神处于积极、平和的状态时，能够促进气血的流通，增强脏腑的功能。例如，心情愉悦时，人体的气机通畅，气血运行良好，有助于消化吸收、新陈代谢等生理功能的正常发挥。相反，若精神长期处于紧张、焦虑、抑郁等不良状态，会导致气血运行不畅，脏腑功能失调。如过度的忧虑会影响脾胃的运化功能，导致食欲缺乏、消化不良等问题；长期的愤怒则会使肝气郁结，引发胁痛、口苦等症状。

（二）心身并调的意义

1. 情志与脏腑的关系

情志（心）和形体的调和是健康的基础。中医认为，情志失调常会导致脏腑功能的紊乱。不同的情志对应着不同的脏腑，如怒伤肝、喜伤心、思伤脾、忧伤肺、恐伤肾。当人处于强烈的情绪波动中时，相应的脏腑会受到影响。例如，过度的愤怒会使肝气上逆，出现面红目赤、头晕、头痛等症状；过度的喜悦则会使心气涣散，出现心悸、失眠等问题。反之，身体的疾病也会影响情志。当脏腑功能失调时，人的精神状态也会受到影响。如肝脏疾病患者可能会出现烦躁易怒、情绪不稳定等情况；脾胃虚弱的人容易出现思虑过度、焦虑不安等情绪问题。

2. 综合调理的重要性

在调治亚健康状态时，不仅需要通过药物、针灸等调理身体，还要重视情志调节，如心理疏导、精神放松等。药物和针灸可以针对身体的具体问题进行治疗，调节脏腑功能，促进气血流通。例如，对于气血不足的亚健康人群，可以使用补气养血的中药，如黄芪、当归等；对于经络不通的人，可以通过针灸刺激特定的穴位，疏通经络。心理疏导和精神放松则可以帮助人们缓解压力、焦虑等负面情绪，调整心态，保持积极乐观的精神状态。例如，通过与心理咨询师交流，释放内心的压力；通过冥想、深呼吸等方法，放松身心，调节情绪。

（三）调理方法

1. 身体调养

（1）针灸与按摩：针灸是中医传统的治疗方法之一，通过刺激特定的穴位，调节人体的气血、脏腑功能。对于亚健康人群，可以根据具体症状选择相应的穴位进行针灸治疗。例如，对于疲劳乏力的人，可以针刺足三里、气海等穴位，以补气养血；对于失眠多梦的人，可以针刺神门、三阴交等穴位，以安神助眠。按摩也是一种有效的身体调养方法，通过手法作用于人体的体表，促进气血流通，缓解肌紧张。例如，头部按摩可以缓解头痛、头晕等症状；背部按摩可以改善肩颈疼痛、腰酸背痛等问题。

（2）运动促进气血流通：适当的运动可以增强体质，促进气血流通，调节脏腑功能。对于亚健康人群，应选择适合自己的运动方式，如散步、打太极拳、练瑜伽等。散步是一种简单易行的运动方式，能够促进血液循环，增强心肺功能。太极拳和瑜伽则注重身心的统一，通过缓慢的动作和呼吸调节，达到放松身心、调节气血的目的。此外，运动还可以缓解压力，改善情绪，提高身体的免疫力。

2. 精神调节

（1）保持情志舒畅：保持情志舒畅是精神调节的关键。人们应学会调整自己的心态，积极面对生活中的压力和挑战。可以通过培养兴趣爱好、参加社交活动等方式，丰富自己的生活，缓解压力。同时，要学会合理宣泄情绪，避免长期压抑情绪。例如，当感到愤怒时，可以通过运动、倾诉等方式释放情绪；当感到悲伤时，可以听音乐、看电影等方式缓解情绪。

（2）静养、冥想：静养、冥想等方法可以帮助人们调节心神，达到精神放松的状态。静养是指在安静的环境中，放松身心，排除杂念，让自己的精神得到休息。冥想则是通过集中注意力，观察自己的呼吸、思维等，达到内心的平静。气功是一种传统的养生方法，通过调整呼吸、姿势和意念，调节人体的气血、脏腑功能。这些方法都可以帮助人们缓解压力、焦虑等负面情绪，提高自我调节能力，促进身心健康。

三、调和阴阳，以平为期

在中医对亚健康状态的调治理念中，调和阴阳、以平为期占据着关键地位。这一原则深刻认识到人体阴阳平衡对于健康的基础性作用，强调通过各种方法调节体内阴阳，使身体回归到健康的“平”态，从而有效地预防和改善亚健康状态。

（一）阴阳失衡的表现

1. 阴虚

阴虚常表现为口干、咽燥、失眠、手足心热等症状。在中医理论中，阴液具有滋润、宁静的作用。当阴液不足时，人体就会出现一系列阴虚的表现。口干、咽燥是由阴液不能滋润口腔和咽喉所致。阴液不足还会导致心神失养，从而出现失眠的症状。手足心热则是因为阴虚不能制阳，虚火内生，使手足心发热。阴虚体质的人往往还会伴有形体消瘦、潮热盗汗、舌红少苔等表现。这种体质状态可能是由于长期劳累、热病伤阴、熬夜等不良生活习惯引起的。长期的阴虚状态会影响人体的正常生理功能，降低身体的免疫力，容易引发各种疾病。

2. 阳虚

阳虚表现为畏寒、四肢冰冷、精神萎靡等症状。阳气具有温煦、推动的作用。当阳气不足时，人体就会出现阳虚的表现。畏寒、四肢冰冷是由于阳气不能温煦体表所致。精神萎靡则是因为阳气不足，不能振奋精神。阳虚体质的人往往还会伴有面色苍白、腰膝酸软、小便清长、舌淡苔白等表现。这种体质状态可能是由于先天禀赋不足、久病耗伤阳气、过食生冷等因素引起的。长期的阳虚状态会导致人体的代谢功能下降，血液循环不畅，容易出现各种虚寒性疾病。

（二）调和阴阳的方式

1. 滋阴养血

滋阴养血适用于阴虚体质。阴虚体质的人需要通过滋阴调理来恢复身体的阴液平衡。在饮食方面，可以多食用一些具有滋阴作用的食物，如银耳、百合、雪梨、玉竹等。银耳具有滋阴润肺、养胃生津的功效；百合能养阴润肺、清心安神；雪梨可清热生津、润燥化痰；玉竹有养阴润燥、生津止渴的作用。此外，还可以选择一些滋阴的中药进行调理，如麦冬、沙参、石斛等。麦冬能养阴生津、润肺清心；沙参可养阴清肺、益胃生津；石斛具有益胃生津、滋阴清热的功效。在生活习惯方面，阴虚体质的人应避免熬夜、过度劳累，保持心情舒畅，减少精神压力。

2. 温阳散寒

温阳散寒适用于阳虚体质。阳虚体质的人需要通过温补阳气来增强身体的御寒能力。在饮食方面，可以多食用一些具有温阳作用的食物，如羊肉、牛肉、核桃、韭菜等。羊肉性温，具有温中健脾、补肾壮阳的作用；牛肉能补脾胃、益气血、强筋骨；核桃可补肾固精、温肺定喘；韭菜则有温中开胃、行气活血、补肾助阳的功效。此外，还可以选择一些温阳的中药进行调理，如附子、肉桂、干姜等。附子具有回阳救逆、补火助阳、散寒止痛的功效；肉桂能补火助阳、引火归元、散寒止痛；干姜具有温中散寒、回阳通脉、温肺化饮的作用。在生活习惯方面，阳虚体质的人应注意保暖，避免受寒，适当进行体育锻炼，增强体质。

（三）以平为期

1. 阴阳平衡的重要性

调和阴阳的目标是达到阴阳平衡状态，即“平”。这是中医养生调理的理想健康状态。阴阳平衡意味着人体的各种生理功能处于协调状态，气血流通顺畅，脏腑功能正常。在这种状态下，人体具有较强的免疫力和自我调节能力，能够抵御外界的各种致病因素，保持身心健康。阴阳平衡是人体健康的基础，一旦阴阳失调，就会出现各种亚健康表现和疾病。

2. 实现阴阳平衡的方法

为了实现阴阳平衡，需要综合运用饮食、运动、中药调理、心理调节等多种方法。在饮食方面，应根据个人的体质和阴阳状态，选择适宜的食物进行调理。例如，阴虚体质的人应多食用滋阴的食物，阳虚体质的人应多食用温阳的食物。在运动方面，适当的运动可以促进气血流通，增强体质，调节阴阳。不同体质的人应选择适合自己的运动方式，如阴虚体质的人可以选择太极拳、瑜伽等柔和的运动，阳虚体质的人可以选择散步、慢跑等有氧运动。在中药调理方面，应根据个人的体质和症状，选择合适的中药进行调理。在心理调节方面，应保持心情舒畅，避免过度的情绪波动，因为情绪对人体的阴阳平衡也有很大的影响。

四、药食并用，补虚救偏

在中医对亚健康状态的调治中，药食并用、补虚救偏这一原则发挥着至关重要的作用。亚健康状态常常表现为体质的偏颇和虚弱，而通过药物与食物的巧妙结合，可以有效地调理身体，纠正体内的失衡状态，从而促进健康的恢复。

（一）药食并用

1. 药食同源的理念

药食同源是中医的一大显著特点。在中医理论中，许多食物不仅具有营养价值，还具有一定的药用功效。药物和食物结合使用，可以充分发挥两者的优势，达到更好的养生效果。例如，枸杞具有滋补肝肾、益精明目的作用，红枣能补中益气、养血安神，山药则具有健脾益胃、滋肾益精的功效。这些食物在日常生活中经常被人们食用，同时也可以作为辅助药物来调理身体。

2. 温补脾胃

脾胃为后天之本，气血生化之源。亚健康状态下，很多人会出现脾胃虚弱的情况，表现为食欲缺乏、消化不良、腹胀、腹泻等症状。通过药食结合，可以温补脾胃，增强脾胃的运化功能。例如，可以在膳食中加入具有健脾益胃作用的食物，如小米、南瓜、山药等，同时结合一些中药，如党参、白术、茯苓等进行调理。党参具有补中益气、健脾益肺的功效，白术能健脾益气、燥湿利水，茯苓则有利水渗湿、健脾宁心的作用。这些药物和食物的结合，可以有效地温补脾胃，改善脾胃虚弱的状态。

3. 滋阴养血

阴虚和血虚是亚健康状态中常见的体质偏颇。阴虚表现为口干咽燥、失眠多梦、手足心热等症状，血虚则表现为面色苍白、头晕眼花、心悸失眠等症状。通过药食结合，可以滋阴养血，调理身体。例如，可以食用具有滋阴作用的食物，如百合、银耳、玉竹等，同时结合一些中药，如麦冬、沙参、石斛等进行调理。麦冬能养阴生津、润肺清心，沙参可养阴清肺、益胃生津，石斛具有益胃生津、滋阴清热的功效。对于血虚的人，可以食用一些具有养血作用的食物，如红枣、桂圆、阿胶等，同时结合一些中药，如当归、熟地黄、白芍等进行调理。当归具有补血活血、调经止痛的功效，熟地黄能滋阴补血、益精填髓，白芍则有养血调经、敛阴止汗的作用。

4. 补气养肾

气虚和肾虚也是亚健康状态中常见的问题。气虚表现为疲倦乏力、气短懒言、自汗等症状，肾虚则表现为腰膝酸软、头晕耳鸣、性功能减退等症状。通过药食结合，可以补气养肾，增强身体的活力。例如，可以食用具有补气作用的食物，如黄芪、人参、山药等，同时结合一些中药，如党参、白术、茯苓等进行调理。黄芪具有补气升阳、固表止汗、利水消肿的功效，人参能大补元气、复脉固脱、补脾益肺。对于肾虚的人，可以食用具有补肾作用的食物，如核桃、黑豆、黑芝麻等，同时结合一些中药，如枸杞子、菟丝子、淫羊藿等进行调理。枸杞子具有滋补肝肾、益精明目的作用，菟丝子能补肾益精、养肝明目，淫羊藿则有补肾阳、强筋骨、祛风湿的功效。

（二）补虚救偏

1. 补虚

（1）根据体质虚弱进行调理：中医强调个体化治疗，根据个体体质虚弱的不同，给予相应的调理。对于气虚者，可以使用补气的药物和食物进行调理。例如，食用黄芪、党参、山药等补气食物，同时结合一些补气的中药，如人参、白术、茯苓等进行调理。对于血虚者，可以使用养血的药物和食物进行调理。例如，食用红枣、桂圆、阿胶等养血食物，同时结合一些养血的中药，如当归、熟地黄、白芍等进行调理。对于阴虚者，可以使用滋阴的药物和食物进行调理。例如，食用百合、银耳、玉竹等滋阴食物，同时结合一些滋阴的中药，如麦冬、沙参、石斛等进行调理。对于阳虚者，可以使用温阳的药物和食物进行调理。例如，食用羊肉、牛肉、核桃等温阳食物，同时结合一些温阳的中药，如附子、肉桂、干姜等进行调理。

（2）综合调理的重要性：补虚不仅仅是单纯地使用药物或食物进行补充，还需要综合考虑个体的生活习惯、心理状态等因素。例如，保持良好的作息习惯，避免熬夜和过度劳累；保持心情舒畅，避免过度的情绪波动；适当进行体育锻炼，增强体质等。只有综合调理，才能达到更好的补虚效果。

2. 救偏

（1）针对偏颇症状进行调和：亚健康状态下，身体常常会出现偏颇症状，如阴阳失调、气血失和等。针对这些偏颇症状，需要采取相应的调和方法，恢复身体的平衡状态。例如，对于阴阳失调的人，可以根据具体情况进行滋阴或温阳的调理。如果是阴虚阳亢，可以使用滋阴降火的方法进行调理。如果是阳虚阴盛，可以使用温阳散寒的方法进行调理。对于气血失和的人，可以根据具体情况进行补气养血或活血化瘀的调理。如果是气血不足，可以使用补气养血的方法进行调理。如果是气血瘀滞，可以使用活血化瘀的方法进行调理。

（2）动态调整的必要性：身体的状态是不断变化的，因此在救偏的过程中，需要根据身体的变化进行动态调整。例如，在调理过程中，如果出现了新的症状或偏颇，需要及时调整调理方案。同时，随着身体的逐渐恢复，调理方案也需要逐渐调整，以适应身体的变化。

（三）个性化调养

1. 结合个人体质进行调理

每个人的体质都是独特的，因此在进行药食结合的调理时，需要结合个人体质进行个性化调养。例如，对于体质偏热的人，可以选择一些具有清热作用的食物和药物进行调理；对于体质偏寒的人，可以选择一些具有温阳作用的食物和药物进行调理。同时，还需要考虑个人的饮食习惯、生活环境等因素，制定适合个人的调理方案。

2. 长期调理的重要性

亚健康状态的调理是一个长期的过程，需要通过药食结合进行长期的调理。例如，可以根据个人的体质和需求，选择一些适合的药膳或食疗进行长期食用。例如，对于阳虚体质的人，可以选择一些温补阳气的药膳，如羊肉汤、当归生姜羊肉汤等；对于阴虚体质的人，可以选择一些滋阴润燥的食疗，如百合银耳羹、沙参麦冬汤等。通过长期的调理，可以逐渐恢复体内的阴阳平衡，改善亚健康状态。

五、动静结合，持之以恒

在中医对亚健康状态的调治理念中，动静结合、持之以恒是一项关键原则。这一原则深刻认识到动与静在维持人体健康中的重要作用，强调通过合理安排动与静的生活方式，并长期坚持，以达到调养亚健康状态、预防疾病发生的目的。

（一）动静结合

1. 动以促气血流通

适度运动在亚健康状态的调治中起着至关重要的作用。运动可以促进气血流通，增强体质，提高身体的免疫力和抗病能力。太极拳、五禽戏、八段锦等中医推荐的养生运动，具有独特的优势。这些运动形式柔和缓慢、动静相兼，适合不同年龄和体质的人群长期坚持。太极拳以掤、捋、挤、按、采、挒、肘、靠、进、退、顾、盼、定等为基本方法，通过身体的缓慢运动和呼吸的调节，达到调节气血、平衡阴阳的目的。五禽戏模仿虎、鹿、熊、猿、鸟五种动物的动作，具有强身健体、预防疾病的功效。八段锦则由八组动作组成，通过肢体的伸展和扭转，调节脏腑功能，促进气血运行。

2. 静以安心神

保持心神安定是亚健康状态调治的另一个重要方面。冥想、练气功、静坐等方式可以帮助人们调节心情，放松精神，减轻心理压力。冥想通过集中注意力，排除杂念，达到内心的平静和安宁。气功则通过调整呼吸、姿势和意念，调节人体的气血和脏腑功能。静坐是一种简单而有效的放松方式，通过安静地坐着，放松身体和思维，让身心得到休息和恢复。这些静态的活动可以帮助人们缓解焦虑、抑郁等不良情绪，提高心理健康水平。

（二）持之以恒

1. 长期坚持的重要性

调养亚健康状态是一个长期的过程，需要坚持长期的养生保健。持续的调理才能逐步恢复体内平衡，预防疾病的发生。亚健康状态的形成往往是由长期的不良生活方式和心理压力积累所致，因此，调治亚健康状态也需要长期的努力。只有坚持不懈地进行动静结合的养生活动，才能逐渐改善身体的健康状况，提高生活质量。

2. 养成良好的生活习惯

为了实现持之以恒的调养，人们需要养成良好的生活习惯。首先，要合理安排运动和休息时间，确保每日有足够的时间进行适度运动和静态的放松活动。其次，要保持规律的作息时间，保证充足的睡眠，避免熬夜和过度劳累。此外，还要注意饮食的均衡和营养，避免暴饮暴食和过度饮酒。通过养成良好的生活习惯，可以为动静结合的养生活动提供坚实的基础，促进亚健康状态的调治。

第二节　日常自我保健方法

一、合理饮食

注重均衡饮食，避免暴饮暴食或偏嗜，遵循“药食同源”的原则，食用适合体质的食材，如滋阴养血、健脾补气的食物。通过膳食调理脏腑功能，增强体质。

二、适度运动

选择柔和的养生运动，如太极拳、八段锦、五禽戏等，保持身体的气血流通，强健筋骨，增强免疫力。

三、充足睡眠

保持良好的作息，确保充足的睡眠，早睡早起，顺应自然节律，避免熬夜以养护阳气，促进身体修复。

四、调节情志

保持心态平和，调节情绪，避免过度的精神压力。通过冥想、深呼吸、静坐等方法安抚心神，防止情志失调导致气机郁滞。

五、起居有常

根据季节变化调整作息与起居，如冬季注意保暖，避免寒邪侵袭，春夏季节宜早睡早起，增强阳气。结合四季变化调整生活方式，顺应自然。

六、保健按摩与艾灸

可以进行日常的穴位按摩，如足三里、合谷等保健穴位，通过经络疏通促进气血运行，或进行艾灸，温补阳气，调节脏腑功能。

七、养生茶与药膳

根据体质和季节，饮用具有滋补、清热解毒或健脾的养生茶。同时结合药膳调理，通过合理饮食来保健身体，如山药、枸杞、大枣等食材具有养血补气的作用。

第三节　常用中医外治调理方法

一、针灸疗法

中医针刺是根据中医经络腧穴理论，用金属材料制成的针具刺激穴位，从而调节患者体内的阴阳和经络之气，达到治病防病目的一种疗法。该疗法具有适应证广、简易、方便、安全等优点，对全身各种疾病的治疗有着良好效果。

针刺疗法包括毫针刺法、耳针疗法、梅花针疗法等，目前应用比较广泛的是毫针刺法。是基于传统医学，后经科学论证产生，发展的实用外治法。

（一）针刺疗法的作用

1、疏通经络

疏通经络的作用就是可使淤阻的经络通畅而发挥其正常的生理作用，是针灸最基本最直接的治疗的作用。经络“内属于脏腑，外络于肢节”，运行气血是其主要的生理功能之一。针灸选择相应的腧穴和针刺手法及灸法使经络通畅，气血运行正常。

2、调和阴阳

针灸调和阴阳的作用是可使人体从阴阳失衡的状态向平衡状态转化，是针灸治疗最终要达到的目的。疾病发生的机制是复杂的，但从总体上可归纳为阴阳失衡。针灸调和阴阳的作用是通过经络阴阳属性、经穴配伍和针刺手法完成的。

3、扶正祛邪

针灸扶正祛邪的作用就是可以扶助人体正气及驱除病邪。疾病的发生、发展及转归的过程，实质上就是正邪相争的过程。针灸治病，在于能发挥其扶正祛邪的作用。

（二）行针手法分类

行针的基本手法是毫针刺法的基本动作，其作用是使针刺得气从而发挥作用，至今临床常用的主要有提插法和捻转法两种。两种基本手法临床施术时既可单独应用，又可配合应用。

1. 提插法

提插法，即将针刺入腧穴一定深度后，施以上提下插动作的操作手法。这种使针由浅层向下刺入深层的操作谓之插，从深层向上引退至浅层的操作谓之提，如此反复地上下呈纵向运动的行针手法，即为提插法。通常认为行针时提插的幅度大，频率快，刺激量就大；反之，提插的幅度小，频率慢，刺激量就小。

2. 捻转法

捻转法，即将针刺入腧穴一定深度后，施以向前向后捻转动作的操作手法。这种使针在腧穴内反复前后来回的旋转行针手法，称为捻转法。一般认为，捻转角度大，频率快，其刺激量就大。捻转角度小，频率慢，其刺激量则小。

此外，行针的辅助手法还包括弹法、刮法、摇法、震颤法等。

（三）治疗优势

（1）有广泛的适应证，可用于内、外、妇、儿、五官等科多种疾病的治疗和预防。

（2）治疗疾病的效果比较迅速和显著，特别是具有良好的兴奋身体机能，提高抗病能力和镇静、镇痛等作用。

（3）操作方法简便易行。

（4）医疗费用经济。

（5）没有或极少不良反应，基本安全可靠，又可以协同其他疗法进行综合治疗。

（四）注意事项

（1）过于疲劳、精神高度紧张、饥饿者不宜针刺。年老体弱者针刺应尽量采取卧位，取穴宜少，手法宜轻。

（2）怀孕妇女针刺不宜过猛，腹部、腰骶部及能引起子宫收缩的穴位，如合谷、三阴交、昆仑、至阴等禁止针灸。

（3）小儿因不配合，一般不留针。婴幼儿囟门部及风府、哑门穴等禁针。

（4）有出血性疾病的患者，或常有自发性出血，损伤后不易止血者，不宜针刺。

（5）眼区、胸背、肾区、项部，胃溃疡、肠粘连、肠梗阻患者的腹部，尿潴留患者的耻骨联合区针刺时应掌握深度和角度，禁用直刺，防止误伤重要器官（神阙：宜灸不宜刺）。

（6）针刺对某些病症确实有极好的疗效，但并非万能，特别是急重病的治疗，应根据情况及时采用综合治疗，才能更有利于病人，也可充分发挥针灸的作用。

二、灸法

灸法主要是借灸火的热力给人体以温热性刺激，通过经络腧穴的作用，以达到防治疾病目的的一种方法。

（一）灸法的作用

1、温经散寒

灸火的温和热力具有直接的温通经络、驱散寒邪之功效。临床上常用于治疗寒凝血滞、经络痹阻所引起的寒湿痹痛、痛经、经闭、胃脘痛、寒疝腹痛、泄泻等。灸法更适合治疗寒性病证。

2、扶阳固脱

灸火的热力具有扶助阳气、举陷固脱的功能。阳气下陷或欲脱之危证，皆可用灸法，以扶助虚脱之阳气。临床上多用于治疗虚寒证、寒厥证、脱证和中气不足、阳气下陷而引起的遗尿、脱肛、阴挺、崩漏、带下、久泄、久痢、痰饮等。

3、消瘀散结

艾灸具有行气活血、消瘀散结的作用。灸能使气机通畅，营卫调和，从而消瘀散结。临床常用于治疗气血凝滞之疾，如乳痈初起、瘰疬、瘿瘤等。

4、防病保健

灸法可以激发人体正气，增强抗病能力，无病时施灸有防病保健的作用。常灸关元、气海、命门、足三里有防病保健作用，称为“保健灸”。

（二）灸法的种类

常用灸法分为艾灸法和其他灸法。艾灸法主要以艾绒为材料，包括艾炷灸、艾条灸、温针灸、温灸器灸。其他灸法则使用艾绒以外的其他材料，常用的包括灯火灸、天灸（如白芥子灸、蒜泥灸、斑蝥灸等）。常用灸法如下图。

灸法的种类

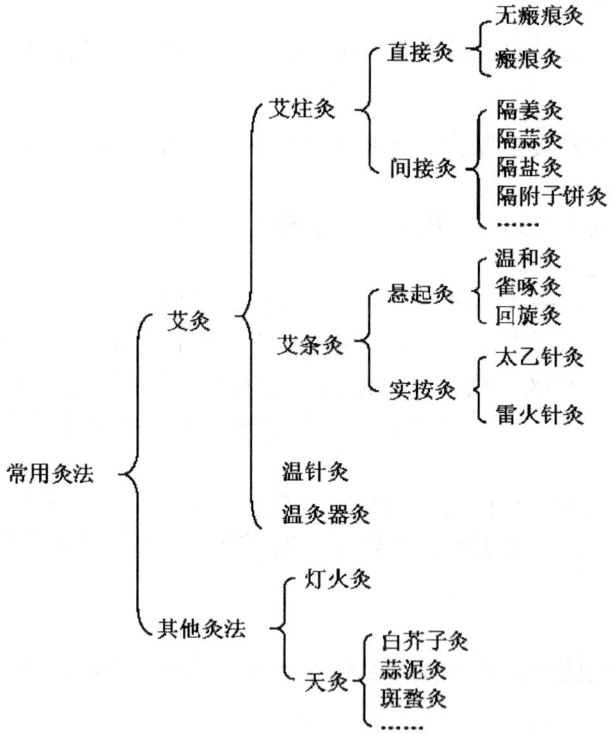

1. 艾炷灸

艾炷灸是将艾绒制作成艾炷后，置于施灸部位点燃而治病的方法。艾炷灸又分直接灸与间接灸两类。

（1）直接灸：直接灸是将大小适宜的艾炷，直接放在皮肤上施灸的方法。又称明灸、着肤灸、着肉灸。若施灸时需将皮肤烧伤化脓，愈后留有瘢痕者，称为瘢痕灸；若不使皮肤烧伤化脓，不留瘢痕者，称为无瘢痕灸。常用的有如下两种：①瘢痕灸，又称化脓灸。施灸时先将所灸腧穴部位涂以少量的大蒜汁，以增加粘附和刺激作用，然后将艾炷置于腧穴上，用火点燃艾炷施灸。每壮艾炷必须燃尽，除去灰烬后，方可继续易炷再灸，直至规定壮数灸完。施灸时由于艾火烧灼皮肤，因此可产生剧痛，此时可用手在施灸腧穴周围轻轻拍打，借以缓解疼痛。在正常情况下，灸后 1 周左右，施灸部位化脓形成灸疮，5 ～ 6 周，灸疮自行痊愈，结痂脱落后而留下瘢痕。因此，施灸前必须征求患者同意合作后，方可使用本法。临床上常用于治疗哮喘、肺痨、瘰疬等慢性顽疾。②无瘢痕灸，又称非化脓灸。施灸时先在所灸腧穴部位涂以少量的凡士林，以使艾炷便于黏附，然后将艾炷置于腧穴上点燃施灸，当艾炷燃剩 2/5 ～ 1/4，而患者感到微有灼痛时，即可易炷再灸，直至将规定壮数灸完。一般应灸至局部皮肤出现红晕而不起疱为度。一般虚寒性疾病，均可采用此法。

（2）间接灸：间接灸是指药物或其他材料将艾炷与施灸腧穴部位的皮肤隔开，进行施灸的方法，又称隔物灸。常用的有如下四种：①隔姜灸。将鲜姜切成直径 2 ～ 3cm，厚 0. 2 ～ 0. 3cm 的薄片，中间以针刺数孔，置于应灸的腧穴部位或患处，再将艾炷放在姜片上点燃施灸。当艾炷燃尽，再易炷施灸。灸完所规定的壮数，一般 6 ～ 9 壮，以使皮肤红润而不起疱为度。本法有温胃止吐、散寒止痛的作用，常用于因寒而致的呕吐、腹痛及风寒痹痛等病证。②隔蒜灸。用鲜大蒜头，切成厚 0. 2 ～ 0. 3cm 的薄片，中间以针刺数孔（捣蒜如泥亦可），置于应灸腧穴或患处，然后将艾炷放在蒜片上，点燃施灸。待艾炷燃尽，易炷再灸，直至灸完规定的壮数，一般 5 ～ 7 壮。本法有清热解毒、杀虫等作用，多用于治疗瘰疬、肺痨及仲疡初起等病证。③隔盐灸。用干燥的食盐（以青盐为佳）填敷于脐部，或于盐上再置薄姜片，上置大艾炷施灸，一般灸 5 ～ 9 壮。本法有回阳、救逆、固脱的作用，多用于治疗伤寒阴证或吐泻并作、中风脱证等。治疗时需连续施灸，不拘壮数，以脉起、肢温、证候改善为度。④隔附子饼灸。将附子研成粉末，用酒调和做成直径约 3cm，厚约 0. 8cm 的附子饼，中间以针刺数孔，放在应灸腧穴或患处，上面再放艾炷施灸，直至灸完所规定壮数为止，本法有温补肾阳等作用。多用于治疗命门火衰而致的阳痿、早泄或疮疡久溃不敛等病症。

2. 艾条灸

艾条灸是将艾绒制作成艾条进行施灸，可分为悬起灸和实按灸两种方式。

（1）悬起灸：施灸时将艾条悬放在距离穴位一定高度上进行熏烤，不使艾条点燃端直接接触皮肤，称为悬起灸。悬起灸根据其操作方法不同，分为温和灸、雀啄灸和回旋灸。常用的有如下三种：①温和灸。施灸时将艾条的一段点燃，对准应灸的腧穴部位或患处，距皮肤 2 ～ 3cm，进行熏烤，使患者局部有温热感而无灼痛为宜。一般每处灸 5 ～ 10 分钟，至皮肤出现红晕为度。对于晕厥、局部知觉迟钝的患者，医者可将中、示二指分张，置于施灸部位的两侧，这样可以通过医生手指的感觉来测知患者局部的受热程度，以便随时调节施灸的距离和防止烫伤。②雀啄灸。施灸时，将艾条点燃的一端对准施灸部位的皮肤，并不固定在一定的距离，而是像鸟雀啄食一样上下活动，以给施灸局部一个变量的刺激。③回旋灸。施灸时，艾卷点燃的一端与施灸部位的皮肤虽然保持一定的距离，但不固定，而是向左右方向移动或反复回旋施灸。

以上诸法对一般应灸的病证均可采用，但温和灸多用于慢性病，雀啄灸、回旋灸多用于急性病。

（2）实按灸：将点燃的艾条隔布或隔绵纸数层实按在穴位上，使热气透入皮肉，火灭热减后重新点火按灸，称为实按灸。实按灸分为太乙针灸、雷火针灸。常用的有如下两种：①太乙针灸。施灸时，将太乙针的一端燃着，用布7层包裹其燃着的一端，立即紧按于应灸的腧穴或患处，进行灸熨，针冷则再燃再熨。如此反复灸熨7～10次为度。此法可用于治疗风寒湿痹、肢体酸麻、痿弱无力、半身不遂等病证。②雷火针灸。施灸方法与“太乙针灸”相同，其适应证与“太乙针灸”基本相同。

3. 温针灸

温针灸是针刺与艾灸结合应用的一种方法，适用于既需要留针而又适宜用艾灸的病证。操作方法是，将针刺入腧穴得气后并给予适当补泻手法而留针时，将纯净细软的艾绒捏在针尾上，或用艾条一段长约2cm，插在针柄上，点燃施灸。待艾绒或艾条烧完后除去灰烬，将针取出。此法针灸并用，简便易行，可以发挥针和灸的双重作用，达到治疗疾病的目的。

（三）灸法的注意事项

1. 施灸的禁忌证

（1）对实热证、阴虚发热者，一般均不适宜灸治。

（2）对颜面、五官和有大血管的部位及关节活动部位，不宜采用瘢痕灸。

（3）孕妇的腹部和腰骶部也不宜施灸。

（4）一般空腹、过饱、极度疲劳和对灸法恐惧者，应慎施灸。

（5）对于体弱患者，灸治时艾炷不宜过大，刺激量不可过强，以防晕灸。一旦发生晕灸，应立即停止施灸，并做出及时处理，其处理方法同晕针。

2. 灸后处理

（1）施灸后，局部皮肤出现微红灼热，属于正常现象，无须处理。

（2）如因施灸过量，时间过长，局部出现小水疱，只要注意不擦破，可任其自然吸收。如水疱较大，可用消毒的毫针刺破水泡，放出水液，或用注射针抽出水液，再涂以烫伤油等，并以纱布包敷。

（3）如用化脓灸者，在灸疮化脓期间，要注意适当休息，加强营养，保持局部清洁，并可用敷料保护灸疮，以防污染，待其自然愈合。如处理不当，灸疮脓液呈黄绿色或有渗血现象者，可用消炎药膏或玉红膏涂敷。

此外，施灸时应注意艾火勿烧伤皮肤或衣物。用过的艾条等，应装入小口玻璃瓶或筒内，以防复燃。

三、中医药敷贴疗法

中医药贴敷疗法是一种古老的中医疗法，又称中药贴敷疗法，是将药物通过外敷的方式贴在患处，借助药性渗透和作用来治疗疾病的治疗方法。这种疗法在中国有着悠久的历史，可以追溯到古代医学典籍《黄帝内经》和《伤寒论》中。中药贴敷疗法注重疗效和安全性，因其独特的药效渗透方式，在治疗某些疾病方面显示出独特的优势。

中药贴敷疗法主要应用于预防和治疗风湿病、关节炎、皮肤病、腰腿痛等疾病。通过将药物直接敷在患处，可以加快药物吸收速度，提高治疗效果。相比内服药物，中药贴敷疗法不易引起胃肠不适等不良反应，更加安全。

随着现代医学技术的不断发展，中药贴敷疗法也得到了更多的认可和应用。越来越多的临床研究证明，中药贴敷疗法在部分疾病的预防和治疗中具有显著的疗效，受到了医学界和患者的广泛关注和青睐。在传统中医药文化的传承与发展过程中，中药贴敷疗法的地位愈发重要，展现出了其独特的治疗价值和广阔的应用前景。

（一）中医药敷贴疗法的作用

1. 促使体内气血畅通

贴敷药物能够通过皮肤渗透到体内，作用于经络络穴，促进气血运行，达到疏通经络、调和气血的效果。

2. 温热作用

贴敷药物会产生温热的作用，可以促进局部的血液循环，加速局部新陈代谢，有助于消除瘀血。

3. 药效直达

贴敷药物能够直接作用于疾病部位，绕过消化道的吸收和代谢过程，能够更快地发挥药效。

4. 调节免疫功能

贴敷药物能够通过皮肤激发局部的免疫反应，增强人体的抵抗力，提高免疫功能。

5. 调节神经系统

通过贴敷药物影响经络腧穴，可以调节神经系统的功能，促进神经调节的平衡，有助于治疗神经系统相关疾病。

中医药贴敷疗法的效应机制涉及多个方面，通过不同的作用途径达到治疗疾病的效果。在结合中医理论指导下，科学应用贴敷疗法可以取得较好的疗效，对部分慢性疾病和疑难杂症有着良好的辅助治疗作用。

（二）中医药敷贴疗法的应用范围

中医药贴敷疗法应用范围非常广泛，可以用于治疗各种疾病和症状。中医药贴敷疗法常用于风寒湿痹、跌打损伤、关节疼痛等风湿性疾病的治疗。贴敷药物可以渗透皮肤，加速局部血液循环，消除疼痛和肿胀。中医药贴敷疗法也适用于呼吸系统疾病的治疗，如感冒、咳嗽、哮喘等。药物通过贴敷作用可以刺激部位，调节气机，缓解症状。中医药贴敷疗法还可以用于消化系统疾病的治疗，如胃痛、腹泻等。药物通过皮肤渗透作用，直接作用于胃肠道，起到调理作用。中医药贴敷疗法还可以治疗皮肤疾病，如湿疹、疮疡等。药物直接作用于皮肤，具有杀菌、消炎、排毒等作用，有效改善皮肤症状。中医药贴敷疗法在调理人体各个系统、促进疾病康复方面有着广泛的应用范围。

（三）常用敷贴方法

1. 敷法

敷法较为常用，将生药剂或糊剂，直接敷在部位上，其范围可略大于穴区，上以塑料薄膜盖之，并以纱布、医用胶布固定。每次敷药的时间宜据具体病症、所用药物而定，一般而言，在所敷药物干燥后予以换敷较宜。

2. 贴法

贴法也较常用。多指用膏药胶布直接贴压于穴区，亦包括将丸剂用胶布粘贴于所选处。贴法保持时间较长，可 2 ～ 4 日换贴一次。

3. 填法

填法仅用于神阙穴，将药膏或药粉填于脐中，填入药量根据病症、年龄及药物而定，填药时间隔日或隔二日一次。

4. 覆法

覆法是指用较多量药物的生药剂、糊剂或药饼，覆盖于病灶（包括体表病灶反应区）之上，加盖塑料薄膜，用纱布、胶布固定。覆法用药部位较大，故多用于阿是穴。

5. 涂法

涂法，又称擦法，将药汁、药膏、药糊等涂擦于穴区，也包括用毛笔或柿棉签浸湿后略蘸药粉涂敷于穴区。

6. 滴法

滴法是将药汁根据病情需要温热或置凉后，一滴滴徐徐滴入穴区，以达到治疗目的。此法多用于神阙穴。

7. 叩法

叩法是以特制的药捧，蘸药汁点叩穴区，可反复施行。

8. 离子透入法

离子透入法，即在敷贴药物的同时，上加电极板，通过直流电，使药物离子透入体内，加强敷贴的治疗作用。

9. 熨敷法

熨敷有二法，一为用治疗药物切粗末炒热布包，趁热外敷部位；二为在敷贴的同时，予以加热。熨敷法将药物作用和温热作用结合在一起。

10. 掺法

掺法是指将药物研细，取少量掺在膏药（一般指硬膏药或膏药胶布）上再贴敷部位的一种方法。由于膏药或膏药胶布，均系固定药方配制而成，通过掺加药物，有利于辨证施治，提高疗效。

（四）注意事项

1. 选准部位

注意敷贴疗法是以穴位或病灶局部作为治疗区域，选好、选准十分重要。敷贴穴部在选择时，除和其他刺灸疗法一样外，据症情予以最佳处方外，还应注意，部位不可选得过多及少选关节或其他活动度较大的部位，以免贴时容易脱落。另外，穴区要选准，尽量采用体表标志。在敷贴时，根据穴位所在部位，分别要求患者保持平卧、正坐、俯首、平肩等正确姿势，使其能敷贴稳妥，防止药物流失。

2. 局部清洁，预防不良反应

在药物敷贴之前，穴区局部应洗净擦干或用 75% 乙醇消毒。这有两个好处，①部位敷贴的药物对皮肤刺激性很小，穴区消毒搞好，可以避免感染。②穴区清洁后，敷贴多较牢固，不易脱落。需要说明的是，凡局部穴区有感染或破损，不宜贴敷，若贴敷后出现变态反应者，应查清原因，如是由药物所致，宜停用此类药物；如为胶布所致，可改用纱布包扎。

3. 认真固定，时间适宜

敷贴疗法，是将不同剂型的药物贴敷于穴区，为了保证药物不流失并维持足够的时间，覆盖固定十分重要。在覆盖时，应据剂型而有所区别，一般而言，生药剂、糊剂或软膏药，须先盖一层油纸片或塑料薄膜，再加盖消毒纱布和胶布；硬膏药或膏药只须直接贴压在穴区；药饼、药丸等剂型，加盖消毒纱布和胶布固定即可。在固定时，应视部位和对象的不同区别对待，体表活动较小的部位，如颈面、躯干等只需胶布固定，而四肢关节及足心等，宜加绷带束紧固定。小儿往往会用手抓撕敷贴部，也适宜用绷带固定。敷贴药物的时间，在依据症情需要的前提下，还应注意有一定毒性的药物敷贴时间不可过长，小儿部位敷贴时间不可过长。另外，对某些部位敷贴时间要恰当选择，如涌泉穴，在临睡前敷贴，起床时去掉为好。

4. 精确配方，注意保存

敷药制备，是获取疗效的重要环节。敷药处方要求在继际传统经验的基础上辨证用药，药以味少量小力宏为佳。在配制时，更应根据药物特点和症情，制成不同剂型。敷贴药物多为辛香之品，为防止气味挥发，药粉配制好后，宜装入玻璃瓶或瓷瓶，密封保存备用。

5. 综合治疗，提高效果部位敷贴疗法

敷贴疗法仅管对多种病症有良好的效果，但毕竟只是祖国医学外治法中之一种，面对复杂的病症，它也有局限性。因此，在临床治疗时，也一定要消除“百病一贴”的狭隘观点，充分有机结合其他各种疗法，如拔罐、刺血、艾灸及中药内服等，从而进一步提高治疗效果。

四、拔罐法

拔罐法是以罐为工具，利用燃烧、抽吸、挤压等方法排出罐内空气，造成负压，使之吸附于腧穴或相应体表，产生刺激，使被拔部位的皮肤充血、瘀血，以达到防治疾病目的的方法。

（一）拔罐方法

常用的拔罐法有以下五种。

1. 留罐法

留罐法又称坐罐，将罐吸附在体表后，使罐子吸拔留置于施术部位，留罐的时间视拔罐后皮肤的反应与患者的体质而定，一般为 10 ～ 15 分钟，然后将罐起下。此法是常用的一种方法，一般疾病均可应用，而且单罐、多罐皆可应用。

2. 走罐法

走罐法又称推罐法或拉罐法，拔罐时先在施术部位的皮肤或罐口上，涂一层润滑油，再将罐拔住，然后，医生用右手握住罐子，向上、向下或向左、向右需要拔的部位，往返推动，至所拔部位的皮肤红润、充血，甚或瘀血时，将罐起下。此法适用于面积较大，肌肉丰厚部位，如脊背、腰臀、大腿等部位。

3. 闪罐法

闪罐法，即将罐拔住后，立即起下，反复多次地拔住起下、起下拔住，直至皮肤潮红、充血或瘀血为度。多用于局部皮肤麻木、疼痛或功能减退等，尤其适用于不宜留罐的部位，如小儿、年轻女性的面部。

4. 刺血拔罐法

刺血拔罐法又称刺络拔罐法，将施术部位的皮肤消毒后，用三棱针点刺或皮肤针叩刺出血后，再将火罐吸附于点刺的部位，使之出血，以加强刺血治疗的作用。出血量视病情而定，少则数滴，多则 3 ～ 5ml。一般刺血后拔罐留置 5 ～ 10 分钟。多用于热证、实证、瘀血证及某些皮肤病，如神经性皮炎、痤疮、丹毒、扭伤、乳痈等。

5. 留针拔罐法

留针拔罐法，简称针罐，即在针刺留针时，将罐拔在以针为中心的部位上 5 ～ 10 分钟，待皮肤红润、充血或瘀血时，将罐起下后出针，此法能起到针罐配合的作用。

上述拔罐操作时，应根据部位选择大小合适的罐，注意避免烧伤患者皮肤，留罐过程中应注意观察，一般避免出现水疱。皮肤有过敏、溃疡、水肿现象的部位，以及孕妇的腹部和腰骶部不宜拔罐。

（二）拔罐的作用和适应范围

拔罐法具有通经活络、行气活血、消肿止痛、祛风散寒等作用。其适应范围较为广泛，一般多用于风寒湿痹、腰背肩臂腿痛、关节痛、软组织挫扭伤、伤风感冒、头痛、咳嗽、哮喘、胃脘痛、呕吐、腹痛、痛经、中风偏枯、瘀血痹阻等。此外可用于防病保健、消除疲劳。

（三）拔罐的注意事项

1. 拔罐操作时要做到动作稳、准、轻、快；患者体位要舒适，拔罐后不要移动体位；同时拔多个罐时，罐间距离不宜太近；拔针罐时应避免碰压针柄；留罐过程中，若出现疼痛可减压放气或立即起罐；起罐时不可强拉或旋转罐具，以免引起疼痛或损伤。

2. 拔罐时要选择适当体位和肌肉丰满的部位。若体位不当、移动、骨骼凹凸不平，毛发较多的部位，火罐容易脱落，均不适用。

3. 拔罐时要根据所拔部位的面积大小而选择大小适宜的罐。

4. 用火罐时应注意勿灼伤或烫伤皮肤。若烫伤或留罐时间太长而皮肤起水疱时，小的无须处理，仅敷以消毒纱布，防止擦破即可。水疱较大时，用消毒针将水放出，涂以烫伤油等，或用消毒纱布包敷，以防感染。

5. 皮肤过敏、溃疡、水肿及心脏大血管分布部位，不宜拔罐；高热抽搐者，以及孕妇的部位、腰骶部位，不宜拔罐；有自发性出血倾向疾病、高热、抽搐等禁止拔罐。

五、推拿（按摩）疗法

推拿疗法又称按摩疗法。由医生运用各种手法于患者体表一定部位或穴位上，以达到治疗疾病的一种方法。推拿疗法具有扶正祛邪、散寒止痛、健脾和胃、导滞消积、疏通经络、滑利关节、强筋壮骨等作用。

（一）推拿（按摩）疗法的治未病作用

1. 疏通经络

《黄帝内经》里说："经络不通；病生于不仁，治之以按摩"，说明按摩有疏通经络的作用。如按揉足三里，推脾经可增加消化液的分泌功能等，从现代医学角度来看，按摩主要是通过刺激末梢神经，促进血液、淋巴循环及组织间的代谢过程，以协调各组织、器官间的功能，使机能的新陈代谢水平有所提高。

2. 调和气血

明代养生家罗洪在《万寿仙书》里说：“按摩法能疏通毛窍，能运旋荣卫”。这里的运旋荣卫，就是调和气血之意。因为按摩就是以柔软、轻和之力，循经络、按穴位，施术于人体，通过经络的传导来调节全身，借以调和营卫气血，增强机体健康。现代医学认为，推拿手法的机械刺激，通过将机械能转化为热能的综合作用，以提高局部组织的温度，促使毛细血管扩张，改善血液和淋巴循环，使血液黏滞性减低，降低周围血管阻力，减轻心脏负担，故可防治心血管疾病。

3. 提高机体免疫能力

如小儿痢疾，经推拿时症状减轻或消失；小儿肺部有干湿性啰音时，按揉小横纹。掌心横纹有效。有研究在同龄组儿童中并列对照组进行保健推拿，经推拿的儿童组，发病率下降，身高、体重、食欲等皆高于对照组。以上临床实践及其他动物实验皆证明，推拿按摩具有抗感染、退热、提高免疫力的作用，可增强人体的抗病能力。

（二）常用推拿（按摩）疗法的种类

1. 推法

推法分为一指推、二指推、平推、鱼际推及掌根推。适用于头、额、胸腹、腰背、四肢等处。

（1）一指推：又称一指禅，用拇指指腹或指侧面贴于推拿部位，通过有节律的腕关节的活动和拇指关节的屈伸，使作用力作用于患处或穴位上。

（2）二指推：示、中二指并拢，着力于治疗部位来回有规律的推动。

（3）平推、鱼际推、侧鱼际推、掌根推：分别以手掌或大小鱼际或侧鱼际或掌根紧贴体表作回旋推转或用双手向两边分别推动。

2. 拿法

用拇指和示、中二指或拇指与其余四指相对拿提穴位或患处皮肤、肌肉、筋腱，然后放手的治疗方法。本法刺激性较大，一个部位每次拿 1 ～ 3 次即可。多用于颈项、肩背、腹部及四肢。

3. 按法

用拇指或掌、肘关节鹰嘴突处按压患部或穴位而稍留片刻的方法。通常用于头面、肩、四肢、胸腹、腰臀部等。

（1）指按法：用大拇指指头按压穴位及痛点，注意指甲不要接触患者皮肤。多用于穴位和痛点。

（2）掌按法：用手掌按压患部。多用于面积较大的部位，如腰背、腹部。

（3）肘按法：屈肘，以肘关节鹰嘴突处按压患处。此法着力大，刺激较强，适宜于软组织丰满和深在部位，如腰、臀、环跳穴等。

4. 摩法

将手掌或手指指腹贴于患部，作有规律的环形或来回抚摸运动。快速法每分钟为 100 ～ 120 次，慢速法每分钟为 30 ～ 60 次，适用于全身各部，常用来作为其他推拿法的开始和收尾。

5. 滚法

手指微曲，以手背面指掌关节处接触需推拿的部位，前臂作连续内旋、外旋动作，带动指掌关节滚动。一般用单手或双手交替操作，也可双手同时操作，常用于面积较大、软组织丰满的部位，如腰、背、臀、大腿等。

6. 揉法

将大鱼际或掌根或拇指指腹着力于推拿部位，腕关节或第一掌指关节作回旋运动，全身各部均适用，但一般指揉用于狭小部位或穴位上。掌揉用于面积较大的肩、背、腰、臀、大腿等，也常用在强刺激手法后。

7. 摇法

一手握住或扶住关节近端，另一手握住关节远端的肢体作环旋或左右转动。操作时用力需轻巧，摇动幅度须在生理许可范围内或病人可忍受的程度内进行，由轻到重，由缓到快。适用于颈部、腰部、四肢关节。

（1）摇上肢法：①摇肘法。一手轻握腕部，另一手握住肘后上方交替按顺时针和逆时针方向环形摇动肘关节。②摇腕法。一手握住腕部上方，一手握住食指、中指、无名指、小指，环形摇动腕关节，摇后依次拉扯指关节。

（2）摇下肢法：①摇髋关节。患者仰卧，膝、髋关节屈曲，术者一手握住足跟，一手按在膝盖上，交替按顺时针和逆时针方向环形摇动髋关节。②摇踝关节。患者坐或仰卧，术者一手托足跟，一手握住脚前掌，作环形摇动踝关节。

（3）摇肩法：①托肘摇法。术者一手按于患肩关节上方，一手握住患侧肘弯部作顺时针和逆时针的环形摇动。②大幅度摇法。术者一手轻握患肢腕部大幅度向前向上环形摇动，当患肢举至头顶时，术者换用另一手接住患肢腕部，继续向后向下大幅度环形摇动，至自然伸直位时再用原来的手接住，如此反复进行。

（4）摇颈法：患者取坐位，术者一手按住患者头顶，一手托下颌，做左右摇摆动作。开始轻慢摇动，待患者感轻松、不紧张时，用较快速度、较大力量突然一下向左或右摇至最大可能范围。

（5）摇腰法：患者取坐位，术者两腿夹住患者一下肢，双手捉肩，用力向左或右旋转。

8. 捻法

用拇指和示指相对捏捻推拿部位的方法。常用于四肢小关节。

9. 搓法

用双手掌挟住患处，相对用力作快速搓揉，并同时作上下往返移动。手法由轻到重，再由重到轻，由慢至快，再由快至慢。适用于四肢、腰背、胸腹部，也常作为治疗结束时的舒筋手法。

10. 抹法

用单手或双手拇指、手掌紧贴患部皮肤，以一定压力从内向外、从上向下推移。用力需均匀，轻重适宜，不可过重。

（1）指抹法：拇指指腹紧贴印堂穴，用均匀压力分别抹向两侧太阳穴或继续向下抹向风池穴。适用于头颈部。

（2）掌抹法：用掌根紧压脊柱两侧皮肤，以均衡持续的压力抹向两侧。常用于腰背部。

11. 掐法

用大拇指指甲或大拇指与示指相对用力，以指甲在穴位上重刺的方法。此法多用于急救和止痛。如突然晕厥、惊风、抽搐、腹痛、头痛等常掐合谷、人中、足三里等穴。施术时不要掐破皮肤，掐后轻揉局部。

12. 捏法

用拇、示二指或五指将患者皮肤、肌肉、肌腱按走向或经络循行方向，做连续不断向前提捏推行。适用于颈、肩、四肢等部。

（三）注意事项

（1）根据患者年龄、性别、病情及发病部位，选用合适的手法和刺激强度。

（2）根据推拿的部位和使用的手法不同，应采用不同的体位，使患者舒适，术者省力。

（3）施术前术者应将手洗净，经常修剪指甲，避免损伤患者皮肤。

（4）治疗中要随时遮盖不需暴露的部位，防止受凉。

（5）在腰、腹部进行按摩时，先嘱患者排尿。

（6）为减小阻力，减少病者及术者组织擦伤或增强推拿的作用，术者手上可蘸水、滑石粉、液状石蜡、生姜汁、酒等。

（7）手法熟练，轻重、快慢适宜，用力需均匀，禁用暴力和相反力。时间一般每次为15～30分钟。

（8）严重心脏病、结核病、出血性疾病、癌症、急性炎症、急性传染病、骨折处、皮肤破损部位禁止按摩。

（9）孕妇忌推拿腰腹部。

（四）小儿推拿疗法

小儿推拿疗法是用来治疗小儿疾病的一种方法。具有解热止痛、健脾和胃、导滞消积、疏通经络、强壮身体、预防疾病等作用。

1. 适应证

外感、发热、咳嗽、腹泻、腹胀、疳积、呕吐、脱肛、小儿麻痹后遗症，小儿斜颈等疾病。

2. 物品准备

同推拿疗法。

3. 操作方法

根据病情和推拿部位、穴位，采用不同体位。婴幼儿可坐在成人的腿上，或卧或半卧在成人怀中；较大患儿按需要自行取卧位、半卧坐或坐位。

（1）推法：①直推法。以拇指桡侧或指面，或示、中二指指面在穴位上作直线推动。②旋推法。以拇指指面在穴位上作顺时针方向旋转推动。③分推法。用两手拇指桡侧或指面，或食中指指面自穴位向两旁分向推动，或做“八”字形推动。④合推法。又称合法。与分推法相反，从穴位两侧向中间推动。

（2）拿法：同推拿手法中拿法。使用中应视患儿及疾病的具体情况适当减少作用力。

（3）揉法：以拇楷或示、中二指、掌根、鱼际贴在穴位上做回旋揉动，带动皮肉筋脉转动。

（4）按法：以拇指或屈曲拇指、中指的指关节背侧突部或掌根在推拿部位或穴位上逐渐向下用力按压。前两法适用于头、面、肩部及四肢，掌按适用于胸腹部。

（5）摩法：同推拿中摩法，多用于胸腹部。

（6）掐法：用指甲在选定的穴位处进行掐切，是强刺激手法之一。掐时要逐渐用力，不要掐破皮肤。

（7）捏脊法：患儿采取俯卧，裸露背部，术者用拇指桡侧缘分别顶住脊柱两旁皮肤，示、中二指前按，三指同时用力提拿皮肤，双手交替捻动，直线向前，或示指屈曲，以中节桡侧顶住皮肤，拇指前按，两指同时用力提拿皮肤，双手交替捻动，直线向前。自长强穴推至大椎穴。

（8）运法：以拇指或数个指的指面在选定的穴位上作轻缓的弧形或环形推动，不带动深层肌肉组织。

4. 注意事项

参照推拿疗法（1）～（7）条。

六、刮痧疗法

刮痧疗法是使用不同材质和形状的刮痧器械和介质，特质的刮痧器具，依据中医经络腧穴理论，在体表进行相应的手法刮拭，以防治疾病的方法。刮痧疗法具有活血化瘀，改善血液循环，驱邪排毒、促进新陈代谢，益气扶正、调节免疫能力，舒筋通络、调整关节结构的功能。尤其对外感性疾病、疼痛型疾病、骨关节退行性疾病和神经、肌肉、血管性等疾病，均有较好的防治效果。刮痧器械多以砭石、水牛角、玉石等为材质，介质多为油、乳等润肤增效剂。

（一）基本操作方法

1. 握持刮痧板方法

根据所选的刮痧板的形状和大小，使用便于操作的握板方法。一般为单手握板，将刮痧板放置掌心，一侧由拇指固定，另一侧由示指和中指固定，或由拇指以外的其余四指固定。刮痧时利用指力和腕力使刮痧板与皮肤之间夹角约为45° 为宜。

2. 刮痧的次序

选择刮痧的部位顺序的总原则为先头面后手足，先胸腹后背腰，先上肢后下肢，逐步按顺序刮痧，全身刮痧者，顺序为头、颈、肩、上肢、胸腹、背腰及下肢；局部刮痧者，如颈部刮痧顺序为头、颈、肩、上肢；肩部刮痧顺序为头、颈、肩上、肩前、肩后、上肢；背腰部刮痧顺序为背腰部正中、脊柱两侧、双下肢。

3. 刮痧的方向

刮痧总原则为由上向下，由内向外，单方向刮拭，尽可能拉长距离。头部一般采用梳头法，由前向后，面部一般由正中向两侧，下颌向外上刮拭。胸部正中应由上向下，肋间则应由内向外，背部、腰部、腹部则应由上向下，逐步由内向外扩展。四肢宜向末梢方向刮拭。

4. 刮痧的补泻

（1）刮痧补法：刮痧时，刮痧板按压的力度小，刮拭速度慢，刮拭时间相对较长。此法宜用于体弱多病、久病虚弱的虚证患者，或对疼痛敏感者等。

（2）刮痧泻法：刮痧时，刮痧板按压的力度大，刮拭速度快，刮拭时间相对较短。此法宜用于身体强壮、疾病初期的实证患者及骨关节疼痛患者。

（3）刮痧平补平泻法：介于刮痧补法和刮痧泻法之间。刮痧时，刮痧板按压的力度和速度适中，时间因人而异。此法宜用于虚实夹杂体质的患者，尤其适宜于亚健康人群或慢性病患者的康复刮痧。

5. 刮痧的时间

刮痧的时间包括每次治疗时间、刮痧间隔和疗程。

（1）每个部位一般刮拭 20 ～ 30 次，通常一个患者选 3 ～ 5 个部位；局部刮痧一般 10 ～ 20 分钟，全身刮痧宜 20 ～ 30 分钟。

（2）两次刮痧之间宜间隔 3 ～ 6 天，或以皮肤上痧退、手压皮肤无痛感为宜；若病情需要，或刮痧部位的痧斑未退，不宜在原部位进行刮拭，可另选其他相关部位进行刮痧。

（3）急性病痊愈为止，一般慢性病以 7 ～ 10 次为一疗程。

6. 刮痧的程度

刮痧的程度包括刮痧的力量强度和出痧程度。刮痧时用力要均匀，由轻到重，以能够承受为度。一般刮至皮肤出现潮红、紫红色等颜色变化，或出现栗粒状、丘疹样斑点，或片状、条索状斑块等形态变化，并伴有局部热感或轻微疼痛，对部分不易出痧或出痧较少的患者，不可强求出痧。

7. 刮痧手法

根据病证和刮痧部位的不同，刮痧操作的力量大小、速度快慢、刮拭方向、刮痧板边角接触的部位以及刮痧配合手法应有所不同。分类如下。

（1）按力量大小分类：轻刮法、重刮法。

（2）按移动速度分类：快刮法、慢刮法。

（3）按刮拭的方向分类：直线刮法、弧线刮法。

（4）按刮痧板接触体表部位分类：摩擦法、梳刮法、点压法、按揉法、角刮法、边刮法。

（二）禁忌证

（1）严重心脑血管疾病、肝肾功能不全、全身浮肿、极度虚弱或消瘦者。

（2）有出血倾向的疾病，如严重贫血、血小板减少性紫癜、白血病、血友病。

（3）急性骨髓炎、结核性关节炎、传染性皮肤病、烧伤、体表肿瘤、皮肤溃烂或急性外伤创伤部位。

（4）精神分裂症、抽搐等不配合进行刮痧者。

（5）醉酒、过饥、过饱、过度疲劳者。

（6）孕妇的腹部、腰骶部。

（7）眼、口唇、舌体、耳道、鼻腔、乳头、肚脐、前后二阴及大血管显现出等部位。

（三）注意事项

（1）刮痧时选取适当的刮痧部位，以经脉循行和病变部位为主，刮痧部位应用热毛巾或一次性纸巾，或用 75% 乙醇棉球或生理盐水棉球进行清洁或消毒，然后取适量刮痧介质，至于清洁后的刮痧部位，用刮痧板涂抹均匀，刮痧后应用干净纸巾、毛巾或消毒棉球将刮痧部位的刮痧介质擦拭干净。

（2）刮痧时应注意室内保暖，尤其是在冬季应避免感受风寒，夏季刮痧时，应避免风扇、空调直接吹到刮痧部位。

（3）刮痧过程在产生酸、麻、胀、痛、沉重等感觉，均属正常反应。刮痧后皮肤出现潮红、紫红色等颜色变化，或出现栗粒状、丘疹样斑点，或片状、条索状斑块等形态变化，并伴有局部热感或轻微疼痛，都是刮痧的正常反应，数日后可自行消失，一般不需要进行特殊处理。

（4）刮痧过程中若出现头晕、目眩、心慌、出冷汗、面色苍白、恶心欲吐，甚至神昏扑倒等晕刮现象，应立即停止刮痧，使患者呈头低脚高平卧位，饮用一杯温开水或温糖水，并注意保温，或用刮痧板点按患者百会、人中、内关、足三里、涌泉穴。

（5）刮痧结束后，最好饮一杯温水，不宜即刻使用生冷食物，出痧后30分钟以内不宜洗冷水澡。

（6）年迈体弱、儿童、对疼痛较敏感的患者宜用轻刮法刮拭。

（7）凡肌肉丰满处（如背部、臀部、胸部、腹部、四肢）宜用刮痧板的横面（薄面、厚面均可）刮拭。对部分关节处、四肢末端、头面部等肌肉较少、凹凸较多的部位宜用刮痧板的弧边刮拭。

七、砭石疗法

砭石疗法是“以石代针”的方法，以脏腑经络学说为中心的完整理论，采用无创性的温和刺激，结合砭术的刮、擦、点、按、拍等操作手法，作用于人体的经络穴位处，促进血液微循环，使失衡的内部稳定，最终实现治病与保健的目的。

（一）砭石疗法的作用

1. 温助阳气，养筋荣脉

砭石有独特的感应增温效应，在与人体的接触中可温补，鼓舞体内阳气，因此对慢性神经肌肉病变所致气血亏耗，不荣筋脉等证有良好的治疗作用。

2. 宣导气血，疏通经络

砭石有较强的“吸引”并“推动”气血运行的作用，在中度或轻度力量手法的作用下，砭石疗法就表现出很好的行气活血的效果。砭石疗法适用于以气血阻滞、经络不通为主症的疾病，如颈腰椎病、血管神经性头痛、各种软组织损伤导致的痛证等。

3. 逐寒祛湿，消痹止痛

由于砭石在温运气血、疏通经络的同时，还可逐寒祛湿而止痹痛，故对风湿类疾病治疗效果良好。一般有风湿证候的患者在治疗中会很快感觉到砭石作用部位发热，疼痛减轻，砭石疗法对这类疾病的疗法比较稳定。

4. 祛瘀止痛，清热消肿

砭石对红、肿、热、痛的炎症反应及碰撞、扭挫伤等表现出良好的治疗作用，在实热或瘀热证中，砭石可吸收机体发出的过多的热量，并将其转化为对人体有益的远红外辐射。应注意的是，体表疼痛严重的病灶，要使用轻手法，如擦法或干法，避免使用过大的压力，以防加重损伤。

5. 潜阳安神，止悸定惊

砭石具有石类重镇沉降之性，可收安神定惊之效。

（二）砭石治疗的操作分类

1. 感法

将较小尺寸的佩戴类砭具放置或佩戴于人体体表的不同部位，利用人体自身的热量加热砭石，使砭石发出一定的远红外能量，并进一步使体表感应增温，起到活跃人体气血的作用。

2. 压法

将砭具与人体接触后，再加以一定的压力，使砭具压迫人体，以达到更强的效果。实施压法，可以使泗滨砭石的场能和砭术师的作用力更好地作用于经络，因此在砭石治疗过程中都必须用压法。

3. 滚法

用砭棒行病变部位的滚法，做往返滚动。此法操作温和，使患者全身放松，进入安静平和的状态，多用于肩背腰臀及四肢各部肌肉丰厚的部位。

4. 抹法

用板形砭具的凹边，以小于 90° 的角度，在体表做单向或往返轻天开等部位，以皮肤微微发红为度。可开窍醒神、降压明目、疏导气机、滑利关节。

5. 擦法

使用板形砭具的侧面接触皮肤，平行于皮肤。做快速的直线往复移动，擦法多用于肢体、躯干等身体的平直部位，可祛瘀散结，促进代谢。

6. 刺法

使用砭板的尾部，根据病变的部位，辨证取穴，进行穴位刺激。

7. 划法

使用板形砭具或锥形砭具沿经脉或肌肉的缝隙方向缓慢地划动。划法常用于四肢和躯干部的经脉线上，可扩大经的组织间隙，达到化结通脉的作用。对某些结连的间隙，可进行反复划动。

8. 叩法

根据病情需要选择经络对经行叩法。叩的力量要适度，以患者感觉“有一定力度，但不痛”为原则，叩的频率力求与患者的脉搏相适应，使全身气血运行通畅。

9. 刮法

使用板形砭具的凸边或凹边，竖立并沿垂直砭板的方向移动，对体表进行由上向下、由内向外单方向刮拭或往返双方向刮拭，一般以循经纵向为主，特殊情况下也可横向刮拭。在不要求出痧时，以皮肤表面微微发红为度。此法可活跃体表微循环，疏通经络，促进气血的运行。用砭板刮病变相关部位，由于砭石为微晶结构，质地光滑细腻，受术者不感到疼痛，而感到局部温热，非常舒服，施术后皮肤上也不会出现大量血痕。

10. 拍法

拍法是指砭术师手持砭尺拍击人体体表经络穴位的一种调理方法。拍法使用的工具是砭尺，作用力比较集中，针刺感更明显，渗透层次更深，能更有效地疏通经络、促进气血循环。广泛用于疏通四肢各大经络，拔毒祛瘀、软坚散结，调理各种顽固性疾病。

11. 揉法

揉法是指在一定压力下使用砭具在体表肌肉层上进行揉擦的一种方法，应区别于擦法。揉法使用一定的压力，作用于肌肉层，比擦法层次更深，作用强度更大，渗透层次更深，能更有效地疏通经络、促进气血循环、放松肌肉，有利于实施进一步的调理。使用揉法时要用一定压力，达到所需层次，在同一层次上逆时针方向均匀、柔和、渗透地实施揉法，由点到面、由轻到重，持续地作用于机体上。

12. 振法

用砭具按压体表的同时，通过操作者力量的调节，使砭具产生一定频率的振动，作用于组织。此法可调和气血、祛瘀消积、愉悦精神。

13. 拨法

用板形砭具较薄的凸边或锥形砭具在肌腱或结节处沿垂直于肌肉的方向进行往返拨动，多应用于肌肉筋腱或结节性病变（经筋病），是针对较浅层组织的一种解结法。

14. 温法

将砭具加热以后置于人体体表部位，用温热调理疾病的方法称为温法。温法最常使用的砭具是砭砧，有时也可用砭板。使用砭具做温法时，可以在热水中加热，或晴天在阳光照射下加热，再把它置于施治部位。温法在调理中是最重要的砭石疗法之一，将加热的砭具置于人体上，患者可以明显感觉热气在往身上走，并渗透到脏腑深处，有补气活血、疏通经络、扶正祛邪、温阳祛寒的作用。

15. 凉法

凉法的做法与温法相反。将砭具放在冷水中浸泡良久，然后取出擦干，再把它置于人体患部，这种做法称为凉法。凉法的作用在于消减人体内的热毒。应用凉法要注意掌握分寸，不能过度，过度则会使患者受寒，特别是对年老体弱者。近年来，有人将小型砭具，如砭板、砭佩和砭棒放在冷水中浸凉，应用凉法做美容砭术，有助于消除面部皱纹及皮下多余脂肪。

16. 闻法

闻是听的意思。闻法就是听磬，听浮磬声有益于人的健康。

17. 挝法

挝法即自己亲自击磬的砭术方法，并列于砭术的十六法中泗滨浮磬，其乐音（包括超声波）有极强的穿透性，能穿透人体。所以无论是闻磬还是亲手击磬都有益于人的健康。

（三）砭石疗法的禁忌证及注意事项

1. 禁忌证

（1）患有急性疾病者慎用。

（2）接触性过敏者慎用。

（3）施砭部位有不明原因出血、包块、血栓患者慎用。

（4）肢体有严重外伤未缝合伤口的局部禁用。

（5）传染性疾病禁用。

（6）情绪激动者、精神病患者、不能配合者禁用。

（7）孕妇腰骶部、腹部禁用。

2. 注意事项

（1）在砭术操作过程中，施术者要认真观察受术者的反应情况，经常询问受术者的感觉，必要时调整手法。

（2）使用拍法和叩法时，力量不要过大，着力点要浅，次数勿多，以防止软组织损伤。

（3）面部有痤疮者或疮疤时，不要使用力度较大的手法，如刮法等。

（4）在颈部的侧面进行点揉按压时要注意此处的颈动脉，不可持续按压。

（5）使用砭具操作前，应检查砭具边缘有无破损、裂痕，以免划伤皮肤，不合格的砭具不能使用。

八、药浴疗法

药浴疗法是将药物熬煮后，通过蒸气熏蒸、热药物缚敷或浸泡于药液中洗浴等方式，使药物的有效成分通过皮肤、黏膜等进入人体，从而达到疏通经络、活血通络、祛风除湿、消肿止痛等治疗效果。这种疗法是中医传统外治法之一，具有悠久的历史和广泛的应用。

（一）药浴疗法的作用

1. 疏通经络

可以疏通腠理、温经活络，腠理有抵御外邪、保卫机体，联通经络、脏腑的功能。取温热及药物本身的作用，使全身的经络畅通、腠理疏通、孔窍开放，进而祛风发表，将病邪祛除体外，能起到发汗、退热、消肿、透疹的作用。

2. 解毒止痒

药浴疗法能够清热解毒、渗湿止痒，疏通经络、调畅气血、透热除湿等，能使郁热得散、湿浊得泄、毒邪得清、气血畅行、经脉调和、祛风止痒。

3. 平衡阴阳、协调脏腑

药浴可通过孔窍、皮肤、腧穴吸收，具有调节脏腑、补益虚损、平衡阴阳、濡养全身的功效。

（二）药浴疗法的种类

药浴疗法根据使用方法和范围的不同，可以分为多种类型，包括以下五种。

1. 全身药浴

将身体完全浸泡在药液中，适用于风湿性关节炎、类风湿性关节炎等全身性疾病的治疗。

2. 局部药浴

局部药浴包括坐浴、手足浴、头面浴等，适用于局部疾病或特定部位的治疗。

3. 湿敷疗法

用纱布等敷料浸透药液后敷于患处，适用于开放性或闭合性皮肤病的治疗。

4. 熏洗疗法

通过药物的蒸气或药液的浸泡作用，对患处进行治疗，适用于皮肤瘙痒、湿疹等皮肤病。

5. 熏蒸疗法

利用中药汽疗仪等设备，将药物蒸气作用于全身或局部，适用于多种皮肤病的治疗。

（三）药浴疗法的禁忌证及注意事项

1. 禁忌证

（1）患有严重心脑血管疾病患者。

（2）哮喘患者。

（3）皮肤有伤口、破溃患者。

（4）骨折未愈的患者。

（5）对药物过敏的患者。

（6）妇女月经期。

2. 注意事项

在进行药浴疗法时，需要注意以下四点。

（1）药浴温度：水温应根据个人的耐受度和需要来调整，一般保持在 38 ～ 40℃，避免过热或过冷对皮肤造成刺激。

（2）药浴时间：药浴时间通常建议为 20 ～ 30 分钟，具体时间应根据个人体质和病情来定，避免浸泡过久导致皮肤软化和虚脱。

（3）药物选择：须请中医师针对病情对证给药，并按照医嘱制作药汤，切勿自行择药。

（4）卫生条件：泡浴前必须先淋浴洁身，以保持药池的卫生；浴后应立即用温清水冲洗干净，拭干皮肤，及时穿衣服。

九、药枕疗法

药枕疗法基于中医传统理论，运用阴阳五行、脏腑经络、生物全息等有关理论，加以逐步完善的一种外治方法。早在晋代葛洪《肘后备急方》中就载有用大豆装入枕中，治成豆枕，用以治疗失眠的患者。孙思邈的《千金要方》载有“治头项强，不得四顾方，蒸好大豆一斗，令变色，内囊中枕之”。明代医药家李时珍在《本草纲目》中载有绿豆枕、吴萸枕、决明菊花枕、蚕沙枕等多首枕疗方剂用于临床。

（一）中药药枕的作用

1. 鼻腔的吸收作用

人们睡眠枕用时，药枕中含有的芳香走窜药物成分就直接由鼻腔吸入。祖国传统医学理论认为，鼻为肺之窍，气之门户，鼻腔直通于脑，鼻腔黏膜下层毛细血管非常丰富，纤毛可增加药物吸收的有效面积，特别是鼻腔黏膜通透性很强，睡眠时药枕内部分辛香走窜的药物成分不断地从枕内挥发释放出来，刺激相关部位，使药物向血液和组织渗透并进入体内循环，从而产生生理和治疗效应。

2. 局部皮肤的直接吸收作用

药枕芯里的药物直接作用于后脑勺以下至大椎穴部位的皮肤，通过动脉通道，角质层转运（包括细胞内扩散，细胞间扩散）和表皮深层转运吸收，从而进入血液循环，促使药物的吸收和利用。药物作用于局部后能调节神经、内分泌、免疫系统产生刺激效应，发挥治疗效果，从而改善组织器官的功能活动，起到治疗作用。

3. 药物刺激经络传导与穴位外敏放大效应

颈椎及后脑勺部是督脉循行之处，督、任二脉互为表里，连接于口齿部，内连五脏六腑，外络四肢百骸、五官九窍、皮肉筋膜。药物通过刺激渗透，直接进入经络，改善脏腑功能，并发挥归经功效，使药物直达靶组织。穴位外敏放大效应，即给予经穴小剂量的刺激，就可以起到相当大的治疗作用。法国奈克医院的观察证实，药物进入穴位后沿经络运行，并不扩散到经络周围以外的部位。

（二）药枕的种类

药枕疗法的种类有很多，归纳起来有以下 6 种。

1. 布式药枕

布式药枕，即以纱布、棉布等布包裹药物，制成药枕，此枕特点是暖、软、寿命短，药物易破损、挥发。一般多用于虚、寒证病人。

2. 木式硬枕

木式硬枕是以木质材料制成枕框，中空、四周留有许多孔隙，外以棉布包绕，可将药物置于木芯之中的一种药枕。也有人用竹片或藤质材料编制成框，内装枕芯。此枕的特点是性凉质硬、使用时间长、药物损失少，且能贮藏其他物品。一般多用于实证、热证病人。

3. 石式硬枕

石式硬枕，即选用有治疗作用的石块、陶瓷等，磨成枕形，令人睡卧时枕之。唐代陈藏器《本草拾遗》中写道："玉作枕，除鬼魔。"明代朱之蕃在《决明柑橘枕》中有"警枕重劳石枕寒"的诗句。

4. 电磁疗枕

电磁疗枕，即在传统药枕的基础上加入现代电子技术，从而增加了电、磁疗的作用。

5. 书枕

书枕又称纸枕，即以中药书纸、宣纸等纸张卷成圆形、粗如小碗，计三卷，按"品"字形相叠，束缚成枕，令人睡卧时枕之。

6. 囊袋式药枕

囊袋式药枕属软式药枕，即将药水或温水、凉水装入囊袋之中，令病人枕之的一种药枕。

（三）药枕疗法的注意事项

1. 保持干燥

要维持药枕的药效，防潮是关键。因此，在药枕不用时应用塑料包封，防止其有效药物成分的散发，并置于阴凉干燥处，及时通风，防止发生霉变。药枕严禁水洗，且药枕受潮时不宜使用。另外，注意选用透气性能好、柔软的纱布、棉布作为药枕用布，便于药物气味的散发，忌用化学纤维类面料。

2. 硬度适中

药枕枕芯中通常选用质地轻柔的叶、花、子类药物，因此不可填充过多，以维持适当的硬度和枕形。

3. 切忌暴晒

一般使用 15 天左右，应将药枕置于阳光下晾晒约 1 小时，以保持药物的干燥度及药枕枕形，但切忌暴晒。

4. 坚持使用

药枕作用缓慢，一般需要每日枕 6 小时以上，应长期坚持使用。另外药枕中的药物一般只能用 3 个月，其间如果药味变淡或者枕头有异味，需重新填充。

5. 谨遵医嘱

中药过敏体质者、孕妇、婴幼儿、精神病患者慎用药枕，若使用过程中出现不适须及时停用。药枕疗法虽相对安全，但若使用不当，除难以奏效外，还会引起身体不适，因此应谨遵医嘱，正确应用。

十、芳香疗法

中医芳香疗法是指将气味芳香的中药，根据实际需要，制成适当的剂型，如香囊、固体香膏、烟熏、喷雾、精油等，通过鼻腔、口腔或皮肤将药物渗透体内，发挥中药所具有的药效，用于防治人体某些疾病的治疗方法，中医芳香疗法的临床应用日益广泛。

（一）中医芳香疗法的作用

1. 芳香辟秽

芳香中药具有芳香之气、辛散走窜之功效，可驱除空气中或人体的有害病邪。常用于治疗感冒、发热等表证。古人佩戴香囊，端午节挂菖蒲和艾叶，都是起到芳香辟秽的作用，它能有效地防治疫病。

2. 芳香解郁

芳香中药可以宣畅气机、推动血行，从而起到通利血脉的作用。常用于治疗气机壅滞所引起的气滞、气逆。“芳香解郁”的理念还可用于防治儿童青少年抑郁症。

3. 芳香理脾

“香”气入脾，作用于脾胃，合五脏使正安邪去。芳香药物行中焦正气，宣壅滞之湿浊，脾胃失常者，可以芳香之品治疗泄泻、厌食、呕吐等疾病。

4. 芳香开窍

芳香中药辛香走窜，理气行血，散壅滞郁结，喜走空窍。治窍以通为先。常用芳香治疗神志昏迷、孔窍闭塞。

（二）中医芳香疗法的种类

1. 香佩法

香佩法是将芳香药末装入特制布袋中，佩挂于胸前，藉药味挥发以防治疾病的方法。

2. 香冠法

香冠法是将芳香药物制成药帽，戴在头上以防治疾病的一种方法。

3. 香枕法

香枕法是将芳香药物置于枕芯之内，或浸在枕套之中，令人在睡卧时，达到防治疾病的一种自然疗法。

4. 香兜法

香兜法是将芳香药物研末，用棉花包裹，装入布囊缝好，兜于腹部以治疗某些慢性疾病的方法。

5. 香熏法

香熏法是用有芳香气味且容易燃烧的药物制成烟熏剂，用时点燃，熏其患部或居室防治疾病的方法。

6. 香浴法

香浴法是用芳香药物浸泡洗浴，或用芳香药物煎煮之热气熏蒸的一种方法。

7. 香敷法

香敷法是将芳香药物研为细末，并与各种不同的液体调制成糊状制剂，敷贴于一定的穴位或患部，使药效通过皮肤经络而产生效应。

8. 香熨法

香熨法是将芳香药物炒热后，用布包裹，熨摩人体肌表某一部位，并时加移动，以收祛风、散寒、止痛、活络之功的方法。

9. 搐鼻法

搐鼻法是将药物研成粉末，吹入病人的鼻腔，或由病人闻吸香气，以达到芳香开窍之功的方法。常见的剂型则有原药剂、散剂、煎剂、膏剂、滴鼻剂、气雾剂、烟熏剂、精油等。

（三）芳香疗法的禁忌证及注意事项

1. 禁忌证

（1）皮肤感染（脓包、疥疮）。

（2）出血性疾病。

（3）烧伤、晒伤。

（4）近期的瘢痕组织。

（5）开放性伤口。

（6）妊娠期，哺乳期妇女，婴幼儿。

（7）癫痫、哮喘患者。

2. 注意事项

（1）精油有明显的收缩血管等作用，因此高血压、青光眼患者慎用。

（2）有些精油对中枢神经有强烈的兴奋或抑制作用，一定要注意控制用量。

（3）有些精油有发汗作用，体虚多汗者慎用。

（4）活动性肺结核患者慎用。

（5）最好在医生或专门从事芳香疗法的工作人员的指导下使用。

第四节　药膳保健调理法

药膳保健调理法的历史源远流长，可以追溯至上古时期。在漫长的岁月中，人们逐渐认识到某些食物不仅可以充饥，还具有药用价值，这种把食物与药物合二为一的现象形成了药膳的源头和雏形。

周代时期，药膳的发展取得了重要进步。当时宫廷中已设有专门负责调配饮食的“食医”，他们主要负责调配周天子的饮食，以保健养生。同时，周代的《黄帝内经》也提出了“药以祛之，食以随之”的观点，进一步强调了药膳在调理健康中的重要作用。到了秦汉时期，药膳开始有了进一步的发展。东汉的《神农本草经》记载了许多药食两用的食材，为药膳提供了丰富的原料。此外，杰出的医学家张仲景在《伤寒杂病论》中也创立了许多具有临床疗效的药膳方。随后，药膳在魏晋南北朝至隋唐时期得到了广泛的传播和应用。许多医学著作如《千金要方》《食疗本草》等都对药膳进行了详细的记述。至宋元明清时期，药膳更是发展到了鼎盛阶段，各种药膳著作层出不穷，药膳的种类和制作方法也更加多样化。

近现代以来，药膳的发展更是取得了突飞猛进的进步。随着科学技术的不断进步和人们对健康养生的日益重视，药膳已经逐渐发展成为一门独立的学科，并在临床医疗、康复保健等领域发挥着越来越重要的作用。保健药膳的特点与优势如下。

（1）药食同源，寓医于食。保健药膳的最大特点就是将药物与食物巧妙地结合在一起，通过烹饪的方式使药物的有效成分溶解于食物之中，从而达到药借食力、食助药威的效果。这种寓医于食的方式不仅使人们在享受美食的同时得到了健康，还避免了药物带来的不良反应和依赖性。

（2）辨证施膳，因人而异。中医讲究辨证论治，这一原则同样适用于保健药膳。不同的人由于体质、年龄、性别、生活环境等方面的差异，其健康状况和需求也各不相同。因此，在选择保健药膳时，必须根据个人的具体情况进行辨证施膳，以达到最佳的效果。

（3）美味可口，易于接受。与传统的中药汤剂相比，保健药膳在口感和味道上具有明显的优势。通过精湛的烹饪技艺和合理的食材搭配，保健药膳可以变得色香味俱佳，令人垂涎欲滴。这种美味可口的特性使得保健药膳更容易被人们接受和喜爱。

（4）防治结合，标本兼治。保健药膳不仅具有滋补强身、预防疾病的作用，还能在一定程度上辅助治疗某些疾病。通过合理的药膳搭配和长期的坚持食用，可以达到防治结合、标本兼治的效果。

一、药膳配制原则

药膳，作为传统中医文化与饮食文化的完美结合，其配制原则主要基于中医基础理论，旨在通过饮食来调理身体，达到防病治病、保健强身的目的。以下是部分关键的药膳配制原则。

1. 药性平缓

药膳所选用的药物应具有平缓的药性，避免损伤脏腑。这一点尤其适用于老年人和体弱人群，因为他们的身体更为敏感和脆弱。

2. 因证用料

药膳的应用应根据中医的辨证来选择材料。例如，血虚患者可选择补血的食品，如红枣、花生等；阴虚患者则可使用枸杞子、百合等。这样因证用料，能更好地发挥药膳的保健作用。

3. 因时而异

中医认为，人与自然界密切相关，因此药膳的配制也应考虑季节变化。例如，在寒冷的季节，可以选择性质温暖的药膳；在炎热的季节，宜选择性质寒凉的药膳。

4. 因地而异

不同地区的气候条件和生活习惯会影响人的身体需求，因此药膳的配制也需要考虑地域差异。例如，潮湿地区可多食用温辛辣的食物，而寒冷地区则宜多食用热性食物。

5. 药食相宜

药膳中的药物和食物应相互协同，共同发挥作用。要避免食物与药物之间的不良反应，确保二者的相容性和互补性。

6. 适量定时

药膳的食用应定时定量，避免暴饮暴食。合理的饮食量和时间间隔有助于身体更好地吸收药膳中的营养成分和药效。

综上所述，药膳的配制原则强调药性平缓、因证用料、因时而异、因地而异、药食相宜及适量定时。遵循这些原则，可以更好地发挥药膳在防病治病和保健强身方面的作用。

二、药膳配制注意事项

药膳，是融合了中华传统医学与烹饪技艺的一种珍馐，近年来越来越受到人们的青睐。它不仅能够满足味蕾的享受，更能够调和身体，达到养生的目的。然而，药膳的配制并非简单的食材堆砌，而是需要精心策划和细致操作的过程。接下来则介绍药膳配制的五个注意事项，以确保每一次的烹饪都能达到预期的效果。

1. 明确药材与食材的性味归经

在药膳配制中，首先要明确的是药材与食材的性味归经。中医讲究药食同源，不同的药材和食材有着不同的性味（如寒、热、温、凉）和归经（如心、肝、脾、肺、肾），它们对于人体的作用也各不相同。例如，枸杞子性味甘平，归肝、肾经，具有滋补肝肾、益精明目的功效，而生姜则性味辛温，归肺、脾、胃经，能够解表散寒、温中止呕。因此，在配制药膳时，必须根据个人的体质和需求，选择合适的药材和食材，以达到最佳的调理效果。

例如，对于体质偏寒、四肢冰冷的女性来说，我们可以选择温性的药材如肉桂、干姜，搭配羊肉、鸡肉等温补食材，来制作一款温阳散寒的药膳。这样不仅能够改善该患者体质，还能够提高其抗寒能力。

2. 注重药材与食材的用量配比

药膳的配制中，药材与食材的用量配比也是至关重要的。过量的药材可能会导致药味过重，影响口感，甚至产生不良反应；而过少的药材则可能达不到预期的调理效果。因此，我们需要根据药材的药效强弱、食材的性质及个人的体质情况，来精确计算药材与食材的用量比例。例如，当归生姜羊肉汤，以当归、生姜和羊肉为主要原料。当归具有补血活血的功效，生姜能够温中散寒，而羊肉则是温补的佳品。在配制时，需要根据食用者的体质和需求，来调整当归、生姜和羊肉的用量比例。如果食用者血虚较重，可以适当增加当归的用量；如果食用者体寒明显，可以多加一些生姜来增强温中散寒的效果。

3. 掌握恰当的烹饪方法与时间

药膳的烹饪方法和时间也是影响其效果的关键因素。不同的药材和食材需要不同的烹饪方式和时间来最大限度地发挥其药效和营养价值。例如，部分质地坚硬的药材，如石斛、天麻等，需要提前浸泡或煎煮以软化其纤维并释放药效，而含有挥发油的药材，如薄荷、荆芥等，则不宜久煮以免药效损失。例如，炖鸡汤，如果在鸡汤中加入了一些滋补药材，如黄芪、当归等，就需要注意烹饪的时间和火候。一般而言，这类药膳需要慢炖数小时以确保药材的营养成分充分溶解在汤中。同时，还要注意火候的控制，避免大火导致汤汁烧干或药材烧焦。

4. 确保食材的新鲜与安全

药膳的食材必须新鲜、安全无污染。新鲜的食材能够保证药膳的口感和营养价值，而安全的食材则能够避免食物中毒等食品安全问题。因此，在选购食材时，需要选择正规渠道购买并仔细检查其新鲜度和质量。例如，在购买鸡肉时，可以观察其颜色是否鲜艳、肉质是否紧实有弹性以及是否有异味等来判断其新鲜度。此外，还要注意检查食材的生产日期、保质期等信息以确保其安全性。

5. 了解个人体质与需求进行个性化配制

每个人的体质和需求都是独一无二的，因此在配制药膳时我们需要充分了解个人的体质特点和需求来进行个性化的配制。例如，对于气虚体质的人，可以选择一些具有补气作用的药材如黄芪、党参等，而对于阴虚体质的人，则可以选择一些滋阴润燥的药材如麦冬、玉竹等。

此外，还要根据个人的口味偏好来调整药膳的口味和风味。例如，对于喜欢甜食的人，可以适当添加一些红枣、枸杞等甜味药材来增加药膳的甜度；而对于喜欢咸味的人来说，则可以适当增加一些盐分来调整口感。

总之，药膳的配制并非一件简单的事情，它需要充分了解药材与食材的性味归经、用量配比、烹饪方法与时间及食材的新鲜与安全等因素。同时，还需要根据个人的体质和需求来进行个性化的配制，以确保每一次的药膳都能达到预期的效果。

三、保健药膳

在中华传统医学中，体质学说占据着重要的地位。不同的体质类型，对于外界环境的适应能力、疾病的易感性及病后康复能力都有所不同。因此，针对不同体质类型，选择合适的保健药膳，对于维护健康、预防疾病具有深远的意义。

1. 平和体质的保健药膳

平和体质是人体最为理想的一种体质状态，其特点是阴阳平衡、气血调和、脏腑功能正常。对于平和体质的人群，保健药膳的选择应以平补为主，既要保持营养均衡，又要避免过度滋补。例如，可选用山药枸杞粥，其中山药益气养阴，枸杞滋补肝肾，二者合用，既能补益身体，又不会滋腻碍胃。

2. 气虚体质的保健药膳

气虚体质的人群，主要表现为元气不足、脏腑功能低下。他们往往容易感到疲乏、气短，且抵抗力较弱。针对气虚体质，保健药膳应以补气为主，可选用如黄芪炖鸡等菜品。黄芪是著名的补气药材，与鸡肉同炖，不仅能增强补气效果，还能改善口感，让人食欲大增。

3. 阳虚体质的保健药膳

阳虚体质的人群，阳气不足、阴寒内盛，常表现为畏寒怕冷、手足不温。针对阳虚体质，保健药膳应以温阳散寒为主。例如，当归生姜羊肉汤就是一道非常适合阳虚体质的药膳。当归补血活血，生姜温中散寒，羊肉则是温补阳气的佳品，三者合用，温阳散寒效果显著。

4. 阴虚体质的保健药膳

阴虚体质的人群，阴液亏少、虚火内生，常表现为口干咽燥、手足心热。对于阴虚体质，保健药膳应以滋阴降火为主。如银耳百合莲子羹，是一道非常适合阴虚体质的药膳。银耳、百合、莲子都具有滋阴润燥的功效，合用则能增强滋阴效果，帮助阴虚体质的人群改善不适症状。

5. 痰湿体质的保健药膳

痰湿体质的人群，痰湿凝聚、形体肥胖，往往容易感到胸闷、痰多。针对痰湿体质，保健药膳应以燥湿化痰为主。例如，陈皮薏米粥，陈皮具有燥湿化痰的功效，薏米则能健脾利湿，二者合用，既能帮助痰湿体质的人群燥湿化痰，又能改善体型。

6. 湿热体质的保健药膳

湿热体质的人群，湿热内蕴、面垢油光，常表现为口苦口干、身重困倦。对于湿热体质，保健药膳应以清热利湿为主。例如，绿豆薏米汤，是一道非常适合湿热体质的药膳。绿豆具有清热解毒的功效，薏米则能利湿健脾，二者合用，清热利湿效果显著。

7. 血瘀体质的保健药膳

血瘀体质的人群，血行不畅、肤色晦暗，往往容易出现瘀斑、疼痛等症状。针对血瘀体质，保健药膳应以活血化瘀为主。例如，桃仁红花粥，是一道非常适合血瘀体质的药膳。桃仁、红花都具有活血化瘀的功效，与粥同煮，既能改善口感，又能增强活血化瘀的效果。

8. 气郁体质的保健药膳

气郁体质的人群，气机瘀滞、情志不畅，常表现为多愁善感、焦虑不安。对于气郁体质，保健药膳应以疏肝解郁为主。如玫瑰花茶就是一道非常适合气郁体质的药膳。玫瑰花具有疏肝解郁、行气活血的功效，泡茶饮用，既能舒缓情绪，又能改善气郁症状。

9. 特禀体质的保健药膳

特禀体质的人群，先天失常、生理缺陷或变态反应等为主要特征。针对特禀体质的保健药膳需要因人而异，根据具体情况进行调配。一般来说，可以选择一些具有抗过敏、增强免疫力的药膳食材，如灵芝、蜂蜜等，以帮助特禀体质的人群改善过敏症状、提高免疫力。

综上所述，针对不同体质类型选择合适的保健药膳是维护健康的重要手段。在选用药膳时，我们应根据自己的体质特点进行选择，同时也要注意药膳的搭配与烹饪方法，以确保其发挥最大的保健效果。

第五章　常见亚健康症状

第一节　容易疲劳

一、容易疲劳的常见原因

（一）身体虚弱

1. 体质虚弱与疲劳

体质虚弱是导致疲劳的常见原因之一。体质虚弱可能是先天遗传因素所致，也可能是后天不良生活习惯、疾病等因素引起。体质虚弱的人，身体的各项功能相对较弱，无法有效地应对日常的生活和工作压力，容易出现疲劳感。

过度劳累或体力透支也是导致身体虚弱的重要原因。在现代社会，人们面临着高强度的工作压力和快节奏的生活方式，常过度劳累或体力透支。长期的过度劳累或体力透支会使身体的精气大量消耗，导致精气不足，无法支撑日常活动，从而产生疲劳感。

2. 不同体质类型与疲劳

（1）气虚体质：主要表现为疲倦乏力、气短懒言、面色萎黄等症状。气虚是指人体的元气不足，推动、固摄、防御等功能减退。气虚体质的人由于元气不足，身体的各项机能都相对较弱，容易感到疲劳。

（2）血虚体质：常伴有头晕目眩、心悸失眠、面色苍白等症状。血虚是指人体的血液不足，营养和滋润功能减退。血虚体质的人由于血液不足，身体的各个组织器官得不到充分的营养和滋润，容易出现疲劳。

（3）阴虚体质：主要症状为口干舌燥、心烦失眠、五心烦热等。阴虚是指人体的阴液不足，滋润、宁静等功能减退。阴虚体质的人由于阴液不足，身体容易出现内热，消耗过多的能量，从而产生疲劳。

（4）阳虚体质：表现为怕冷、四肢发凉、精神不振等症状。阳虚是指人体的阳气不足，温煦、推动等功能减退。阳虚体质的人由于阳气不足，身体的代谢功能减慢，能量产生不足，容易感到疲劳。

（二）睡眠不足

1. 睡眠质量差与疲劳

睡眠质量差是导致疲劳的重要原因之一。睡眠是身体进行自我修复和调整的重要过程，良好的睡眠质量对于恢复体力、保持身心健康至关重要。如果睡眠质量差，如频繁醒来、睡眠浅、多梦等，身体无法得到充分的休息和恢复，就容易引起精神不振，导致白天嗜睡、精力下降。

睡眠质量差可能是由多种因素引起的，如心理压力、不良生活习惯、环境因素等。心理压力过大、焦虑、抑郁等不良情绪会影响睡眠质量。长期熬夜、睡前使用电子设备、饮用咖啡或浓茶等不良生活习惯会干扰睡眠。环境噪声、光线过强、温度不适等环境因素也会影响睡眠质量。

2. 睡眠不足与疲劳

长时间睡眠不足也是导致疲劳的常见原因。人体需要足够的睡眠时间来进行身体的修复和调整，如果睡眠时间不足，身体的各项机能无法得到充分的恢复，容易出现疲劳感。

睡眠不足可能是由于工作压力大、生活节奏快、熬夜等因素引起的。现代社会，人们面临着高强度的工作压力和快节奏的生活方式，常需要加班、熬夜，导致睡眠时间不足。长期的睡眠不足会使身体的疲劳感逐渐积累，严重影响身体健康和生活质量。

（三）情志失调

1. 不良情绪与疲劳

长期情绪紧张、压力过大、抑郁或焦虑等不良情绪可损伤肝气，使气机不畅，导致疲劳。情绪对身体健康有着重要的影响，不良情绪会影响人体的内分泌系统、神经系统等，导致身体出现各种不适症状，其中疲劳是常见的症状之一。

情绪紧张、压力过大时，人体会分泌大量的应激激素，如肾上腺素、皮质醇等，这些激素会使身体处于应激状态，消耗大量的能量，从而产生疲劳感。抑郁或焦虑等不良情绪会影响人体的神经系统功能，导致睡眠质量下降、食欲下降等，进一步加重疲劳感。

2. 情志失调的影响

情志失调不仅会导致疲劳，还会影响人体的其他生理功能。长期的情志失调会影响人体的免疫系统、消化系统、心血管系统等，导致身体出现各种疾病。例如，长期的抑郁或焦虑可能会导致抑郁症、焦虑症等心理疾病；长期的情绪紧张、压力过大可能会导致高血压、冠状动脉粥样硬化性心脏病等心血管疾病。

（四）饮食不当

1. 饮食不规律与疲劳

饮食不规律会影响脾胃功能，导致气血生化不足，使全身缺乏能量而产生疲劳感。饮食不规律包括饮食时间不固定、暴饮暴食、过度节食等。这些不良的饮食习惯会影响脾胃的消化和吸收功能，导致身体无法获得足够的营养物质，从而产生疲劳感。

饮食时间不固定会打乱人体的生物钟，影响脾胃的正常消化和吸收功能。暴饮暴食会使脾胃负担过重，导致消化不良；过度节食会使身体缺乏必要的营养物质，影响身体的正常代谢和功能。

2. 营养不均衡与疲劳

营养不均衡也是导致疲劳的常见原因之一。人体需要各种营养物质来维持正常的生理功能，如果饮食中缺乏某些营养物质，就会导致身体出现各种不适症状，其中疲劳是常见的症状之一。

营养不均衡可能是由于挑食、偏食、饮食单一等因素引起的。例如，缺乏蛋白质、碳水化合物、脂肪等能量物质会导致身体缺乏能量，产生疲劳；缺乏维生素、矿物质等营养素会影响身体的正常代谢和功能，也会导致疲劳。

二、中医治疗方式

（一）中医对疲劳的认识

中医认为疲劳多因脏腑失调、气血不足所致。疲劳是人体正气不足、脏腑功能失调的表现，其根本原因在于气血不足。气血是人体生命活动的物质基础，气血不足会导致身体的各项机能减退，从而产生疲劳。中医治疗疲劳应以调养脏腑、补气血为主，采用辨证论治的方法，根据不同的病因病机和临床表现进行个体化治疗。

（二）气虚型疲劳的治疗

1. 临床表现

气虚型疲劳表现为疲倦乏力、气短懒言、面色萎黄等症状。气虚是指人体的元气不足，推动、固摄、防御等功能减退。气虚型疲劳的人由于元气不足，身体的各项机能都相对较弱，容易感到疲劳。

2. 治疗方法

治疗可用益气健脾的方剂，如四君子汤、补中益气汤等。四君子汤由人参、白术、茯苓、甘草组成，具有益气健脾的功效；补中益气汤由黄芪、人参、白术、炙甘草、当归、陈皮、升麻、柴胡组成，具有补中益气、升阳举陷的功效。这些方剂可以补充人体的元气，增强脾胃的消化和吸收功能，提高身体的免疫力，从而缓解疲劳症状。

（三）血虚型疲劳的治疗

1. 临床表现

血虚型疲劳常伴有头晕目眩、心悸失眠、面色苍白等症状。血虚是指人体的血液不足，营养和滋润功能减退。血虚型疲劳的人由于血液不足，身体的各个组织器官得不到充分的营养和滋润，容易出现疲劳。

2. 治疗方法

血虚型疲劳可用补血益气的方剂，如归脾汤、八珍汤。归脾汤由人参、黄芪、白术、茯神、龙眼肉、酸枣仁、木香、炙甘草、当归、远志组成，具有益气补血、健脾养心的功效；八珍汤由人参、白术、茯苓、甘草、当归、川芎、白芍、熟地黄组成，具有益气补血的功效。这些方剂可以补充人体的血液，增强心功能，提高身体的免疫力，从而缓解疲劳症状。

（四）阴虚型疲劳的治疗

1. 临床表现

阴虚型疲劳主要症状为口干舌燥、心烦失眠、手足心热等。阴虚是指人体的阴液不足，滋润、宁静等功能减退。阴虚型疲劳的人由于阴液不足，身体容易出现内热，消耗过多的能量，从而产生疲劳。

2. 治疗方法

阴虚型疲劳宜用滋阴补肾的方剂，如六味地黄丸、天王补心丹等。六味地黄丸由熟地黄、山茱萸、山药、泽泻、牡丹皮、茯苓组成，具有滋阴补肾的功效；天王补心丹由人参、玄参、丹参、茯苓、五味子、远志、桔梗、当归、天冬、麦冬、柏子仁、酸枣仁、生地黄组成，具有滋阴养血、补心安神的功效。这些方剂可以补充人体的阴液，清热降火，增强肾的功能，提高身体的免疫力，从而缓解疲劳症状。

第二节　失眠

一、失眠的常见原因

（一）情志失调

1. 情绪障碍与失眠

长期精神压力、情绪紧张、焦虑或抑郁等情绪障碍会扰乱心神，导致失眠。在现代社会中，人们面临着各种压力，如工作压力、生活压力、人际关系压力等，这些压力容易导致人们出现情绪障碍。情绪障碍会影响人体的神经系统功能，使大脑处于兴奋状态，难以进入睡眠状态。

焦虑和抑郁是常见的情绪障碍，它们与失眠之间存在着密切的关系。焦虑患者常会出现过度担忧、紧张不安、心悸等症状，这些症状会影响睡眠质量。抑郁患者则常常会出现情绪低落、失去兴趣、自责自罪等症状，这些症状也会导致失眠。

2. 心神不安的影响

情绪障碍会扰乱心神，使心神不安，从而导致失眠。心神不安是指心脏和大脑的功能失调，无法保持平静和安宁的状态。心神不安会影响人体的睡眠机制，使人体难以进入深度睡眠状态，从而导致失眠。

（二）体质虚弱

1. 气血不足与失眠

气血不足是导致失眠的常见原因之一。气血是人体生命活动的物质基础，气血不足会影响人体的各个器官和系统的功能。心脏是人体的重要器官之一，它需要充足的气血来维持正常的功能。如果气血不足，心功能就会受到影响，导致心神不安，从而引起失眠。

气血不足还会导致人体的其他症状，如头晕、乏力、面色苍白等。这些症状会进一步影响人体的睡眠质量，使人体难以进入深度睡眠状态。

2. 阴虚火旺与失眠

阴虚火旺也是导致失眠的常见原因之一。阴虚火旺证指人体的阴液不足，阳气相对偏盛，从而出现内热的症状。阴虚火旺会影响人体的神经系统功能，使大脑处于兴奋状态，难以进入睡眠状态。

阴虚火旺还会导致人体的其他症状，如口干、咽干、五心烦热等。这些症状会进一步影响人体的睡眠质量，使人体难以进入深度睡眠状态。

1. 阳虚与失眠

阳虚也是导致失眠的原因之一。阳虚是指人体的阳气不足，温煦功能减弱。阳虚会影响人体的血液循环和新陈代谢，使人体的各个器官和系统的功能受到影响。心脏是人体的重要器官之一，它需要充足的阳气来维持正常的功能。如果阳虚，心功能就会受到影响，导致心神不安，从而引起失眠。

阳虚还会导致人体的其他症状，如怕冷、四肢发凉、腰膝酸软等。这些症状会进一步影响人体的睡眠质量，使人体难以进入深度睡眠状态。

（三）生活作息不规律

1. 熬夜与失眠

经常熬夜是导致失眠的常见原因之一。人体的生物钟是一个自然的生理节律，它调节着人体的睡眠和觉醒周期。如果经常熬夜，就会打乱人体的生物钟，使人体的睡眠和觉醒周期失调，从而导致失眠。

熬夜也会影响人体的神经系统功能，使大脑处于兴奋状态，难以进入睡眠状态。此外，熬夜还会影响人体的内分泌系统功能，使人体的激素水平失调，从而影响睡眠质量。

2. 作息时间不规律与失眠

作息时间不规律也是导致失眠的常见原因之一。人体的生物钟需要一个稳定的作息时间来维持正常的功能。如果作息时间不规律，就会打乱人体的生物钟，使人体的睡眠和觉醒周期失调，从而导致失眠。

作息时间不规律也会影响人体的神经系统功能，使大脑处于兴奋状态，难以进入睡眠状态。此外，作息时间不规律还会影响人体的内分泌系统功能，使人体的激素水平失调，从而影响睡眠质量。

（四）饮食失调

1. 饮食过多与失眠

饮食过多是导致失眠的常见原因之一。饮食过多会加重脾胃的负担，使脾胃的运化功能失调，从而影响人体的消化功能和吸收功能。如果饮食过多，就会导致胃部胀满不适，影响睡眠质量。

饮食过多也会影响人体的内分泌系统功能，使人体的激素水平失调，从而影响睡眠质量。此外，饮食过多还会导致人体的体重增加，增加患肥胖症、糖尿病等疾病的风险，这些疾病也会影响睡眠质量。

2. 进食刺激性食物与失眠

进食刺激性食物也是导致失眠的常见原因之一。刺激性食物如咖啡、茶、辣椒、酒等，会刺激人体的神经系统，使大脑处于兴奋状态，难以进入睡眠状态。

进食刺激性食物也会影响人体的消化系统功能，使胃部不适，影响睡眠质量。此外，进食刺激性食物还会影响人体的内分泌系统功能，使人体的激素水平失调，从而影响睡眠质量。

3. 脾胃虚弱与失眠

脾胃虚弱也是导致失眠的原因之一。脾胃是人体的消化和吸收器官，它们的功能失调会影响人体的营养摄入和代谢功能。如果脾胃虚弱，就会导致人体的气血不足，心神不安，从而引起失眠。

脾胃虚弱还会导致人体的其他症状，如食欲缺乏、腹胀、腹泻等。这些症状会进一步影响人体的睡眠质量，使人体难以进入深度睡眠状态。

二、中医治疗方式

（一）中医对失眠的认识

中医认为失眠多由心、肝、脾、肾四脏失调所致。失眠的发生与人体的气血、阴阳、脏腑功能等密切相关。中医治疗失眠以调和气血、宁心安神为主，采用辨证施治的方式，根据不同的病因病机和临床表现进行个体化治疗。

（二）心肾不交型

1. 临床表现

失眠伴有心悸、头晕、耳鸣，常见于阴虚火旺或肾虚火旺者。心肾不交是指心脏和肾的功能失调，心火不能下交于肾，肾水不能上济于心，从而出现心火亢盛、肾阴不足的症状。

2. 治疗方法

宜用六味地黄丸加龙骨、牡蛎，或交泰丸调理。六味地黄丸具有滋阴补肾的功效，龙骨、牡蛎具有重镇安神的功效，交泰丸具有交通心肾的功效。这些方剂可以滋阴降火、交通心肾，从而缓解失眠症状。

（三）肝郁化火型

1. 临床表现

常见于因情绪郁结，表现为失眠多梦、急躁易怒、胸胁胀满。肝郁化火是指肝的气机不畅，郁而化火，从而出现肝火旺盛的症状。

2. 治疗方法

宜疏肝解郁清热，可用龙胆泻肝汤、逍遥散等方剂。龙胆泻肝汤具有清泻肝胆实火的功效，逍遥散具有疏肝解郁、健脾和营的功效。这些方剂可以疏肝解郁、清热泻火，从而缓解失眠症状。

（四）心脾两虚型

1. 临床表现

表现为失眠伴有头昏乏力、心悸健忘、面色萎黄。多因气血不足，心脾两虚是指心脏和脾的功能失调，气血不足，从而出现心神失养、脾气虚弱的症状。

2. 治疗方法

多因气血不足，宜补气养血安神，可用归脾汤、酸枣仁汤等。归脾汤具有益气补血、健脾养心的功效，酸枣仁汤具有养血安神、清热除烦的功效。这些方剂可以补气养血、安神定志，从而缓解失眠症状。

第三节　健忘

一、健忘的常见原因

（一）情志不畅

1. 情绪对大脑供血的影响

长期情绪紧张、焦虑或抑郁会导致大脑供血不足。当人们处于这些不良情绪状态时，身体会分泌应激激素，如肾上腺素、皮质醇等，这些激素会使血管收缩，影响血液循环，从而导致大脑供血不足。

大脑供血不足会使大脑细胞得不到充足的氧气和营养物质，影响其正常的代谢和功能。这会导致思维迟缓、记忆力下降，表现为健忘等症状。

2. 对记忆力的影响

不良情绪还会影响大脑的神经递质系统，如血清素、多巴胺等神经递质的分泌和调节。这些神经递质在记忆的形成和巩固中起着重要作用。当神经递质系统失衡时，记忆力会受到影响，容易出现健忘的情况。

（二）睡眠不足

1. 对大脑休息和修复的影响

睡眠时间不充足或质量差会影响大脑的休息和修复。在睡眠过程中，大脑会进行一系列的生理活动，包括清理代谢废物、巩固记忆、修复受损细胞等。如果睡眠不足或质量差，这些生理活动就会受到影响，导致大脑功能下降。

短期记忆力下降、注意力不集中是睡眠不足常见的表现之一。睡眠不足会影响大脑中负责记忆和注意力的区域，如海马体、前额叶皮质等。这些区域的功能受损会使人们难以记住新的信息，也难以集中注意力进行学习和工作。

2. 其他影响

长期睡眠不足还会影响身体的免疫系统、内分泌系统等，导致身体整体健康状况下降，进一步加重健忘等症状。

（三）过度用脑

1. 大脑疲劳的表现

长时间进行高强度脑力活动或压力过大，容易使大脑疲劳。当大脑长时间处于高度紧张的工作状态时，会消耗大量的能量和氧气，产生疲劳物质。如果得不到及时的休息和恢复，大脑疲劳会逐渐加重。

出现健忘、精神疲惫等症状是大脑疲劳的常见表现。大脑疲劳会影响大脑细胞的活性和功能，使记忆力下降，同时也会使人感到精神疲惫、缺乏动力。

2. 对大脑功能的影响

过度用脑还会影响大脑的神经可塑性，即大脑适应和改变的能力。长期的高强度脑力活动可能会导致大脑的神经可塑性下降，使大脑难以形成新的记忆和学习新的技能。

（四）脾肾虚弱

1. 脾气不足的影响

脾气不足导致气血生化来源不足。脾是人体的后天之本，主运化水谷精微，为气血生化之源。当脾气不足时，脾的运化功能减弱，无法将食物中的营养物质转化为气血，导致气血不足。

脑部供血不足是脾气不足的常见后果之一。气血不足会影响血液循环，使脑部供血不足。大脑得不到充足的气血滋养，就会出现注意力下降、记忆力减退等情况。

2. 肾精亏虚的影响

肾精亏虚则难以滋养大脑。肾藏精，主骨生髓，脑为髓海。肾精充足时，能够滋养大脑，使大脑功能正常。当肾精亏虚时，无法为大脑提供足够的营养物质，就会影响大脑的功能。

肾精亏虚表现为健忘、头晕耳鸣、腰膝酸软等症状。肾精亏虚还会影响其他身体器官和系统的功能，如肾、骨骼、耳等，出现头晕耳鸣、腰膝酸软等症状。

二、中医治疗方式

（一）中医对健忘的认识

中医认为健忘多与心、脾、肾三脏失调有关。心主神明，脾主运化，肾主藏精，三脏功能正常则气血充足，心神得养，记忆力良好。若三脏失调，气血不足，心神失养，则会出现健忘等症状。治疗应调理脏腑、补益气血、健脑安神，具体治疗方案因人而异。

（二）心脾两虚型

1. 临床表现

表现为健忘、心悸、失眠、疲倦乏力。多因气血不足，脾失健运，心神失养所致。心脾两虚时，心脏和脾的功能减弱，气血生成不足，无法滋养心神，从而出现健忘、心悸、失眠等症状。同时，脾气虚弱还会导致身体疲倦乏力。

2. 治疗方法

宜益气健脾、养血安神，用归脾汤调理。归脾汤由人参、黄芪、白术、茯神、龙眼肉、酸枣仁、木香、炙甘草、当归、远志等组成，具有益气补血、健脾养心的功效。能够补充气血，增强脾的运化功能，滋养心神，从而改善健忘等症状。

（三）肾精不足型

1. 临床表现

主要表现为健忘、头晕耳鸣、腰膝酸软。多见于肾气亏虚，难以濡养脑髓。肾精不足时，肾的功能减弱，无法为大脑提供足够的营养物质，导致脑髓失养，出现健忘、头晕耳鸣、腰膝酸软等症状。

2. 治疗方法

宜补肾填精，用六味地黄丸加枸杞、黄精等。六味地黄丸由熟地黄、山茱萸、山药、泽泻、牡丹皮、茯苓组成，具有滋阴补肾的功效。枸杞、黄精等具有补肾益精的作用。这些药物合用能够补肾填精，滋养脑髓，改善健忘等症状。

（四）痰浊内阻型

1. 临床表现

健忘伴有头重如裹、胸闷、精神困顿。多因痰浊阻滞清阳，使气机不畅。痰浊是由于体内湿气积聚，凝结而成的病理产物。痰浊内阻会阻碍清气的上升，影响头部的气血供应，导致头重如裹、精神困顿等症状。同时，痰浊还会阻滞气机，使胸部闷胀不适。

2. 治疗方法

宜健脾化痰，用温胆汤加石菖蒲、远志等开窍化痰之药。温胆汤由半夏、竹茹、枳实、陈皮、甘草、茯苓组成，具有理气化痰、和胃利胆的功效。石菖蒲、远志等具有开窍化痰、宁心安神的作用。这些药物合用能够健脾化痰，开窍醒神，改善健忘等症状。

第四节　便秘

一、便秘的常见原因

（一）饮食结构不合理

1. 膳食纤维缺乏与肠道蠕动减慢

缺乏膳食纤维是导致肠道蠕动减慢的重要原因之一。膳食纤维具有吸水性，能够增加粪便的体积，刺激肠道蠕动，促进排便。如果饮食中缺乏膳食纤维，粪便就会变得干硬，肠道蠕动也会减慢，从而导致便秘。

现代生活中，人们的饮食往往过于精细，富含膳食纤维的食物摄入不足，如粗粮、蔬菜、水果等。长期如此，容易引发便秘问题。

2. 摄水量不足与粪便干硬难排

摄水量不足也是导致便秘的常见原因之一。水是维持人体正常生理功能的重要物质，对于肠道的正常蠕动和粪便的排出也起着关键作用。如果摄水量不足，肠道内的水分就会被过度吸收，使粪便变得干硬，难以排出。

很多人在日常生活中没有养成良好的饮水习惯，导致摄水量不足。尤其是在炎热的天气或进行体力活动后，更需要及时补充水分，以预防便秘的发生。

（二）缺乏运动

1. 久坐与肠道动力不足

久坐或缺乏运动是导致肠道动力不足的主要原因之一。长期久坐会使身体的代谢率降低，肠道蠕动减慢，肌力减弱。这不仅会影响肠道的正常蠕动，还会使排便变得困难。

在现代社会，很多人的工作性质决定了他们需要长时间坐在办公桌前，缺乏足够的运动。这是导致便秘问题日益普遍的一个重要因素。

2. 缺乏运动对排便的影响

缺乏运动还会影响身体的整体健康状况，降低免疫力，增加患病的风险。同时，缺乏运动也会影响肠道的神经系统，使肠道对排便的反射变得迟钝，进一步加重便秘症状。

（三）情绪和压力

1. 精神紧张与脾胃功能影响

精神紧张、压力过大或长期抑郁会对脾胃功能产生不良影响。中医认为，情志失调会影响人体的气机运行，导致脾胃功能紊乱。脾胃是人体消化吸收的重要器官，脾胃功能失常会影响食物的消化和排泄，从而引发便秘。

现代生活中，人们面临着各种各样的压力，如工作压力、生活压力、人际关系压力等。这些压力容易导致人们出现精神紧张、焦虑、抑郁等情绪问题，进而影响脾胃功能，引发便秘。

2. 气机不畅与排便异常

当人们处于精神紧张、压力过大或长期抑郁的状态时，人体的气机就会不畅。气机不畅会影响肠道的蠕动和排泄功能，使粪便在肠道内停留时间过长，水分被过度吸收，从而导致便秘。

(四）作息不规律

1. 熬夜与胃肠功能紊乱

熬夜是导致胃肠功能紊乱的常见原因之一。人体的生物钟对胃肠功能有着重要的调节作用。如果经常熬夜，就会打乱人体的生物钟，影响胃肠的正常蠕动和排泄功能。

熬夜还会使身体的免疫力下降，容易引发各种疾病。同时，熬夜也会影响人体的内分泌系统，导致激素水平失衡，进一步加重胃肠功能紊乱的症状。

2. 饮食不定时与排便习惯改变

饮食不定时也是导致胃肠功能紊乱的一个重要因素。人体的胃肠有自己的消化节律，如果饮食不定时，就会打乱胃肠的消化节律，影响食物的消化和排泄。长期如此，容易导致便秘问题的出现。

此外，饮食不定时还会影响人体的营养摄入，使身体缺乏必要的营养物质，影响身体健康。

3. 久坐不动与胃肠功能影响

久坐不动不仅会导致肠道动力不足，还会影响胃肠的血液循环。长期久坐不动会使胃肠的血液循环不畅，影响胃肠的正常蠕动和排泄功能。

同时，久坐不动也会使身体的代谢率降低，容易导致肥胖等问题。肥胖也是引发便秘的一个危险因素。

二、中医治疗方式

(一）中医对便秘的认识

中医认为便秘多因脏腑功能失调，津液不足、气血不畅所致。便秘的发生与人体的脾胃、肺、肾等脏腑功能密切相关。中医治疗便秘宜疏调气机、滋润肠道，结合患者的体质进行辨证施治。

(二）热秘型

1. 临床表现

表现为大便干结、排出困难、口干口苦、尿黄，常伴有脾胃火盛。热秘型便秘主要是由于胃肠积热，津液耗伤所致。热邪内盛，灼伤津液，使粪便干结，难以排出。同时，热邪还会影响人体的津液代谢，导致口干口苦、尿黄等症状。

2. 治疗方法

可清热润肠，选用麻子仁丸或增液汤加减，以清热通便。麻子仁丸由麻子仁、芍药、枳实、大黄、厚朴、杏仁组成，具有润肠泄热、行气通便的功效。增液汤由玄参、麦冬、生地组成，具有增液润燥的作用。根据患者的具体情况，可以在这些方剂的基础上进行加减，以达到更好的治疗效果。

(三）气滞型

1. 临床表现

便秘伴腹胀、嗳气、易怒、排便不畅，通常因情志不畅、气机郁结所致。气滞型便秘主要是由于肝气郁结，气机不畅，影响肠道的蠕动和排泄功能。患者除便秘症状外，还会出现腹胀、嗳气、易怒等症状。

2. 治疗方法

宜疏肝理气，可用六磨汤或四磨饮调理。六磨汤由槟榔、沉香、木香、乌药、枳壳、大黄组成，具有顺气导滞、降逆通便的功效。四磨饮由人参、槟榔、沉香、乌药组成，具有行气降逆、宽胸散结的作用。根据患者的具体情况，可以在这些方剂的基础上进行加减，以达到更好的治疗效果。

（四）气虚型

1. 临床表现

表现为大便难以排出、乏力、气短、面色苍白，常见于气虚体质者。气虚型便秘主要是由于脾气虚弱，中气不足，无力推动肠道蠕动所致。患者除便秘症状外，还会出现乏力、气短、面色苍白等症状。

2. 治疗方法

宜补气健脾，推荐使用黄芪建中汤或四君子汤。黄芪建中汤由黄芪、桂枝、白芍、炙甘草、生姜、大枣、饴糖组成，具有温中补气、和里缓急的功效。四君子汤由人参、白术、茯苓、甘草组成，具有益气健脾的作用。根据患者的具体情况，可以在这些方剂的基础上进行加减，以达到更好的治疗效果。

第五节　食欲缺乏

一、食欲缺乏的常见原因

（一）情绪压力

1. 情绪对脾胃运化功能的影响

长期处于紧张、焦虑或情绪低落的状态会对脾胃的正常运化功能产生显著影响。在中医理论中，情志与脏腑功能密切相关，情绪变化会引起脏腑气血的失调。当情绪波动时，人体的神经系统会发生相应的变化，进而影响到胃肠道的神经调节。

例如，紧张和焦虑情绪会使交感神经兴奋，抑制胃肠道的蠕动和消化液的分泌，从而影响脾胃的运化。情绪低落时，人体的整体功能处于相对抑制状态，脾胃的功能也会随之减弱，导致食物在胃肠道内不能正常地被消化和吸收，出现胃口不佳的情况。

2. 现代生活中的情绪压力因素

在现代快节奏的生活中，人们面临着各种各样的压力源，如工作压力、经济压力、人际关系压力等。这些压力容易引发长期的情绪问题，成为导致食欲下降的常见因素。例如，职场人士在面临高强度的工作任务和激烈的竞争环境时，常会感到紧张和焦虑，这种情绪状态如果持续时间较长，就可能会影响其的食欲。

（二）饮食不规律

暴饮暴食是一种常见的不良饮食习惯，它会使脾胃负担过重。短时间内大量食物进入胃肠道，超过了脾胃的正常运化能力，导致脾胃功能受损。这种损伤可能表现为胃肠道的蠕动紊乱、消化液分泌失调等，进而使消化功能减弱。

三餐不定时同样会对脾胃产生不良影响。人体的消化系统具有一定的生物钟，定时进餐有助于维持脾胃的正常节律。如果三餐时间不固定，脾胃的生物钟就会被打乱，胃酸分泌和胃肠道蠕动的规律也会被破坏，最终导致食欲下降。

食用过多辛辣、油腻食物也是导致食欲缺乏的一个因素。辛辣食物会刺激胃肠道黏膜，引起胃肠不适。油腻食物则不易消化，容易在胃肠道内积聚，影响脾胃的运化功能。长期食用这类食物会逐渐损伤脾胃，使消化功能受到抑制。

（三）消化系统功能紊乱

1. 胃肠道蠕动缓慢的影响

胃肠道蠕动缓慢会导致食物在胃肠道内停留时间过长，不能及时地被推送和消化。这会使食物在肠道内发酵，产生气体，引起腹胀等不适症状，从而影响食欲。蠕动缓慢还可能使身体无法及时获得营养物质，进一步削弱胃肠功能。

许多因素会导致胃肠道蠕动缓慢，如缺乏运动、年龄增长、某些药物不良反应等。缺乏运动的人群，身体的新陈代谢率较低，胃肠道肌肉的运动也会相应减少，导致蠕动缓慢。随着年龄的增加，胃肠道的平滑肌功能逐渐衰退，蠕动能力也会下降。

2. 胃酸分泌不足和消化酶减少的影响

胃酸在食物的消化过程中起着重要作用，它可以激活胃蛋白酶原，帮助分解蛋白质。如果胃酸分泌不足，食物就不能得到充分的消化，尤其是蛋白质类食物。消化酶是参与食物消化的关键物质，包括淀粉酶、蛋白酶、脂肪酶等，它们的减少会影响食物的分解和吸收。

部分疾病或不良生活习惯可能导致胃酸分泌不足和消化酶减少。例如，胃部的某些疾病（如胃炎、胃溃疡等）可能会影响胃酸的分泌；长期酗酒、吸烟等不良习惯也可能损害胃黏膜，进而影响胃酸和消化酶的分泌。

（四）身体虚弱

1. 久病体虚对消化吸收功能的影响

久病之后，人体的正气受到损伤，身体处于虚弱状态。这种虚弱会累及脾胃，影响消化吸收功能。在患病过程中，身体的能量主要用于对抗疾病，脾胃的气血供应相对不足，导致脾胃功能减退。

例如，长期患有慢性疾病如慢性肾衰竭、慢性阻塞性肺疾病等的患者，由于身体长期处于应激和消耗状态，脾胃功能会逐渐受到影响，出现食欲下降的症状。同时，疾病本身可能会引起身体的不适，如疼痛、乏力等，也会进一步抑制食欲。

2. 气血不足与脾胃功能减退的关系

气血不足在中医理论中是导致身体虚弱的重要原因之一。气具有推动和温煦作用，血具有濡养作用。当气血不足时，脾胃得不到足够的气血滋养，其运化功能就会受到影响。脾胃的正常运转需要气血的支持，如气的推动作用有助于食物的消化和吸收，血的濡养作用则能维持脾胃组织的正常生理功能。

气血不足可能由多种因素引起，如营养不良、失血过多、过度劳累等。这些因素会导致脾胃功能减退，出现食欲下降、面色苍白、神疲乏力等一系列症状。

二、中医治疗方式

（一）中医对食欲缺乏的认识

中医认为食欲缺乏常由脾胃虚弱、气机瘀滞、湿热内困等原因导致。脾胃为后天之本，主运化水谷精微，脾胃功能正常是食欲良好的基础。当脾胃虚弱、气机不畅或受到湿热邪气的侵袭时，脾胃的运化功能就会失常，从而出现食欲缺乏的症状。治疗上应以健脾理气、化湿清热为主，根据具体证型辨证施治。

（二）脾胃虚弱型

1. 临床表现

常见症状为食少无味、面色萎黄、体倦乏力。脾胃虚弱时，脾胃的运化功能减退，无法正常地运化水谷精微，导致食物摄入减少，且缺乏滋味。气血生化不足，不能濡养面部肌肤，就会出现面色萎黄的现象。同时，身体得不到充足的营养供应，会感到疲倦乏力。

2. 治疗方法

宜健脾补气，使用香砂六君子汤或四君子汤加减，以助消化吸收。香砂六君子汤由人参、白术、茯苓、甘草、半夏、陈皮、木香、砂仁组成，具有益气健脾、行气化痰的功效。四君子汤由人参、白术、茯苓、甘草组成，是健脾补气的经典方剂。通过这些方剂的加减，可以增强脾胃的运化功能，提高食欲。

（三）肝气郁结型

1. 临床表现

食欲缺乏伴有胸胁胀满、情绪抑郁、易怒等症状。在中医理论中，肝主疏泄，调畅气机。当情志不舒时，肝气郁滞，会影响脾胃的运化功能。肝郁气滞会导致胸胁部位胀满不适，情绪上表现为抑郁或易怒。这种情绪问题又会进一步加重脾胃功能的失调，形成恶性循环，导致食欲下降。

2. 治疗方法

宜疏肝理气，推荐逍遥散或柴胡疏肝散调理。逍遥散由柴胡、当归、白芍、白术、茯苓、炙甘草、薄荷、生姜组成，具有疏肝解郁、健脾和营的功效。柴胡疏肝散由柴胡、陈皮、川芎、香附、枳壳、芍药、炙甘草组成，能够疏肝理气、活血止痛。这些方剂可以调节肝气的疏泄，恢复脾胃的正常运化，从而改善食欲。

（四）胃阴不足型

1. 临床表现

表现为口干、喜冷饮、食欲不佳，多因胃阴耗损所致。胃阴是胃中津液，对于维持胃的正常功能起着重要作用。当胃阴不足时，胃失去滋润，就会出现口干、喜冷饮的症状。同时，胃的受纳和腐熟功能也会受到影响，导致食欲不佳。

2. 治疗方法

宜滋阴养胃，用沙参麦冬汤或益胃汤调理。沙参麦冬汤由沙参、麦冬、玉竹、生甘草、冬桑叶、生扁豆、天花粉组成，具有清养肺胃、生津润燥的功效。益胃汤由沙参、麦冬、冰糖、细生地、玉竹组成，能够养阴益胃。这些方剂可以滋养胃阴，恢复胃的正常功能，提高食欲。

第六节　脱发

一、脱发的常见原因

（一）肝肾不足

1. 中医理论基础

在中医理论中，发为血之余，肾藏精，肝藏血，精血互生。肾精亏虚、肝血不足会导致头发失去滋养，从而出现脱发的情况。肾主骨生髓，其华在发，肾精充足则头发乌黑浓密有光泽；肝主疏泄，调节气血运行，肝血充足则头发得到充分的营养供应。

随着年龄的增长、过度劳累、久病体虚等因素，人体的肾精和肝血会逐渐亏虚。此外，不良的生活习惯，如熬夜、过度性生活、长期精神紧张等，也会损伤肝肾，导致肝肾不足，进而引起脱发。

2. 临床表现

肝肾不足型脱发的患者通常表现为头发稀疏、干枯无光泽，伴有腰膝酸软、头晕耳鸣、失眠多梦、记忆力减退等症状。男性患者可能还会出现遗精、早泄等症状，女性患者可能会出现月经不调、闭经等症状。

（二）气血两虚

1. 脾胃与气血的关系

中医认为，脾胃为后天之本，气血生化之源。脾胃虚弱会导致气血生化不足，气血不能上达头部，发根缺乏营养，从而容易导致脱发。脾胃的功能正常与否直接影响着人体对食物的消化吸收和气血的生成。

饮食不节、过度劳累、思虑过度等因素都可能损伤脾胃，导致脾胃虚弱。此外，部分慢性疾病、长期服用某些药物等也可能影响脾胃的功能，进而引起气血两虚，导致脱发。

2. 临床表现

气血两虚型脱发的患者通常表现为头发稀疏、细软，颜色淡白，伴有面色苍白、口唇色淡、乏力、气短、心悸、失眠等症状。女性患者可能还会出现月经量少、色淡等症状。

（三）血热风燥

1. 肝火与内热的影响

肝火旺盛或内热过重会灼伤毛囊，导致头发干枯、脱落。在中医理论中，肝主疏泄，调畅气机，若情志不遂、肝郁化火，或过食辛辣油腻之品，导致肝火内生。此外，外感热邪、久病伤阴等因素也可能引起内热过重。

血热风燥型脱发尤其多见于因情绪波动导致的脱发。情绪波动会影响肝的疏泄功能，导致肝火上升，进而灼伤毛囊，引起脱发。同时，情绪波动还可能影响人体的内分泌系统，导致激素水平失衡，加重脱发症状。

2. 临床表现

血热风燥型脱发的患者通常表现为头发突然成片脱落，头皮瘙痒，伴有口干口苦、烦躁易怒、小便黄赤、大便干结等症状。舌质红，苔薄黄，脉弦数。

（四）湿热蕴结

1. 饮食与体内湿热的关系

饮食不当是导致体内湿热过盛的重要原因之一。过食辛辣、油腻、高糖等食物，会损伤脾胃，导致脾胃运化功能失常，水湿内停，郁而化热，形成湿热。此外，居住环境潮湿、气候炎热等因素也可能导致体内湿热过盛。

体内湿热过盛会影响毛囊环境，阻塞毛孔，从而导致脱发。湿热之邪蕴结于体内，会影响气血的运行，使毛囊得不到充足的营养供应，同时还会导致毛囊周围的皮肤出现炎症反应，破坏毛囊的正常结构，引起脱发。

2. 临床表现

湿热蕴结型脱发的患者通常表现为头发油腻、脱落，伴有头皮瘙痒、头屑增多、口苦口臭、小便黄赤、大便黏滞等症状。舌质红，苔黄腻，脉滑数。

二、中医治疗方式

（一）补肝肾法

1. 适用证型

适用于肝肾不足型脱发。通过滋补肝肾，补充人体的肾精和肝血，使头发得到充分的滋养，从而达到养血生发的目的。

2. 常用方剂及药物

常用方剂有七宝美髯丹、六味地黄丸。七宝美髯丹由何首乌、茯苓、牛膝、当归、枸杞子、菟丝子、补骨脂组成，具有滋补肝肾、乌发壮骨的功效。六味地黄丸由熟地黄、山茱萸、山药、泽泻、牡丹皮、茯苓组成，具有滋阴补肾的功效。

在使用这些方剂的基础上，可以根据患者的具体情况加入当归、枸杞等药物，以增强滋补肝肾、养血生发的作用。当归具有补血活血、调经止痛的功效，枸杞具有滋补肝肾、益精明目的功效。

（二）益气养血法

1. 适用证型

适用于气血两虚型脱发。通过健脾养血，补充人体的气血，使气血上达头部，为发根提供充足的营养，从而达到益气生发的目的。

2. 常用方剂及药物

常用方剂有归脾汤、八珍汤。归脾汤由白术、茯神、黄芪、龙眼肉、酸枣仁、人参、木香、甘草、当归、远志组成，具有益气补血、健脾养心的功效。八珍汤由人参、白术、茯苓、甘草、当归、川芎、白芍、熟地黄组成，具有益气补血的功效。

在使用这些方剂的基础上，可以根据患者的具体情况进行加减，以增强健脾养血、益气生发的作用。例如，可以加入黄芪、党参等补气药物，以增强益气的作用；加入熟地黄、阿胶等补血药物，以增强养血的作用。

（三）清热凉血法

1. 适用证型

适用于血热风燥型脱发。通过清热凉血，清除体内的热邪，使血液恢复正常的运行状态，从而达到滋润毛根、防止脱发的目的。

2. 常用方剂及药物

可用凉血消风汤、四物汤加减。凉血消风汤由生地、当归、荆芥、蝉衣、苦参、白蒺藜、知母、石膏、甘草组成，具有清热凉血、疏风止痒的功效。四物汤由当归、川芎、白芍、熟地黄组成，具有补血调血的功效。

在使用这些方剂的基础上，可以根据患者的具体情况进行加减，以增强清热凉血、滋润毛根的作用。例如，可以加入生地黄、牡丹皮等清热凉血药物，以增强清热的作用；加入何首乌、黑芝麻等滋养毛发的药物，以增强滋润毛根的作用。

（四）祛湿化浊法

1. 适用证型

适用于湿热蕴结型脱发。通过清热祛湿，清除体内的湿热之邪，改善毛囊环境，促进毛囊通畅，从而达到减少脱发的目的。

2. 常用方剂及药物

可用防风通圣散加减。防风通圣散由防风、荆芥、连翘、麻黄、薄荷、川芎、当归、白芍、白术、山栀、大黄、芒硝、石膏、黄芩、桔梗、甘草、滑石组成，具有解表通里、清热解毒的功效。

在使用这些方剂的基础上，可以根据患者的具体情况进行加减，以增强清热祛湿、促进毛囊通畅的作用。例如，可以加入苦参、黄柏等清热祛湿药物，以增强清热祛湿的作用；加入丹参、红花等活血化瘀药物，以促进毛囊周围的血液循环，改善毛囊环境。

第七节　夜尿频多

一、夜尿频多的常见原因

（一）肾阳虚衰

1. 中医理论基础

在中医理论中，肾为先天之本，肾阳是人体阳气的根本，具有温煦、推动等诸多生理功能。肾阳虚弱时，其温煦下焦的作用减弱。膀胱位于下焦，依赖肾阳的温煦来维持正常的生理功能。

当肾阳不足，不能温煦下焦，膀胱的气化功能就会受到影响。同时，膀胱失去肾阳的固摄作用，无法正常地储存尿液，导致夜间尿液生成增多且不能很好地被控制，从而出现夜尿频多的现象。

2. 引发因素及临床表现

导致肾阳虚衰的因素众多，如年老体衰、久病伤肾、过度劳累、房劳过度等。患者除夜尿频多外，还常伴有腰膝酸软、畏寒怕冷、四肢冰冷、神疲乏力、面色苍白或黧黑等症状。男性可能出现阳痿、早泄等性功能障碍，女性可能出现宫寒不孕等情况。

（二）膀胱气化不利

1. 膀胱气化功能的重要性

膀胱的气化功能在人体的水液代谢和尿液排泄过程中起着关键作用。正常情况下，膀胱能够将体内的津液通过气化作用转化为尿液，并在合适的时候排出体外。这一过程需要多个脏腑的协同作用及膀胱自身功能的正常发挥。

当膀胱气化功能失调时，其对尿液的储存和排出功能就会出现紊乱。这种紊乱在夜间表现得更为明显，因为夜间人体的生理活动相对减弱，而膀胱功能失调会导致其无法像正常情况下那样合理地控制尿液，从而出现小便频数的情况。

2. 影响因素及表现

多种因素可导致膀胱气化不利，如外感邪气、内伤久病、饮食不节等。患者可能会感到小便频数，排尿时可能会有不畅感，尿液量可能时多时少。同时，还可能伴有小腹坠胀、腰部酸痛等症状。

（三）心肾不交

1. 心肾水火关系及失衡影响

中医理论强调心肾相交、水火既济的生理平衡。心火必须下降于肾，使肾水不寒；肾水必须上济于心，使心火不亢。当这种平衡被打破，出现心火偏亢、肾水不足的情况时，就会导致心肾不交。

这种情况下，膀胱的约束功能会受到影响。因为心与小肠相表里，小肠分清泌浊功能与膀胱的排尿功能密切相关。心肾不交时，这种关联出现紊乱，使膀胱不能正常地固摄尿液，导致尿液频繁排出，尤其是在夜间。

2. 相关因素与症状

情绪因素如长期焦虑、紧张、抑郁或过度思虑等是导致心肾不交的常见原因。患者往往伴有心烦失眠、心悸怔忡、头晕耳鸣、腰膝酸软等症状，同时夜尿频多，夜间睡眠质量差，容易被尿意惊醒。

（四）湿热下注

1. 下焦湿热的形成及对膀胱的影响

湿热下注是由于外感湿热之邪或内生湿热，下注于下焦所致。下焦包括肾、膀胱、大肠等脏腑，当湿热之邪郁结于此，就会影响膀胱的气化功能。

湿热之邪会扰乱膀胱的正常生理环境，使膀胱的气血运行不畅，气化失司。这种情况下，膀胱的开合功能失调，出现尿频、尿急的症状，并且由于夜间人体的气血运行相对缓慢，湿热之邪的影响更加明显，导致夜尿次数增多。

2. 病因及临床表现

饮食因素（如过食肥甘厚味、辛辣醇酒等）是导致湿热下注的常见原因。患者的尿液可能会比较黄赤、浑浊，气味较重，还会伴有尿道灼热感、小腹胀痛、口苦口黏等症状。

二、中医治疗方式

（一）温肾固摄法

1. 适用证型及原理

适用于肾阳虚衰型夜尿频多。其治疗原理是通过温补肾阳，增强肾阳的温煦和固摄作用，恢复膀胱的正常功能，从而减少夜尿次数。

2. 常用方剂及药物作用

常用方剂如金匮肾气丸、右归丸。金匮肾气丸主要由地黄、山药、山茱萸、茯苓、牡丹皮、泽泻、桂枝、附子等组成，具有温补肾阳、化气行水的功效。右归丸主要成分有熟地黄、山药、山茱萸、枸杞子、菟丝子、鹿角胶、杜仲、肉桂、当归、附子等，能够温补肾阳、填精益髓。这些方剂通过补充肾阳，加强膀胱的固摄之力，使尿液能够正常地被储存和排出。

（二）通调水道法

1. 适用范围及治疗思路

适用于膀胱气化不利型夜尿频多。治疗思路是通过调节人体的水液代谢，恢复膀胱的气化功能，使膀胱能够正常地储尿和排尿。

2. 常用方剂及作用机制

常用方剂如五苓散、猪苓汤。五苓散主要由猪苓、泽泻、白术、茯苓、桂枝组成，其作用机制是利水渗湿、温阳化气，通过调节膀胱和三焦的气化功能，促进水液的正常运行和排泄。猪苓汤主要含有猪苓、茯苓、泽泻、阿胶、滑石，能够利水清热养阴，对于膀胱气化不利且伴有阴虚有热的情况更为适用，通过清除水热之邪，恢复膀胱的正常气化。

（三）交通心肾法

1. 针对性证型及治疗理念

适用于心肾不交型夜尿频多。治疗理念是通过调节心肾之间的水火关系，使心火下降、肾水上升，恢复心肾相交的生理平衡，从而达到安神固摄的目的。

2. 常用方剂及功效

可用黄连阿胶汤或交泰丸调理。黄连阿胶汤主要由黄连、黄芩、芍药、鸡子黄、阿胶组成，具有滋阴降火、交通心肾的功效，通过黄连、黄芩清心火，阿胶、芍药、鸡子黄滋肾阴，使心肾之间的水火平衡得以恢复。交泰丸主要成分是黄连、肉桂，黄连清心火，肉桂引火归元，两者配合，能够交通心肾，改善夜尿频多的症状。

（四）清热利湿法

1. 适用证型与治疗原则

适用于湿热下注型夜尿频多。治疗原则是清除下焦的湿热之邪，恢复膀胱的正常气化功能和气血运行，进而减少尿频症状。

2. 常用方剂及药物功效

常用方剂如八正散、三仁汤。八正散主要由车前子、瞿麦、萹蓄、滑石、山栀子仁、甘草、木通、大黄等组成，具有清热泻火、利水通淋的功效，能够有效清除下焦湿热，缓解尿频、尿急等症状。三仁汤主要含有杏仁、飞滑石、白通草、白蔻仁、竹叶、厚朴、薏苡仁、半夏，其功效为宣畅气机、清利湿热，通过调理三焦气机，清除湿热之邪，改善膀胱的功能环境，减少夜尿次数。

第八节　腹胀

一、腹胀的常见原因

（一）脾胃虚弱

1. 脾胃功能与腹胀的关系

脾胃在人体的消化吸收过程中起着关键作用。脾主运化，负责将食物转化为水谷精微，并将其输送到全身各个部位；胃主受纳，容纳和初步消化食物。当脾胃功能不足时，运化失职，食物不能正常消化和转运，容易导致气滞积于腹部，从而引起腹胀。

脾胃虚弱可能由多种因素引起，如先天禀赋不足、饮食不节、过度劳累、久病体虚等。长期的不良生活习惯和疾病状态会损伤脾胃之气，使其运化功能下降，进而出现腹胀等消化系统症状。

2. 临床表现

脾胃虚弱型腹胀的患者通常表现为腹部胀满，食后加重，伴有食欲缺乏、乏力、面色萎黄、大便溏薄等症状。患者可能还会出现气短、懒言、肢体困倦等全身症状，舌淡苔白，脉虚弱。

（二）肝气瘀滞

1. 情志与消化系统的联系

中医认为，情志与人体的脏腑功能密切相关。情志不畅，如长期的紧张、焦虑、抑郁、愤怒等情绪，会影响肝的疏泄功能。肝主疏泄，调畅气机，当肝气郁结时，气机不畅，容易横逆犯脾。

肝脾之间相互影响，肝气郁结会影响脾胃的运化功能，导致脾胃气滞，从而出现腹部胀满不适的症状。此外，肝气瘀滞还可能引起胁肋胀痛、情绪波动大、口苦、咽干等症状。

2. 临床表现

肝气瘀滞型腹胀的患者表现为腹部胀满，疼痛时轻时重，常随情绪变化而加重或减轻。患者可能伴有胸闷、善太息、嗳气频繁、烦躁易怒等症状，舌苔薄白，脉弦。

（三）寒湿困脾

1. 寒湿之邪对脾胃的影响

寒湿之邪是导致腹胀的常见病因之一。当人体受到寒湿之邪侵袭时，寒湿会阻滞脾胃，使气机不畅。脾阳被寒湿所困，失于运化，水湿不能正常代谢，停滞于体内，从而引起腹胀。

寒湿困脾可能是由于居住环境潮湿、淋雨涉水、过食生冷等因素引起。寒湿之邪侵犯人体，容易损伤阳气，尤其是脾阳，导致脾胃功能失常，出现腹胀、腹痛、腹泻等症状。

2. 临床表现

寒湿困脾型腹胀的患者表现为腹部胀满，有沉重感，得热则舒，遇寒加重。患者可能伴有食欲下降、口淡不渴、肢体沉重、大便稀溏等症状，舌苔白腻，脉濡缓。

（四）食积内停

1. 饮食与消化系统的关系

饮食不节是引起腹胀的重要原因之一。暴饮暴食、过食肥甘厚味、饮食无规律等不良饮食习惯，会导致食物停滞胃肠，超过脾胃的运化能力。食物不能及时消化，就会在胃肠内积聚，气机阻滞，积食化热，从而引发腹胀。

食积内停还可能引起胃痛、恶心、呕吐、口臭、大便秘结或臭秽等症状。长期的食积内停会损伤脾胃功能，进一步加重消化系统的负担。

2. 临床表现

食积内停型腹胀的患者表现为腹部胀满疼痛、拒按，嗳腐吞酸，恶心，呕吐，大便不通或泻下臭秽。患者可能伴有舌苔厚腻，脉滑实。

二、中医治疗方式

（一）健脾益气法

1. 适用证型及治疗原理

适用于脾胃虚弱型腹胀。治疗原理是通过健脾益气，增强脾胃的运化功能，促进胃肠蠕动，使气滞得以消散，从而缓解腹胀症状。

2. 常用方剂及药物作用

常用方剂如四君子汤、香砂六君子汤。四君子汤由人参、白术、茯苓、甘草组成，具有健脾益气的功效。人参大补元气，白术健脾燥湿，茯苓利水渗湿，甘草调和诸药。香砂六君子汤在四君子汤的基础上加了木香、砂仁、陈皮、半夏等药物，增强了行气、化痰、和胃的作用。这些方剂可以改善脾胃虚弱的状态，促进胃肠运化功能，缓解腹胀。

（二）疏肝理气法

1. 适用证型及治疗目的

适用于肝气瘀滞型腹胀。治疗目的是通过疏肝解郁，调畅气机，恢复肝的疏泄功能，从而缓解腹胀症状。

2. 常用方剂及作用机制

常用方剂如柴胡疏肝散或逍遥散。柴胡疏肝散由柴胡、陈皮、川芎、香附、枳壳、芍药、甘草组成，具有疏肝理气、活血止痛的功效。柴胡疏肝解郁，陈皮、枳壳行气导滞，川芎、香附活血行气，芍药、甘草柔肝缓急。逍遥散由柴胡、当归、白芍、白术、茯苓、甘草、薄荷、生姜组成，具有疏肝解郁、健脾和营的功效。柴胡疏肝解郁，当归、白芍养血柔肝，白术、茯苓、甘草健脾益气，薄荷、生姜疏散郁遏之气。这些方剂可以调节肝气的疏泄，缓解腹胀等症状。

（三）温阳化湿法

1. 适用证型及治疗原则

适用于寒湿困脾型腹胀。治疗原则是通过温阳健脾，祛湿散寒，恢复脾阳的运化功能，促进气机流通，从而缓解腹胀症状。

2. 常用方剂及药物功效

常用方剂如理中汤加附子、干姜。理中汤由人参、白术、干姜、甘草组成，具有温中散寒、健脾益气的功效。附子、干姜大辛大热，温阳散寒，人参、白术、甘草健脾益气。这些方剂可以温阳健脾，祛除寒湿之邪，缓解腹胀等症状。

（四）消食导滞法

1. 适用证型及治疗策略

适用于食积内停型腹胀。治疗策略是通过消食化滞，理气通腑，促进食物的消化和排泄，消除积食，缓解腹胀不适。

2. 常用方剂及作用效果

常用方剂如保和丸或枳实导滞丸。保和丸由山楂、神曲、半夏、茯苓、陈皮、连翘、莱菔子组成，具有消食和胃的功效。山楂、神曲消食化积，半夏、陈皮、茯苓和胃利湿，连翘清热散结，莱菔子下气消食。枳实导滞丸由枳实、大黄、黄连、黄芩、神曲、白术、茯苓、泽泻组成，具有消积导滞、清热利湿的功效。枳实、大黄、黄连、黄芩清热泻火，神曲消食化积，白术、茯苓、泽泻健脾利湿。这些方剂可以消食化滞，促进胃肠蠕动，缓解腹胀等症状。

第九节　超重

一、超重的常见原因

（一）脾虚湿盛

1. 脾虚与水湿内停的关系

在中医理论中，脾主运化，具有运化水谷精微和水湿的功能。当脾虚运化失职时，水液代谢失调，水湿内停于体内。湿邪具有重浊、黏滞的特性，容易困阻气机，阻碍气血的运行。

随着时间的推移，水湿内停可逐渐转化为痰湿。痰湿积聚在体内，尤其是腹部，会导致体重增加，腹部肥胖明显。这是因为腹部为脾所主，脾虚湿盛时，痰湿更容易在腹部积滞。

2. 形成因素及临床表现

多种因素可导致脾虚湿盛，如饮食不节、过度劳累、思虑过度、久病体虚等。长期的不良饮食习惯，如过食生冷、油腻、高糖等食物，会损伤脾胃，导致脾虚。过度劳累和思虑过度会耗伤脾气，使脾的运化功能减弱。久病体虚也会使脾胃功能受损，从而出现脾虚湿盛的情况。

脾虚湿盛型超重的患者通常表现为身体沉重、困倦乏力、腹胀、食欲下降、大便溏泄、舌体胖大、舌苔白腻等症状。患者的体重逐渐增加，尤其是腹部脂肪堆积明显，腰围增大。

（二）肝郁气滞

1. 情志与脾胃运化的联系

中医认为，情志不畅会影响肝的疏泄功能。肝主疏泄，调畅气机，当情志不畅，肝气郁结时，肝的疏泄功能失常，气机不畅。肝气郁结会横逆犯脾，影响脾的运化功能。

脾的运化功能受到影响后，一方面会导致水湿内停，另一方面会使食欲旺盛。这是因为肝气郁结会导致肝郁化火，肝火犯胃，使胃的受纳和腐熟功能亢进，从而出现食欲旺盛的情况。食欲旺盛加上代谢失常，容易导致超重。

2. 引发因素及症状表现

情志不畅主要由长期的精神压力、焦虑、抑郁、愤怒等情绪引起。现代社会生活节奏快，人们面临各种压力，容易出现情志不畅的情况。此外，女性在月经前后、更年期等特殊生理时期，也容易出现肝气郁结的情况。

肝郁气滞型超重的患者表现为情绪不稳定、烦躁易怒、胸胁胀满、口苦、咽干、食欲旺盛、体重增加。女性患者可能还伴有月经不调、乳房胀痛等症状。

（三）饮食失调

1. 不良饮食与超重的关联

饮食是影响体重的重要因素之一。饮食过量会使脾胃负担加重，超过其运化能力。脾胃无法将摄入的食物完全消化吸收，多余的食物就会转化为脂肪积蓄在体内。

偏食高热量、高脂肪食物也是导致超重的常见原因。这些食物含有大量的脂肪和热量，容易被人体吸收并储存为脂肪。长期摄入高热量、高脂肪食物，会使体内脂肪堆积，引起超重。

2. 不良饮食习惯的形成及危害

不良饮食习惯的形成与现代生活方式密切相关。随着生活水平的提高，人们的饮食选择更加丰富，但同时也容易出现饮食过量和偏食的情况。快节奏的生活使人们往往选择方便快捷但高热量、高脂肪的食物。此外，社交活动、聚餐等也容易导致饮食过量。

饮食失调不仅会导致超重，还会增加患糖尿病、高血压、高血脂等慢性疾病的风险。长期的不良饮食习惯还会损伤脾胃功能，影响身体健康。

（四）气虚乏力

1. 气虚与身体代谢的关系

气是人体生命活动的动力，具有推动、温煦、防御、固摄等作用。气虚时，身体的代谢功能减慢，气机不畅。气的推动作用减弱，会使人体的血液循环、水液代谢、消化吸收等功能受到影响。

代谢缓慢会导致体内废物和脂肪的堆积，从而容易引起肥胖。气虚乏力型超重的患者通常表现为身体虚弱、容易疲劳、气短懒言、自汗、舌淡苔白、脉虚弱等症状。

2. 导致气虚的因素及影响

多种因素可导致气虚，如先天禀赋不足、年老体弱、久病体虚、过度劳累、长期缺乏运动等。先天禀赋不足的人，体质较弱，容易出现气虚的情况。随着年龄的增长，人体的气也会逐渐衰弱。久病体虚会损伤人体的正气，导致气虚。过度劳累和长期缺乏运动也会使气的生成和运行受到影响，从而出现气虚的症状。

二、中医治疗方式

（一）健脾化湿法

1. 适用证型及治疗原理

适用于脾虚湿盛型超重。治疗原理是通过健脾益气，恢复脾的运化功能，使水湿得以运化，同时化湿祛痰，减少体内痰湿的积聚，从而缓解肥胖症状。

2. 常用方剂及药物作用

常用方剂如四君子汤或参苓白术散。四君子汤由人参、白术、茯苓、甘草组成，具有健脾益气的功效。人参大补元气，白术健脾燥湿，茯苓利水渗湿，甘草调和诸药。参苓白术散由人参、白术、茯苓、山药、莲子、白扁豆、薏苡仁、砂仁、桔梗、甘草组成，具有健脾益气、渗湿止泻的功效。这些方剂可以增强脾胃的运化功能，促进水湿的代谢，减少体内痰湿，有助于控制体重。

（二）疏肝解郁法

1. 适用证型及治疗目的

适用于肝郁气滞型超重。治疗目的是通过调肝理气，疏肝解郁，恢复肝的疏泄功能，使气机通畅，同时减少情志不畅导致的食欲旺盛，从而控制体重。

2. 常用方剂及作用机制

常用方剂如逍遥散加减。逍遥散由柴胡、当归、白芍、白术、茯苓、甘草、薄荷、生姜组成，具有疏肝解郁、健脾和营的功效。柴胡疏肝解郁，当归、白芍养血柔肝，白术、茯苓、甘草健脾益气，薄荷、生姜疏散郁遏之气。根据患者的具体情况，可以在逍遥散的基础上进行加减，如加入香附、郁金等增强疏肝理气的作用，加入山楂、神曲等消食化积，控制食欲。

（三）化痰祛湿法

1. 适用证型及治疗策略

适用于饮食不节型超重。治疗策略是通过化痰祛湿，消食导滞，消除体内的痰湿，促进脂肪代谢，减少食物的积蓄，从而控制体重。

2. 常用方剂及药物功效

常用方剂如二陈汤或保和丸。二陈汤由半夏、陈皮、茯苓、甘草组成，具有燥湿化痰、理气和中的功效。半夏燥湿化痰，陈皮理气化痰，茯苓健脾渗湿，甘草调和诸药。保和丸由山楂、神曲、半夏、茯苓、陈皮、连翘、莱菔子组成，具有消食和胃的功效。山楂、神曲消食化积，半夏、陈皮、茯苓和胃利湿，连翘清热散结，莱菔子下气消食。这些方剂可以化痰祛湿，消食导滞，促进脂肪代谢，减少体内痰湿。

（四）益气升阳法

1. 适用证型及治疗作用

适用于气虚乏力型超重。治疗作用是通过补气升阳，增强气的推动作用，促进体内气机流通，增加能量代谢，提高身体的活力，有助于控制体重。

2. 常用方剂及作用效果

可用补中益气汤或参苓白术散。补中益气汤由黄芪、人参、白术、炙甘草、当归、陈皮、升麻、柴胡组成，具有补中益气、升阳举陷的功效。黄芪、人参、白术、炙甘草健脾益气，当归补血，陈皮理气，升麻、柴胡升阳。参苓白术散如前所述，也具有健脾益气的作用。这些方剂可以补气升阳，促进体内气机流通，增加能量代谢，控制体重。

第十节　眼干痒

一、眼干痒的常见原因

（一）肝血不足

1. 中医理论基础

在中医理论中，肝主目，肝开窍于目。肝血充足时，能够滋养眼部，使其保持明亮、润泽。当肝血亏虚时，无法为眼提供足够的营养，就会导致眼睛干涩、痒痛，视力也容易疲劳。

肝血的生成与脾胃的运化功能密切相关。脾胃为气血生化之源，若脾胃虚弱，运化失常，就会影响肝血的生成。此外，长期熬夜、过度用眼、失血过多等因素也会导致肝血不足。

2. 临床表现

肝血不足型眼干痒的患者通常表现为眼干涩、痒痛，视物模糊，容易疲劳。同时，可能伴有头晕、耳鸣、失眠多梦、肢体麻木等症状。女性患者还可能出现月经量少、色淡等情况。眼部外观可能无明显红肿，但白睛可能失去光泽，呈现淡白或微黄的颜色。

（二）阴虚火旺

1. 阴虚生内热的机制

阴虚火旺是指体内阴液不足，阳气相对偏亢，从而产生虚热的病理状态。在这种情况下，虚火上炎，眼失去濡润，就容易出现干涩、发痒的症状。阴虚火旺多见于久病或劳累过度者，因为久病会耗伤阴液，而劳累过度则会损伤人体的正气，导致阴液不足。

肾阴是人体阴液的根本，肾阴不足会影响其他脏腑的阴液生成。此外，长期熬夜、食用辛辣燥热食物、情绪急躁等因素也会加重阴虚火旺的症状。

2. 症状表现

阴虚火旺型眼干痒的患者眼睛干涩、发痒较为明显，可能伴有灼热感。同时，患者可能出现口干、咽干、五心烦热、盗汗、腰膝酸软等症状。眼部外观可能有轻微红肿，白睛可能有血丝，黑睛可能失去光泽。

（三）风热侵袭

1. 外感风热之邪的影响

风热之邪是外感六淫之一，具有升散、开泄的特性。当人体外感风热之邪时，风热之邪会侵扰眼目，使眼出现干涩、痒痛、红肿等症状。季节性过敏者尤其容易受到风热之邪的影响，因为在特定的季节，空气中的花粉、灰尘等变应原增多，人体容易外感风热之邪而引发变态反应。

风热之邪侵袭人体的途径主要有口、鼻和皮肤。如果人体正气不足，卫气不固，就容易受到风热之邪侵袭。此外，居住环境潮湿、气候炎热等因素也会增加人体外感风热之邪的风险。

2. 临床表现

风热侵袭型眼干痒的患者眼干涩、痒痛、红肿较为明显，可能伴有畏光、流泪、眼屎增多等症状。同时，患者可能出现发热、头痛、咳嗽、咽痛等风热感冒的症状。眼部外观红肿明显，白睛充血，黑睛可能有翳障。

（四）脾虚湿盛

1. 脾虚与湿气内生的关系

在中医理论中，脾主运化水湿。当脾虚时，运化功能失常，就会导致湿气内生。湿气具有重浊、黏滞的特性，容易阻滞气机，使气血运行不畅。当湿热上扰时，就会使眼部湿热交蒸，造成眼部红肿、痒痛、分泌物增多等症状。

饮食不节、过度劳累、思虑过度等因素都可能损伤脾胃，导致脾虚湿盛。此外，居住环境潮湿、气候多雨等因素也会加重脾虚湿盛的症状。

2. 症状表现

脾虚湿盛型眼干痒的患者眼睛红肿、痒痛，分泌物增多，可能呈黄色或白色黏稠状。同时，患者可能伴有食欲下降、腹胀、便溏、肢体沉重等症状。眼部外观红肿明显，白睛可能有水肿，黑睛可能有翳障。

二、中医治疗方式

（一）养肝明目法

1. 适用证型及治疗原理

适用于肝血不足型眼干痒。治疗原理是通过滋补肝血，使肝血充足，从而能够滋养眼部，改善眼部干涩不适的症状。

2. 常用方剂及药物作用

常用方剂如杞菊地黄丸、四物汤。杞菊地黄丸由枸杞子、菊花、熟地黄、山茱萸、牡丹皮、山药、茯苓、泽泻组成，具有滋肾养肝、明目清热的功效。其中枸杞子、菊花养肝明目，熟地黄、山茱萸、山药滋补肝肾，牡丹皮、茯苓、泽泻清热利湿。四物汤由当归、川芎、白芍、熟地黄组成，具有补血调血的功效。当归、熟地黄补血，川芎、白芍活血，四药合用，可滋补肝血，改善眼部干涩、痒痛等症状。

（二）滋阴降火法

1. 适用证型及治疗目的

适用于阴虚火旺型眼干痒。治疗目的是通过滋阴清热，平降虚火，使体内阴阳平衡，从而缓解眼部干涩、痒痛的症状。

2. 常用方剂及作用机制

可用知柏地黄丸或六味地黄丸。知柏地黄丸由知母、黄柏、熟地黄、山茱萸、牡丹皮、山药、茯苓、泽泻组成，具有滋阴降火的功效。知母、黄柏清热泻火，熟地黄、山茱萸、山药滋补肝肾，牡丹皮、茯苓、泽泻清热利湿。六味地黄丸由熟地黄、山茱萸、山药、泽泻、牡丹皮、茯苓组成，具有滋阴补肾的功效。这两个方剂都可以通过滋阴清热，平降虚火，缓解眼部干涩、痒痛等症状。

（三）疏风清热法

1. 适用证型及治疗策略

适用于风热侵袭型眼干痒。治疗策略是通过疏风清热，使风热之邪得以疏散，从而缓解眼部红肿、痒痛的症状。

2. 常用方剂及药物功效

可用桑菊饮或银翘散。桑菊饮由桑叶、菊花、杏仁、连翘、薄荷、桔梗、芦根、甘草组成，具有疏风清热、宣肺止咳的功效。桑叶、菊花疏风清热，杏仁、桔梗宣肺止咳，连翘、薄荷清热解毒，芦根清热生津，甘草调和诸药。银翘散由金银花、连翘、薄荷、牛蒡子、荆芥穗、淡豆豉、桔梗、竹叶、甘草组成，具有辛凉透表、清热解毒的功效。这两个方剂都可以通过疏风清热，缓解眼部红肿、痒痛等症状。

（四）健脾祛湿法

1. 适用证型及治疗作用

适用于脾虚湿盛型眼干痒。治疗作用是通过健脾祛湿，化湿清热，使脾胃功能恢复正常，湿气得以清除，从而减少眼部湿热症状。

2. 常用方剂及作用效果

常用方剂如参苓白术散。参苓白术散由人参、白术、茯苓、山药、莲子、白扁豆、薏苡仁、砂仁、桔梗、甘草组成，具有健脾益气、渗湿止泻的功效。人参、白术、茯苓、山药健脾益气，莲子、白扁豆、薏苡仁健脾利湿，砂仁化湿行气，桔梗宣肺化痰，甘草调和诸药。这个方剂可以通过健脾祛湿，化湿清热，缓解眼部红肿、痒痛、分泌物增多等症状。

第十一节　视觉疲劳

一、视觉疲劳的常见原因

（一）肝肾不足

1. 中医理论基础

在中医理论中，肝开窍于目，肾主藏精，肝血和肾精相互滋养，共同维持眼睛的正常生理功能。当肝肾精血亏虚时，无法充分滋养双目，就会导致眼易疲劳、干涩、视物模糊等症状。

肝肾不足的原因较为复杂，可能与先天禀赋不足、长期熬夜、过度用眼、年老体衰、久病不愈等因素有关。例如，长期熬夜会损耗肝血和肾精，使肝肾之阴不足；过度用眼会使眼长期处于紧张状态，加重肝肾的负担，导致肝肾精血逐渐亏虚。

2. 临床表现

肝肾不足型视觉疲劳的患者通常表现为眼部干涩、疲劳感明显，视物模糊，可能伴有头晕、耳鸣、腰膝酸软、失眠多梦等症状。眼部外观可能无明显红肿，但白睛可能失去光泽，黑睛可能变得暗淡。患者的视力可能逐渐下降，对光线的敏感度也可能降低。

（二）气血不足

1. 气血与眼的关系

气血是维持人体生命活动的基本物质，也是眼正常生理功能的重要保障。长期劳累或久病体虚会导致人体气血不足，血液循环不畅。而眼作为人体的重要器官，需要充足的气血供应才能保持正常的功能。当气血不足时，眼得不到足够的养分，就容易出现视疲劳。

脾胃为气血生化之源，若脾胃功能虚弱，运化失常，就会影响气血的生成。此外，失血过多、过度减肥、营养不良等因素也可能导致气血不足。

2. 症状表现

气血不足型视觉疲劳的患者通常表现为眼睛疲劳、酸胀，视物模糊，可能伴有面色苍白、口唇色淡、乏力、气短、心悸、失眠等症状。眼睛外观可能白睛颜色淡白，黑睛可能失去光泽。患者可能对光线的适应能力下降，在强光或弱光下都容易感到眼部不适。

（三）情志不畅

1. 情志与眼部供血的联系

中医认为，情志与人体的气血运行密切相关。情绪抑郁或压力过大时，肝气瘀滞，气机不畅。而肝主疏泄，调畅全身气机，包括眼部的气血供应。当肝气瘀滞时，会影响眼部的供血，导致眼出现疲劳、胀痛等症状。

现代社会生活节奏快，人们面临各种压力，容易出现情绪抑郁、焦虑等不良情绪。长期处于这种状态下，会对眼的健康产生不良影响。此外，女性在月经前后、更年期等特殊生理时期，也容易出现情志不畅，进而影响眼部的供血。

2. 临床表现

情志不畅型视觉疲劳的患者通常表现为眼部疲劳、胀痛，可能伴有情绪低落、烦躁易怒、胸闷、胁肋胀痛等症状。眼部外观可能无明显异常，但患者在情绪波动时，眼部的疲劳和胀痛会加重。

（四）湿热上扰

长期用眼过度或工作环境不良，如高温、潮湿、多尘等，容易导致体内湿热产生。湿热之邪具有重浊、黏滞的特性，容易上扰眼部，使眼部气血不畅，从而导致视觉疲劳、灼热感等症状。此外，饮食不节，过食辛辣、油腻、高糖等食物，也会损伤脾胃，导致湿热内生。

湿热上扰型视觉疲劳的患者通常眼部有灼热感、疲劳感，可能伴有眼屎增多、眼部红肿、口苦、口干、小便黄赤、大便黏滞等症状。眼部外观可能白睛发红，黑睛可能有浑浊。

二、中医治疗方式

（一）滋补肝肾法

1. 适用证型及治疗原理

适用于肝肾不足型视觉疲劳。治疗原理是通过滋补肝肾，补充肝血和肾精，使肝肾之阴充足，从而能够滋养双目，缓解眼疲劳。

2. 常用方剂及药物作用

常用方剂如杞菊地黄丸、六味地黄丸。杞菊地黄丸由枸杞子、菊花、熟地黄、山茱萸、牡丹皮、山药、茯苓、泽泻组成。其中枸杞子、菊花具有养肝明目之功效；熟地黄、山茱萸、山药滋补肝肾；牡丹皮、茯苓、泽泻清热利湿。六味地黄丸由熟地黄、山茱萸、山药、泽泻、牡丹皮、茯苓组成，主要作用是滋阴补肾。这两个方剂都可以通过滋补肝肾，改善眼部的干涩、疲劳、视物模糊等症状。

（二）益气养血法

1. 适用证型及治疗目的

适用于气血不足型视觉疲劳。治疗目的是通过补益气血，增强人体的气血运行，使眼得到足够的养分，从而改善视疲劳症状。

2. 常用方剂及作用机制

可用八珍汤或四物汤加黄芪、党参。八珍汤由人参、白术、茯苓、甘草、当归、川芎、白芍、熟地黄组成，具有气血双补的功效。四物汤由当归、川芎、白芍、熟地黄组成，主要作用是补血调血。黄芪、党参具有补气的作用。将这些药物组合使用，可以补益气血，增强体力，改善视疲劳症状。

（三）疏肝理气法

1. 适用证型及治疗策略

适用于情志不畅型视觉疲劳。治疗策略是通过疏肝解郁，调畅气机，使肝气舒畅，眼部供血恢复正常，从而减轻眼部胀痛、疲劳等症状。

2. 常用方剂及药物功效

可用柴胡疏肝散或逍遥散。柴胡疏肝散由柴胡、陈皮、川芎、香附、枳壳、芍药、甘草组成，具有疏肝理气、活血止痛的功效。逍遥散由柴胡、当归、白芍、白术、茯苓、甘草、薄荷、生姜组成，具有疏肝解郁、健脾和营的功效。这两个方剂都可以通过疏肝理气，缓解眼部的胀痛、疲劳等症状，同时还可以调节患者的情绪。

（四）清热化湿法

1. 适用证型及治疗作用

适用于湿热上扰型视觉疲劳。治疗作用是通过清热化湿，清除体内的湿热之邪，改善眼部的气血运行，缓解灼热、疲劳等症状。

2. 常用方剂及作用效果

常用方剂如五苓散或龙胆泻肝汤。五苓散由猪苓、泽泻、白术、茯苓、桂枝组成，具有利水渗湿、温阳化气的功效。龙胆泻肝汤由龙胆草、黄芩、栀子、泽泻、木通、车前子、当归、生地黄、柴胡、甘草组成，具有清泻肝胆实火、清利肝经湿热的功效。这两个方剂可以通过清热化湿，改善眼部的不适症状，缓解灼热、疲劳。

第十二节　耳鸣

一、耳鸣的常见原因

（一）肾精亏虚

1. 中医理论基础

在中医理论中，肾为先天之本，藏精主骨生髓，开窍于耳。肾精充足则耳窍得养，听力正常；肾精不足则耳窍失养，容易出现耳鸣等症状。

肾精亏虚的原因较为复杂，可能与先天禀赋不足、年老体衰、久病伤肾、房劳过度等因素有关。例如，先天禀赋不足者，肾精先天匮乏，耳窍失养的风险较高；年老体衰时，肾功能逐渐衰退，肾精也会随之减少；久病伤肾会损耗肾精，影响耳窍的营养供应；房劳过度则会过度消耗肾精，导致耳窍失养。

2. 临床表现

肾精亏虚型耳鸣通常表现为持续的高频耳鸣，声音如蝉鸣或电流声。患者可能还伴有腰膝酸软、头晕目眩、记忆力减退、性功能减退等症状。此外，患者的头发可能干枯、脱落，牙齿松动，舌质淡红，苔少，脉细弱。

（二）气血亏虚

1. 气血与耳部的关系

气血是维持人体生命活动的基本物质，也是耳部正常生理功能的重要保障。久病或体质虚弱会导致人体气血不足，耳部缺少气血滋养，从而容易引起耳鸣。

脾胃为气血生化之源，若脾胃功能虚弱，运化失常，就会影响气血的生成。此外，失血过多、过度劳累、营养不良等因素也可能导致气血亏虚。

2. 症状表现

气血亏虚型耳鸣通常表现为耳鸣声低，持续不断，患者可能伴有头晕、乏力、面色苍白、口唇色淡、心悸气短、失眠多梦等症状。此外，患者的甲床可能苍白无华，皮肤干燥，舌质淡，苔薄白，脉细弱。

（三）肝火上扰

1. 情绪与肝火的关联

情绪不稳，如长期的焦虑、抑郁、愤怒等不良情绪，容易导致肝火旺盛。肝火上扰，肝阳上亢，会影响耳部的气血运行，从而引发耳鸣。

现代社会生活节奏快，人们面临各种压力，容易出现情绪不稳的情况。此外，饮食不节，过食辛辣、油腻、刺激性食物，也可能导致肝火内生。

2. 临床表现

肝火上扰型耳鸣多表现为突发的鸣响，声音较大或音调较高，如潮水声或风声。患者可能伴有头胀、头痛、口苦、咽干、烦躁易怒、失眠多梦等症状。此外，患者的眼部可能发红，舌质红，苔黄，脉弦数。

（四）痰湿内阻

1. 脾胃与痰湿的产生

脾胃失调，运化功能失常，容易导致痰湿内生。痰湿内阻，会阻塞耳窍，影响耳部的气血流通，从而导致耳鸣、耳闷等症状。

饮食不节，过食肥甘厚味、生冷食物，或者居住环境潮湿等因素，都可能导致脾胃失调，痰湿内生。此外，长期缺乏运动，也会使体内痰湿积聚，加重耳鸣症状。

2. 症状表现

痰湿内阻型耳鸣通常表现为耳鸣、耳闷，声音低沉，患者可能伴有头晕、头重、胸闷、腹胀、食欲下降、大便稀溏等症状。此外，患者的舌苔白腻，脉滑。

二、中医治疗方式

（一）补肾益精法

1. 适用证型及治疗原理

适用于肾精亏虚型耳鸣。治疗原理是通过补益肾精，补充肾的精气，使耳部得到滋养，从而缓解耳鸣症状。

2. 常用方剂及药物作用

常用方剂如六味地黄丸或左归丸。六味地黄丸由熟地黄、山茱萸、山药、泽泻、牡丹皮、茯苓组成，具有滋阴补肾的功效。其中熟地黄、山茱萸、山药补肾益精；泽泻、牡丹皮、茯苓清热利湿，防止滋补太过而生湿热。左归丸由熟地黄、山药、枸杞子、山茱萸、川牛膝、菟丝子、鹿胶、龟胶组成，具有滋阴补肾、填精益髓的功效。这些方剂可以通过补益肾精，养护耳窍，缓解耳鸣症状。

（二）益气养血法

1. 适用证型及治疗目的

适用于气血亏虚型耳鸣。治疗目的是通过补气养血，增加人体的气血供应，使耳部得到充足的气血滋养，从而改善耳鸣症状。

2. 常用方剂及作用机制

可用归脾汤或八珍汤。归脾汤由白术、茯神、黄芪、龙眼肉、酸枣仁、人参、木香、甘草、当归、远志组成，具有益气补血、健脾养心的功效。其中人参、黄芪、白术、甘草补气健脾；龙眼肉、酸枣仁、当归养血安神；茯神、远志宁心安神；木香理气醒脾，防止滋补太过而气滞。八珍汤由人参、白术、茯苓、甘草、当归、川芎、白芍、熟地黄组成，具有气血双补的功效。这些方剂可以通过补气养血，增加耳部血流，改善耳鸣症状。

（三）平肝潜阳法

1. 适用证型及治疗策略

适用于肝火上扰型耳鸣。治疗策略是通过平肝潜阳、清热泻火，使肝火得以平息，肝阳得以潜降，从而缓解耳鸣和头胀不适等症状。

2. 常用方剂及药物功效

用龙胆泻肝汤或天麻钩藤饮。龙胆泻肝汤由龙胆草、黄芩、栀子、泽泻、木通、车前子、当归、生地黄、柴胡、甘草组成，具有清泻肝胆实火、清利肝经湿热的功效。其中龙胆草、黄芩、栀子清肝泻火；泽泻、木通、车前子清热利湿；当归、生地黄养血滋阴，防止苦寒伤阴；柴胡疏肝理气；甘草调和诸药。天麻钩藤饮由天麻、钩藤、石决明、栀子、黄芩、杜仲、益母草、桑寄生、夜交藤、朱茯神组成，具有平肝潜阳、清热安神的功效。这些方剂可以通过平肝潜阳、清热泻火，缓解耳鸣和头胀不适等症状。

（四）化痰祛湿法

1. 适用证型及治疗作用

适用于痰湿内阻型耳鸣。治疗作用是通过健脾化痰，祛湿通窍，使脾胃功能恢复正常，痰湿得以清除，耳窍得以通畅，从而减轻耳部堵塞感和耳鸣症状。

2. 常用方剂及作用效果

常用二陈汤或导痰汤。二陈汤由半夏、陈皮、茯苓、甘草组成，具有燥湿化痰、理气和中的功效。其中半夏燥湿化痰；陈皮理气化痰；茯苓健脾渗湿；甘草调和诸药。导痰汤由半夏、天南星、枳实、橘红、茯苓、甘草组成，具有燥湿祛痰、行气开郁的功效。这些方剂可以通过健脾化痰，祛湿通窍，减轻耳部堵塞感和耳鸣症状。

第十三节　口腔溃疡

一、口腔溃疡的常见原因

（一）阴虚火旺

1. 中医理论基础

在中医理论中，人体的阴阳平衡是维持健康的关键。当体内阴液亏虚时，阳气相对偏亢，就会产生虚火。虚火上炎，灼伤口腔黏膜，从而导致口腔溃疡的发生。

阴液亏虚的原因较为复杂，可能与先天禀赋不足、久病伤阴、房劳过度、过度劳累、长期熬夜等因素有关。例如，先天禀赋不足者，体内阴液可能相对较弱；久病伤阴会损耗人体的阴液；房劳过度会过度消耗肾阴；过度劳累和长期熬夜会损伤人体的气血津液，导致阴液不足。

2. 临床表现

阴虚火旺型口腔溃疡通常表现为反复发作，溃疡面较小，颜色较红，周围黏膜微红，疼痛较轻但持续时间较长。患者可能伴有口干咽燥、手足心热、盗汗、腰膝酸软、头晕耳鸣等症状。舌质红，少苔或无苔，脉细数。

（二）脾胃积热

1. 饮食与脾胃功能的关系

饮食是影响脾胃功能的重要因素之一。如果饮食过于辛辣、油腻，或暴饮暴食，就会加重脾胃的负担，导致脾胃运化失常，食物积滞于胃中，久则化热。内热上炎，热邪损伤口腔黏膜，从而引起口腔溃疡。

此外，不良的饮食习惯，如饮食不规律、过食生冷、过度饮酒等，也会损伤脾胃，导致脾胃积热。现代社会中，人们的生活节奏加快，饮食结构不合理，容易出现脾胃积热的情况。

2. 症状表现

脾胃积热型口腔溃疡通常表现为溃疡面较大，周围黏膜红肿明显，疼痛剧烈，可伴有口臭、口干口苦、口渴喜冷饮、大便干结、小便黄赤等症状。舌质红，苔黄厚腻，脉滑数。

（三）心火亢盛

1. 情绪与心火的关联

情绪波动大、压力大是导致心火亢盛的重要原因之一。中医认为，心主神明，情绪的变化会影响心功能。当情绪波动大、压力大时，会使心火亢盛。心火上炎，灼伤口腔，从而形成口腔溃疡。

此外，长期熬夜、过度劳累、思虑过度等也会损伤心脏，导致心火亢盛。现代社会中，人们面临着各种压力，容易出现情绪波动大、焦虑、抑郁等情况，从而增加了心火亢盛的风险。

2. 临床表现

心火亢盛型口腔溃疡通常表现为溃疡面较小，颜色鲜红，疼痛剧烈，可伴有心烦、失眠、口舌生疮、小便短赤等症状。舌尖红，苔黄，脉数。

（四）气血不足

1. 气血与口腔黏膜的关系

气血是维持人体生命活动的基本物质，也是口腔黏膜正常生长和修复的重要保障。当气血亏虚时，口腔黏膜得不到充分的滋养，就容易出现口腔溃疡。此外，气血不足还会导致人体的免疫力下降，增加口腔溃疡的复发风险。

气血不足的原因可能与先天禀赋不足、久病体虚、过度劳累、营养不良、失血过多等因素有关。例如，先天禀赋不足者，气血生成可能相对较弱；久病体虚会损耗人体的气血；过度劳累和营养不良会影响气血的生成；失血过多则会直接导致气血不足。

2. 症状表现

气血不足型口腔溃疡通常表现为溃疡面颜色较淡，疼痛较轻，愈合缓慢，可伴有面色苍白、口唇色淡、乏力、气短、心悸、失眠等症状。舌质淡，苔薄白，脉细弱。

二、中医治疗方式

（一）滋阴降火法

1. 适用证型及治疗原理

适用于阴虚火旺型口腔溃疡。治疗原理是通过滋阴清热，补充体内的阴液，以平抑虚火，从而缓解口腔溃疡的症状，减少溃疡的复发。

2. 常用方剂及药物作用

常用方剂如知柏地黄丸、六味地黄丸。知柏地黄丸由知母、黄柏、熟地黄、山茱萸、牡丹皮、山药、茯苓、泽泻组成。其中知母、黄柏清热泻火，滋阴润燥；熟地黄、山茱萸、山药滋补肝肾之阴；牡丹皮、茯苓、泽泻清热利湿。六味地黄丸由熟地黄、山茱萸、山药、泽泻、牡丹皮、茯苓组成，具有滋阴补肾的功效。这些方剂可以通过滋阴清热，缓解虚火，减少口腔溃疡的复发。

（二）清热泻火法

1. 适用证型及治疗目的

适用于脾胃积热型口腔溃疡。治疗目的是通过清胃泻火，清除脾胃中的积热，以祛除内热，促进口腔溃疡的愈合。

2. 常用方剂及作用机制

可用清胃散或黄连上清丸。清胃散由生地黄、当归身、牡丹皮、黄连、升麻组成。其中黄连清热泻火，生地黄、牡丹皮清热凉血，当归身养血和血，升麻清热解毒，引药上行。黄连上清丸由黄连、黄芩、黄柏、石膏、栀子、大黄、连翘、菊花、荆芥穗、白芷、川芎、防风、薄荷、蔓荆子、旋覆花、桔梗、甘草组成，具有清热通便，散风止痛的功效。这些方剂可以通过清胃泻火，祛除内热，促进口腔溃疡的愈合。

（三）清心泻火法

1. 适用证型及治疗策略

适用于心火亢盛型口腔溃疡。治疗策略是通过清心火，调理心神，以缓解口腔溃疡的疼痛，同时改善心烦、失眠等症状。

2. 常用方剂及药物功效

常用方剂如导赤散或黄连解毒汤。导赤散由生地黄、木通、生甘草梢、竹叶组成。具有清心利水养阴的功效。黄连解毒汤由黄连、黄芩、黄柏、栀子组成。具有泻火解毒的功效。这些方剂可以通过清心火，调理心神，缓解口腔溃疡的疼痛。

（四）益气养血法

1. 适用证型及治疗作用

适用于气血不足型口腔溃疡。治疗作用是通过补气养血，增强人体的气血功能，提高口腔黏膜的免疫力，从而减少口腔溃疡的复发。

2. 常用方剂及作用效果

可用四君子汤或八珍汤。四君子汤由人参、白术、茯苓、甘草组成。具有益气健脾的功效。八珍汤由人参、白术、茯苓、甘草、当归、川芎、白芍、熟地黄组成。具有益气补血的功效。这些方剂可以通过补气养血，增强口腔黏膜的免疫力，减少口腔溃疡的复发。

第十四节　咽喉干痒

一、咽喉干痒的常见原因

（一）肺阴不足

1. 中医理论基础

在中医理论中，肺主气，司呼吸，主宣发肃降，开窍于鼻，外合皮毛，与大肠相表里。肺阴是肺功能活动的物质基础，具有滋润、濡养肺部及呼吸道的作用。当体内阴液不足时，肺失滋养，就会出现咽喉干燥、痒痛等症状。

季节变换或干燥气候下，外界环境中的燥邪容易侵袭人体，耗伤肺阴。此外，长期熬夜、过度劳累、久病伤阴等因素也会导致肺阴不足。肺阴不足还可能与肾阴亏虚有关，因为肺肾相生，肾阴为肺阴之根，肾阴不足可累及肺阴。

2. 临床表现

肺阴不足型咽喉干痒通常表现为咽喉干燥、痒痛，症状较为持久，尤其在季节变换或干燥气候下明显加重。患者可能伴有干咳少痰、声音嘶哑、口干欲饮、潮热盗汗、手足心热、舌红少苔、脉细数等症状。咽喉部检查可见黏膜干燥、充血不明显，或有少量血丝。

（二）风热犯肺

1. 外感风热的致病机制

风热之邪是外感六淫之一，具有升散、开泄的特性。当人体外感风热之邪时，风热之邪首先侵袭肺卫，导致肺气不畅。肺为娇脏，不耐寒热，风热犯肺后，肺失宣降，津液输布失常，就会出现咽喉干痒、红肿等症状。

外感风热多由气候突变、起居不慎、过度劳累等因素使人体卫气不固，风热之邪乘虚而入。此外，与患者的体质也有一定关系，体质虚弱、免疫力低下者更容易感受风热之邪。

2. 症状表现

风热犯肺型咽喉干痒主要表现为咽喉干痒、红肿，疼痛较为明显，多伴有发热、头痛、鼻塞、流黄涕、咳嗽、咳痰黄稠等症状。舌尖红，苔薄黄，脉浮数。咽喉部检查可见黏膜充血明显，咽后壁淋巴滤泡增生。

（三）肝火上炎

1. 肝火与咽喉的关系

在中医理论中，肝主疏泄，调畅气机，主藏血。肝火旺盛时，火热之邪循经上炎，灼伤咽喉，就会导致咽喉干痒、异物感等症状。情绪因素是导致肝火上炎的主要原因之一，长期的情绪抑郁、恼怒、焦虑等不良情绪可使肝气郁结，郁而化火。

此外，饮食不节，过食辛辣、油腻、温热之品，或长期饮酒等也可内生火热，导致肝火上炎。肝火上炎还可能与其他脏腑的病变有关，如心火亢盛、肾阴不足等，均可影响肝功能，导致肝火上炎。

2. 临床表现

肝火上炎型咽喉干痒表现为咽喉干痒、异物感明显，疼痛较为剧烈，常伴有口苦、咽干、目赤肿痛、烦躁易怒、失眠多梦等症状。舌质红，苔黄，脉弦数。咽喉部检查可见黏膜充血，咽侧索红肿。

（四）痰湿困阻

1. 脾虚与痰湿的生成

中医认为，脾主运化水湿，为生痰之源。当脾虚时，运化功能失常，水湿内停，聚而成痰。痰湿上扰咽喉，就会导致咽部痰多、干痒、异物感等症状。饮食不节、过食肥甘厚味、生冷食物，或长期居住在潮湿环境中，容易损伤脾胃，导致脾虚生湿。

此外，久病体虚、劳倦过度等也可使脾气虚弱，运化无力，从而产生痰湿。痰湿困阻还可能与肺、肾等脏腑功能失调有关，肺失宣降、肾失气化均可导致水湿内停，形成痰湿。

2. 症状表现

痰湿困阻型咽喉干痒表现为咽部痰多、干痒、异物感明显，常伴有咳嗽、咳痰量多、色白质稀、胸闷、腹胀、纳呆、便溏等症状。舌苔白腻，脉滑。咽喉部检查可见黏膜肿胀，咽后壁有较多黏液附着。

二、中医治疗方式

（一）滋阴润肺法

1. 适用证型及治疗原理

适用于肺阴不足型咽喉干痒。治疗原理是通过滋阴润肺，补充肺的阴液，使肺得到滋养，恢复其正常的生理功能，从而缓解咽喉干燥不适。

2. 常用方剂及药物作用

常用方剂如麦门冬汤、生脉散。麦门冬汤由麦门冬、半夏、人参、甘草、粳米、大枣组成。其中麦门冬滋阴润肺，清热生津；半夏降逆化痰；人参、甘草、粳米、大枣益气健脾，培土生金。生脉散由人参、麦冬、五味子组成，具有益气生津，敛阴止汗的功效。人参大补元气，麦冬滋阴清热，五味子敛肺止汗。这些方剂可以滋阴润肺，缓解咽喉干燥不适。

（二）疏风清热法

1. 适用证型及治疗目的

适用于风热犯肺型咽喉干痒。治疗目的是通过疏风清热，疏散风热之邪，使肺气得以宣畅，津液得以正常输布，从而改善咽喉红肿、干痒症状。

2. 常用方剂及作用机制

可用桑菊饮或银翘散。桑菊饮由桑叶、菊花、杏仁、连翘、薄荷、桔梗、芦根、甘草组成，具有疏风清热，宣肺止咳的功效。桑叶、菊花疏散风热，杏仁、桔梗宣肺止咳，连翘、薄荷清热解毒，芦根清热生津，甘草调和诸药。银翘散由金银花、连翘、薄荷、牛蒡子、荆芥穗、淡豆豉、桔梗、竹叶、甘草组成，具有辛凉透表，清热解毒的功效。这些方剂可以疏风清热，改善咽喉红肿、干痒症状。

（三）清肝泻火法

1. 适用证型及治疗策略

适用于肝火上炎型咽喉干痒。治疗策略是通过清肝泻火，清泻肝火之邪，使肝火得以平息，不再上炎灼伤咽喉，从而缓解咽喉干痒和异物感。

2. 常用方剂及药物功效

常用方剂如龙胆泻肝汤或栀子清肝汤。龙胆泻肝汤由龙胆草、黄芩、栀子、泽泻、木通、车前子、当归、生地黄、柴胡、甘草组成，具有清泻肝胆实火，清利肝经湿热的功效。龙胆草、黄芩、栀子清泻肝火，泽泻、木通、车前子清热利湿，当归、生地黄养血滋阴，柴胡疏肝理气，甘草调和诸药。栀子清肝汤由栀子、丹皮、柴胡、当归、白芍、茯苓、川芎、牛蒡子组成，具有清肝泻火，凉血解毒的功效。这些方剂可以清肝泻火，缓解咽喉干痒和异物感。

（四）化痰利咽法

1. 适用证型及治疗作用

适用于痰湿困阻型咽喉干痒。治疗作用是通过化痰利湿，消除痰湿之邪，使咽喉部的痰湿得以清除，恢复咽喉的正常生理功能，改善咽喉的痰湿阻塞。

2. 常用方剂及作用效果

可用二陈汤或半夏厚朴汤。二陈汤由半夏、陈皮、茯苓、甘草组成，具有燥湿化痰，理气和中的功效。半夏燥湿化痰，陈皮理气化痰，茯苓健脾渗湿，甘草调和诸药。半夏厚朴汤由半夏、厚朴、茯苓、生姜、苏叶组成，具有行气散结，降逆化痰的功效。这些方剂可以化痰利湿，改善咽喉的痰湿阻塞。

第十五节　颈部不适

一、颈部不适简介及人群范围

颈部不适是亚健康状态中常见表现之一，根据《亚健康中医临床研究指导原则（试行）》可将其定义为反复出现的持续三个月以上自觉颈部肌肉酸胀、疼痛、僵硬不适、颈椎活动受限，伴有或不伴有疲乏无力、肩背疼痛、头脑昏沉等伴随症状，同时相关的客观检查无阳性表现。颈部不适的症状虽然与颈椎病类似，其表现也很易与颈椎病混淆，但其却与颈椎病有不同。颈椎病不仅表现出更加重的颈部肌肉、神经、血管、脊髓受损等一方面或多方面的相关症状，且影像学检查有阳性发现。

随着电子产品的普及、生活及工作方式的改变，出现亚健康态颈部不适的人越来越多，且呈现出年轻化的趋势。国内的一项研究表明，我国从事电脑相关工作者出现颈肩部疼痛的概率达 37. 61%，另一项关于当代大学生颈椎情况的调查显示有近 86. 25% 的年轻大学生处于亚健康态颈部不适，且发生率越来越高，更逐渐出呈现年轻化的趋势。颈部不适如果不加重视可能演变为颈椎病，甚至并发他种疾病，其诊断与治疗不仅耗费大量精力与金钱，更影响到患者生活、工作、学习，对个人、家庭及社会造成严重的影响。

颈痛是退行性颈椎病的常见症状，48. 5% 的人在一生中出现颈痛，使用屏幕等工作者的颈痛的年患病率高达 55%。退行性颈椎病的疼痛麻木等临床症状与患者抑郁和失眠相关，影响患者的生活质量。根据 2013 年全球疾病负担的研究报告，在全球 188 个国家 301 种疾病和损伤中，颈痛是十大影响疾病负担的疾病之一，全球顺位第四，在我国顺位第二。然而，在对近十年来文献的研究中发现，对于中医干预颈椎病的研究很多，但对颈部不适的治未病干预的研究却是很少。

我国医学中并没有提出颈部不适这个名称，但其临床症状、体征与中医项强、眩晕、颈筋急、颈项痛、项痹病等病症类似，在诊断、治疗上可行参考。早在《素问四气调神大论》中就指出“是故圣人不治已病治未病，不治已乱治未乱，此之谓也。夫病已成而后药之，乱已成而后治之，譬犹渴而穿井，斗而铸锥，不亦晚夫！”我国医学中这种治未病的思想与当代医学中亚健康的诊疗思想不谋而合，将中医治未病的思想与现代亚健康的思想结合起来，正是目前医疗上的一大重点。

二、颈部不适人群健康教育及指导

（一）健康教育

（1）在开展“治未病”预防保健服务以及医疗服务的同时，利用各种方式加强宣传，成为“治未病”健康文化、知识与方法等传播的重要窗口。

（2）预防为主，防治结合，避免长时间伏案工作，勿头顶、手持重物，保持日常生活中正确姿势，睡眠时枕头不宜过高、过低、过硬。

（3）定期体检，早发现，早干预。

（二）健康指导饮食调理

1. 饮食调理

（1）饮食：应清淡富有营养，有节，不宜过冷或过热。

（2）辨证施膳：风寒痹阻型患者宜多食牛肉、羊肉等温经散寒、祛风利湿之品；气滞血瘀型患者宜多食桃仁、茄子、山楂、油菜等活血化瘀之品；痰湿阻络型患者宜多食瓜果蔬菜，如小米、玉米、薏仁米、赤小豆等化痰利湿之品，做到饮食有节，忌食肥甘厚腻烟酒酸辣刺激之物；肝肾不足型患者宜多食羊肝、猪肾、核桃肉、黑木耳等补肝益肾之品；气血亏虚型患者宜多食猪肝、瘦肉、鱼等血肉有情之品及红枣、桂圆等补益气血之物避免饮食过量，忌生冷食物。

2. 运动调理

指导颈部及肩关节康复锻炼，加强上肢运动，以促进血脉畅通，预防关节进一步退变，锻炼形式以慢跑、游泳、打太极拳、练八段锦等为主。

3. 情志调理

由于病程发展缓慢，症状逐渐加重，疼痛由间歇性转为持续同时伴随症状逐渐加重。患者常因忧虑、焦躁、恐惧等不良情绪刺激，从而扰乱气血和脏腑功能，导致阴阳失调。故应做好精神护理。多加安慰体贴，使其情志安宁，配合治疗。

4. 起居调理

（1）坐姿正确：要预防颈椎病的发生，最重要的是坐姿要正确，使颈肩部放松，保持最舒适自然的姿势。

（2）抬头望远：当长时间近距离看物，尤其是处于低头状态者，既影响颈椎，又易引起视力疲劳，甚至诱发屈光不正。因此，每当伏案 40 分钟，应抬头向远方眺望 1 分钟左右，这样既可消除疲劳感，又有利于颈椎的保健。

（3）睡眠方式：睡觉时不宜俯卧，俗称“趴着睡”，枕头约为自己一拳高度、不宜过硬、过软或过高、过低。枕头中央应略凹进，颈部应充分接触枕头并保持略后仰，不要悬空。习惯侧卧位者，应使枕头与肩同高。睡觉时，不要躺着看书，玩手机，不要对着头颈部吹冷风。

三、体质分型（辨证分型）

（一）证候诊断

1. 风寒痹阻证

颈肩部、上肢串痛麻木，以痛为主，头有沉重感，颈部僵硬，活动不利，恶寒畏风。舌淡红，苔薄白，脉弦紧。

2. 血瘀气滞证

颈肩部、上肢刺痛，痛处固定，伴有肢体麻木。舌质暗，脉弦。

3. 痰湿阻络证

头晕目眩，头重如裹，四肢麻木，纳呆。舌暗红，苔厚腻，脉弦滑。

4. 肝肾不足证

眩晕头痛，耳鸣耳聋，失眠多梦，肢体麻木，面红目赤。舌红少苔，脉弦。

5. 气血亏虚证

头晕目眩，面色苍白。心悸气短，四肢麻木，倦怠乏力。舌淡苔少，脉细弱。

（二）辨证选择口服中药汤剂

1. 辨证选择口服中药汤剂

（1）风寒痹阻证。①治法：祛风散寒，祛湿通络。②方药：羌活胜湿汤加减。羌活、独活、藁本、防风、炙甘草、川芎、蔓荆子等。

（2）血瘀气滞证。①治法：行气活血，通络止痛。②方药：桃红四物汤加减。熟地黄、当归、白芍、川芎、桃仁、红花等。

（3）痰湿阻络证。①治法：祛湿化痰，通络止痛。②方药：半夏白术天麻汤加减。半夏、白术、天麻、茯苓、橘红、白术、甘草等。

（4）肝肾不足证。①治法：补益肝肾，通络止痛。②方药：肾气丸加减。熟地黄、怀山药、山茱萸、丹皮、茯苓、泽泻、桂枝、附子（先煎）等。

（5）气血亏虚证。①治法：益气温经，和血通痹。②方药：黄芪桂枝五物汤加减。黄芪、芍药、桂枝、生姜、大枣等。

2. 中药调护

（1）代茶饮：葛根芍药茶。主要由葛根、白芍、大枣、荞麦等组成。

（2）推荐膏方：脊痛合剂（湖北省中医院推拿科专科医院制剂）。

（3）组成：主要由葛根、芍药、生姜、炙甘草、大枣、桂枝、麻黄、黄芪、当归、鸡血藤、三棱、莪术等组成。

（4）功用：可改善局部血液循环，缓解颈肌痉挛。该药明显减轻颈部酸胀不适等症状。

（5）用法：每日三次，每次 40ml，口服。

四、中医适宜技术

1. 推拿治疗（每工作日一次）

（1）取穴：风池、风府、肩井、天宗、曲池、手三里、小海、合谷等穴。

（2）手法：滚法、按法、揉法、拿法、拔伸法、拔伸旋转法、搓法、拿法、揉搓法等。

（3）操作：①患者取坐位，医者立于其后，用拇指指腹与中指指腹同时按揉风池穴 1 分钟，从风池起至颈根部，用拇指指腹与食、中指指腹对称用力拿捏颈项两旁的软组织由上而下操作 5 分钟左右。②做颈项部拔伸法，医生两前臂尺侧放于患者两侧肩部并向下用力，双手拇指顶按在风池上方，其余四指及手掌托住下颌部，嘱患者身体下沉，医生双手向上用力，前臂与手同时向相反方向用力，把颈牵开，边牵引边使头颈部前屈、后伸及左右旋转。③提拿患者两侧肩井并拿揉患肢，以肱二头肌和肱三头肌为主，用多指横拨腋下臂丛神经分支，使患者手指有串麻感为宜。④牵抖患侧上肢 2 ～ 3 次，最后拍打肩背部和上肢，使患者有轻快感为宜。

（4）手法辨证操作：①风寒痹阻证。沿足少阴胆经、督脉、足太阳膀胱经循经拿风池、肩井各 1 分钟；横擦大椎至肺俞穴，以透热为度；自上而下直擦背部督脉、两侧膀胱经至皮肤微红。重点采用循经拿风池、肩井等穴，以疏风散寒通络。②血瘀气滞证。用大鱼际揉法揉前额 2 分钟；沿足少阳胆经、足太阴脾经、足厥阴肝经循经取率谷、血海、太冲及奇穴太阳，行一指禅推法，每穴约 1 分钟；最后沿手阳明大肠经、手少阳三焦经的肩髃、曲池、外关、合谷等拇指按压各穴约 1 分钟结束。重点采用循经取率谷、血海、合谷、太冲等穴以活血化瘀，通络止痛。③痰湿阻络证。用扫散法分别施于两侧颞部各 30 次；沿足太阴脾经、足阳明胃经循经取阴陵泉、足三里行按揉法，每穴约 1 分钟。重点采用循经取阴陵泉、足三里穴以健脾除湿。④肝肾不足证。由前发际到后发际用五指拿法拿头部五经，转三指拿法拿颈项，反复 5 次；再推桥弓，从上而下左右各推 20 次，两侧交替进行；自上而下直擦背部督脉，以透热为度；然后循足太阳膀胱经、足太阴脾经、足厥阴肝经、足少阴肾经取肝俞、肾俞、脾俞、足三里、涌泉，指按揉每穴约 2 分钟。“顺经为补，逆经为泻”“轻揉为补，重揉为泻”，以推桥弓，擦督脉，轻柔、长时、弱刺激膀胱经背俞穴为主，以补益肝肾，生血养筋。⑤气血不足证。沿任脉、足太阴脾经、足阳明胃经循经取中脘、关元、足三里、阴陵泉、三阴交行一指禅推法，每穴 1 分钟；以脐为中心先行顺时针、再行逆时针方向行全掌摩法摩腹部各约 2 分钟；自上而下沿督脉施予擦法，以透热为度。重点采用循经取中脘、关元、足三里等穴，以温通腑气，健脾益气，调补气血。

2. 针刺治疗

（1）主要穴位：颈项部局部取穴为主，颈三针（天柱，百劳，大杼）、大椎、颈椎夹脊、肩背穴、颈痛穴等。

（2）功效：祛风散寒，舒筋活络。

（3）操作方法：大椎穴直刺 1 ～ 1. 5 寸，使针感向肩臂部传导；夹脊穴直刺或向颈椎斜刺，施平补平泻法，使针感向项、肩臂部传导；其他穴位按常规针刺。

3. 中医诊疗设备的应用

（1）脉冲激光治疗：用脉冲激光器直接照射颈夹脊及颈肩两侧。每日治疗 1 次，每次 15 分钟，5 次为 1 个疗程。

（2）子午流注治疗：首先按时辰开穴，以圆形电极放置于颈肩臂阿是穴或手阳明大肠经用，每日治疗 1 次，每次 15 分钟，5 次为 1 个疗程。

（3）烫熨治疗：用手持纱布棒将药酒点燃，操作部位铺绝缘烫熨布，敲打颈后督脉及手阳明大肠经，轻重适度。对风寒痹阻及气滞血瘀型颈椎病，疗效甚佳。每日治疗 1 次，每次 10 ～ 15 分钟，5 次为 1 个疗程。

（4）中药热奄包治疗：将加热好的中药包放置于颈夹脊及颈肩两侧，通过奄包的热蒸气使局部的毛细血管扩张，血液循环加速，又可通过热蒸气促使奄包内中药内离子渗透到患者病痛所在，利用其温热达到温经通络、调和气血、祛湿驱寒目的。每日治疗 1 ～ 2 次，每次 20 ～ 30 分钟，5 次为 1 疗程。

（5）药棒穴位按摩治疗：采用特制的梨木木棒蘸上特制的中药液，在颈夹脊及颈肩两侧等相应穴位进行揉按和叩击。每日治疗 1 次，每次 20 ～ 30 分钟，5 次为 1 个疗程。

（6）红光治疗：用红光治疗仪直接照射颈夹脊及颈肩两侧。每日治疗 1 次，每次 15 ～ 20 分钟，5 次为 1 疗程。

（7）TDP 红外线治疗、近红外线治疗：用红外线治疗仪直接照射颈夹脊及颈肩两侧。红外线灯与体表皮肤的距离为 30 ～ 50cm，以患者皮肤有温热感为佳。每次治疗时间 20 ～ 30 分钟，每日 1 ～ 2 次，5 次为 1 个疗程。

（8）穴位贴敷治疗、中药贴敷治疗：用已制好的中草药制剂置于颈夹脊及颈肩两侧局部阿是穴或其他穴位。每日治疗 1 次，每次 2 小时，5 次为 1 个疗程。

4. 特色疗法

（1）颈部温通刮痧操作：①患者俯卧或者坐立位，自然放松，暴露局部皮肤，注意保暖，温通罐内插上艾条，用打灰机点燃艾条。②灸大椎 1 分钟，颈肩部涂抹刮痧油，温通罐在颈肩部大范围滑罐以调动气血。③用推刮法沿风府刮至至阳，力度由轻到重，边揉刮边艾灸，刮两边膀胱经天柱至大杼，胆经风池至肩井，3 ～ 6 遍。④揉拨法作用于两侧夹脊穴，刮拭膀胱经，肩胛骨缝，痛点，3 ～ 5 遍。

在刮拭过程中询问患者感受，随时调整手法和刮拭力度，3 ～ 5 遍。刮拭完毕，观察痧像，根据痧像颜色给患者作相应的解释。

（2）注意事项：①温通刮痧时避风和注意保暖。室温较低时应减少暴露。夏天不宜吹空调。②温通刮痧后饮热水一杯，促进新陈代谢。③刮痧后洗浴时间为 4 小时后。④皮肤有化脓性炎症、渗液溃烂的，不可在皮损处直接刮拭。⑤每次刮痧只治疗一种病症，刮拭时间为20分钟，不宜太长。⑥有出血倾向者、皮肤病、新发生的骨折患处、原因不明的肿块、恶性肿瘤部位及妇女月经期、妊娠期禁刮。

第十六节　腰痹病

一、腰痹病简介及人群范围

腰痹病是指腰背部，臀部因各种病因出现的疼痛，或伴有下肢牵扯和放射痛，活动受限等症状的临床常见病，归属于中医学“痹证”范畴。现代医学中常见的腰痹病，包含腰椎间盘突出症、第三腰椎横突综合征和腰肌劳损等疾病。其中又以腰椎间盘突出症最为多见，腰椎间盘突出症（LDH），主要表现为腰部疼痛、单侧或双下肢麻木、放射痛等一系列临床症状，是临床常见病多发病。

据统计，我国LDH的发病率高达7.62%，约有80%的成年人有腰背痛的经历，利用2013年全球疾病负担研究（GBD 2013）数据，是中国人群伤残负担的第一原因。其中30～59岁人群健康寿命损失年（YLD）占腰背痛总YLD的54.6%（892.9/1 634.7）。位于前3位的省份分别是广东、上海和北京，与1990年相比，腰背痛疾病负担上升明显。

腰痹病人群过去一直被认为是中老年人群和长期从事体力劳动者，然而近年来患者年轻化的趋势却愈来愈突出，调查表明，年轻的腰痹病患者大多数是从事伏案工作的白领人群。久坐人群、服饰单薄人群和长时间的案前工作。以及长期使用电脑的人群，此外既往有腰椎间盘突出症、第三腰椎横突综合征和腰肌劳损等腰部疾患的人群同样为高危人群。

二、腰痹病人群健康教育及指导

（一）健康教育

（1）在开展“治未病”预防保健服务以及医疗服务的同时，利用各种方式加强宣传，传授腰痹病养生知识，保持正确的坐、卧、立、行和劳动姿势，以减少急慢性损伤发生的风险。

（2）预防为主，防治结合，避免长时间伏案工作，久坐、搬运重物，注意腰部保暖，不睡“硬板床”，宜卧软硬适度的床垫。

（3）定期体格检查，早发现，早干预，重视“瘥后防复”是指在腰痹病治愈或病情稳定之后，应采取有效措施促进机体恢复，达到防止旧疾复发的目的。

（二）健康指导

1. 饮食调理

（1）应遵循“谨和五味”“食饮有节”“起居有常”的原则，忌饥饱失常、偏嗜过度。清淡富有营养，不宜过冷或过热。

（2）辨证施膳，鼓励患者改善饮食以调补，同时忌滥用补品。血瘀型宜多食黄豆、山楂、桃仁、茄子、油菜等活血化瘀食物，忌辛辣肥腻等阻滞气机之品；寒湿型宜多食牛肉、羊肉等温经散寒、祛风利湿及粗纤维易消化之品，忌生冷饮食；湿热型多食鸭肉、苦瓜、赤小豆等清热利湿之品；肾虚型宜多食羊肝、猪肾、核桃肉、韭菜、黑木耳等补肝益肾之品。

2. 运动干预

指导患者进行腰背肌功能锻炼，如进行卧床蹬腿、收肛提臀、五点支撑法等，通过功能锻炼来加强腰背肌力，以免肌肉退化。不可过度锻炼和负重，禁止大幅度的弯腰和旋转，锻炼形式以慢跑、游泳、打太极拳、练八段锦等为主。

3. 情志调理

通过宣教，使患者正确认识腰痹病，可消除其内心不良情绪，建立良好护患关系，利用多种途径转移患者注意力，引导其以正确方式调节内心情绪，使患者身心得到放松，并能以积极、主动、乐观的心态面对疾病，利用“喜胜悲”方式，帮助患者恢复平静心情，进而提高其自信，逐渐摆脱惶恐、焦虑等负面情绪。

4. 起居调理

（1）坐姿正确：要预防腰椎病的发生，坐位起立时，应先将上身前倾，两足向后，使上身力量分布在两足，然后起立。站立体位时，如长时间站立工作者，应适当使双臂上伸和做蹲起动作，应尽量避免在一个固定的体位下持续工作。

（2）睡眠姿势：睡姿应使头颈保持自然仰伸位最为理想，最好平卧于床垫上，使膝、髋略屈曲，如此体位可使全身肌肉、韧带及关节囊都获得最大限度的放松与休息。

（3）弯腰体位：对弯腰工作多、负重大的搬运工，应尽量避免两膝伸直弯腰位抬重物，并尽量采取屈膝、髋关节的方法达到上述目的。

（4）改善工作姿势，注意劳逸结合：保持正确的姿势对减少腰椎间盘内压力非常重要。注意自我调节，避免长期做反复单调的动作，防止过度疲劳，避免脊柱过载，以免促使和加速退变。同时，注意腰臀部，下肢部保暖。

三、体质分型（辨证分型）

1. 血瘀气滞证

痛有定处，刺痛，腰部僵硬，俯仰活动艰难，痛处拒按，舌质暗紫，或有瘀斑，舌苔薄白或薄黄，脉紧涩或脉弦。

2. 寒湿痹阻证

腰腿部冷痛重着，转侧不利，痛有定处，虽静卧也不减轻或反而加重，日轻夜重，遇寒痛增，得热则减，舌质胖淡，苔白腻，脉弦紧、弦缓或沉紧。

3. 湿热痹阻证

腰酸腿痛，痛处伴有热感，或见肢节红肿，口渴不欲饮，苔黄腻，脉濡数或滑数。

4. 肝肾亏虚证

腰腿痛缠绵日久，反复发作，乏力、不耐劳，遇劳加重，卧则减轻，包括肝肾阴虚及肝肾阳虚证。阴虚证症见心烦失眠，口苦咽干，舌红少津，脉弦细而数。阳虚证症见四肢不温，形寒畏冷，筋脉拘挛，舌质淡胖，脉沉细无力等症。

四、干预方案

（一）辨证选择口服中药汤剂

1. 血瘀气滞证

（1）治法：行气活血，祛瘀止痛。

（2）方药：身痛逐瘀汤加减。川芎、当归、五灵脂、香附、甘草、羌活、没药、牛膝、秦艽、桃仁、红花、地龙等。

2. 寒湿痹阻证

（1）治法：温经散寒，祛湿通络。

（2）方药：独活寄生汤加减。独活、桑寄生、杜仲、牛膝、党参、当归、熟地黄、白芍、川芍、桂枝、茯苓、细辛、防风、秦艽、蜈蚣、乌梢蛇等。

3. 湿热痹阻证

（1）治法：清利湿热，通络止痛。

（2）方药：大秦艽汤加减。川芎、独活、当归、白芍、地龙、甘草、秦艽、羌活、防风、白芷、黄芩、白术、茯苓、生地、熟地黄等。

4. 肝肾亏虚证

（1）治法：补益肝肾，通络止痛。

（2）阳虚证方药：右归丸加减。山药、山萸肉、杜仲、附子、桂枝、枸杞子、鹿角胶、当归、川芎、狗脊、牛膝、续断、桑寄生、菟丝子等。

（3）阴虚证方药：虎潜丸加减。知母、黄柏、熟地、锁阳、龟甲、白芍、牛膝、陈皮、当归、狗骨等。

（二）中药调护

1. 健脊膏方

秦艽，独活、续断、太子参、当归、防风、寻骨风，巴戟天、桑寄生、威灵仙，杜仲、狗脊等，辅以蜂蜜或木糖醇，黄酒，鹿角胶以收膏。1 日 2 次，每次服 1 汤勺，共服 10 日。

2. 代茶饮

强骨饮（防风、川芎、黄芪、白术、杜仲、桑寄生等）。

3. 中药沐足

（1）组成：桂枝 15g、艾叶 15g、透骨草 15g、牛膝 30g、苏木 20g、木瓜 30g、伸筋草 15g。

（2）用法：上药加水煮开后文火煎煮 15 ～ 20 分钟，取汁温热（夏季 39 ～ 42℃，冬季 41 ～ 43℃），倒进沐足盆内沐足 20 分钟。

五、中医适宜技术

1. 推拿治疗

（1）取穴：肾俞、八髎、环跳、秩边、承扶、风市、委中、承山、涌泉等。

（2）手法：滚法、揉法、拿捏法、点压法、弹拨法、摇法、扳法、拔伸法、搓抖法等。

（3）操作：患者取俯卧位，用滚、按、揉手法在患者脊柱两侧膀胱经及臀部及下肢后外侧施术，以腰部为重点。然后医生用双手掌重叠用力，沿脊柱由上至下按压腰骶部，反复 2 ～ 3 遍。用拇指或肘尖点压腰阳关、肾俞、居髎、环跳、承扶、委中及阿是穴，然后在助手配合拔伸牵引的情况下，用拇指顶推或肘尖按压患处。患者侧卧位，医生用斜扳法，左右各一次。然后患者再取仰卧位，屈膝、屈髋，医生握住患者双踝，拢住双膝，左右旋转摇动患者髋部和向上推压双膝，以拉紧后纵韧带和加宽椎体后缘椎间隙。再用强制直腿抬高以牵拉坐骨神经。接着点按双侧气冲，以下肢出现麻、冷的感觉为度，迅速抬起双指，使患者下肢出现灼热的感觉直至足底。另外也可采用腰部踩跷法，操作时医生力度要轻，要选择性使用。最后用整理手法为患者取俯卧位，医生用滚、拿、揉、弹拨手法沿腰部及患侧坐骨神经分布区施术，然后擦热患处。

（4）手法辨证操作：①血瘀气滞证。沿足太阳膀胱经循经按揉，重点按揉膈俞、次髎穴，各1分钟；一指禅推膈俞、次髎、合谷、太冲，各0.5分钟。重点采用循经按揉、一指禅推膈俞、次髎、合谷、太冲，以活血化瘀，理气止痛。要求手法操作轻快柔和。②寒湿痹阻证。沿督脉、足太阳膀胱经循经取风府、大椎、腰阳关、肾俞、委中行按揉法，每穴1分钟；自上而下沿督脉及夹脊施予擦法，以透热为度。重点采用循经取大椎、腰阳关、肾俞、夹脊等穴，以散寒行湿，温经通络。③湿热痹阻证。沿足太阳膀胱经循经取肝俞、肾俞、脾俞行弹拨法，每穴1分钟；点按肾俞、脾俞、阴陵泉和丰隆，各0.5分钟，操作时要求快速，重施，具有爆发力，但要刚中有柔。重点采用循经取肾俞、脾俞、阴陵泉、丰隆等穴，以清热利湿。④肝肾亏虚证。沿督脉、足太阳膀胱经循经取肾俞、命门、志室、太溪、八髎行一指禅推法，按揉腰阳关、肾俞、太溪，自上而下沿足太阳膀胱经、督脉及夹脊取命门、肾俞、夹脊行擦法，以透热为度。重点采用循经取肾俞、命门等穴，以补肾壮腰，通络止痛。

2. 针灸治疗

（1）主要穴位：腰三针（肾俞，大肠俞，委中）、坐骨针（环跳，委中，昆仑）、腰痛穴。

（2）功效：活血化瘀，行气止痛。

（3）操作方法：毫针双侧腰痛、中腰痛向下平刺1～2寸，左侧腰痛向右平刺，右侧腰向左平刺，腰上部向上平刺1～2寸。

3. 中医诊疗设备的应用

（1）子午流注疗法：放置于腰部肾俞、八髎或足太阳膀胱经腰腿部阿是穴，每日治疗1次，每次20分钟，5次为1个疗程。

（2）TDP红外线治疗、近红外线治疗：用红外线治疗仪直接照射腰骶部足太阳膀胱经及督脉。红外线灯与体表皮肤的距离为30～50cm，以患者皮肤有温热感为佳。每次治疗时间20～30分钟，每日1～2次，5次为1个疗程。

（3）电针疗法：在腰椎间盘突出伴有坐骨神经痛时，电针止痛效果明显，在腰骶部及沿足太阳膀胱经取穴，进针后与电针仪接通，连续波。每日治疗1次，每次20～30分钟，5次为1个疗程。

（4）磁振热治疗：将磁振热治疗垫放置于腰骶部疼痛区域，温度设置45～55℃。每日治疗1次，每次20分钟，5次为1个疗程。

（5）烫熨治疗：用手持纱布棒将药酒点燃，操作部位铺绝缘烫熨布，敲打督脉、腰部膀胱经及疼痛部位，轻重适度。对风寒痹阻及气滞血瘀型腰部不适，疗效甚佳。每日治疗1次，每次10～15分钟，5次为1个疗程。

（6）中药热奄包治疗：将加热好的中药包放置于腰部两侧肾俞穴、臀部两侧环跳穴，通过奄包的热蒸气使局部的毛细血管扩张，血液循环加速，又可通过热蒸气促使奄包内中药内离子渗透至患者病痛部位，利用其温热达到温经通络、调和气血、祛湿驱寒目的。每日治疗 1 ～ 2 次，每次 20 ～ 30 分钟，5 次为 1 个疗程。

（7）药棒穴位按摩治疗：采用特制的梨木木棒蘸上特制的中药液，在腰部两侧膀胱经、臀部两侧环跳等相应穴位进行揉按和叩击。每日治疗 1 次，每次 20 ～ 30 分钟，5 次 1 个疗程。

（8）红光治疗：用红光治疗仪直接照射腰骶部疼痛区域。每日治疗 1 次，每次 15 ～ 20 分钟，5 次为 1 个疗程。

（9）穴位贴敷治疗、中药贴敷治疗：用已制好的中草药制剂置于腰部两侧膀胱经、臀部两侧环跳等相应穴位。每日治疗 1 次，每次 2 小时，5 次 1 个疗程。

（10）脉冲激光治疗：用脉冲激光器直接照射腰骶部疼痛区域。每日治疗 1 次，每次 15 分钟，5 次为 1 个疗程。

（11）深层肌肉刺激仪（DMS）治疗：通过击打与机械振动作用于深部肌肉组织，刺激其本体感觉功能，促进感觉的恢复，加速血液循环及淋巴回流，缓解痉挛，达到缓解肌肉疼痛和修复软组织损伤之效，疗效确切。每日治疗 1 次，每次 15 分钟，5 次 1 个疗程。

4. 腰骶部温通刮痧操作

（1）患者取俯卧位，自然放松，暴露腰臀部皮肤，注意保暖，温通罐内插上艾条，用打火机点燃艾条。

（2）先灸腰阳关 1 分钟，腰臀部涂抹刮痧油，温通罐在局部部大范围滑动温通罐以调动气血。

（3）用推刮法沿督脉刮拭腰 1 椎体至骶椎，力度由轻到重，边揉刮边艾灸，刮两边膀胱经三焦俞至白环俞，3 ～ 6 遍。

（4）用揉拨法刮拭夹脊穴，阿是穴，3 ～ 5 遍。

（5）刮拭志室穴至秩边穴，刮拭环跳至风市，3 ～ 5 遍。

（6）大面积揉刮腰臀部，力量深透，达到深层肌肉。在刮拭过程中询问患者感受，随时调整手法和刮拭力度，刮拭完毕，观察痧像，根据痧像颜色给患者作相应的讲解。

第十七节　膝痹病

一、概念

膝痹病是一种以膝关节疼痛、酸胀、屈伸不利、活动受限等症状为主的疾病，骨性关节炎又称骨关节病、退行性关节病、增生性关节病、肥大性关节病，是一种常见的慢性、进展性关节疾病，本病应属中医“痹症”范畴。

二、诊断标准

1. 中医诊断标准

参照由国家中医药管理局发布的《中华人民共和国中医药行业标准》中的《中医病证诊断疗效标准》有关“骨痹”的诊断。

2. 西医诊断标准

参照《骨关节炎诊治指南（2007 年版）》中的诊断标准。

三、适宜人群的范围

1. 中医诊断

第一诊断为膝痹或骨痹早期。

2. 西医诊断

第一诊断为膝关节骨性关节炎。

治未病人群不包含膝关节关节软骨破坏、软骨下骨硬化、大量关节腔积液，类风湿关节炎，滑膜炎。

四、健康教育及指导

1. 饮食调理

饮食宜清淡，易消化，多吃蔬菜水果，忌生冷、发物及煎炸之品。

2. 运动调理

进行必要的锻炼，如练气功、游泳、散步等，以维持肌力和保持关节活动度。

3. 情志调理

（1）了解患者的情绪，用移情疗法转移或改变患者的情绪和意志，舒畅气机、怡养心神、有益患者的身心健康。

（2）疼痛时出现情绪烦躁，使用安神静志法让患者闭目静心全身放松，平静呼吸，以达到周身气血流通舒畅。

（3）嘱患者家属及亲友给予配合支持和精神鼓励患者。

4. 起居调理

（1）控制体重：改变不良的饮食时间及饮食习惯。

（2）避免长时间剧烈运动：如上下楼梯、登山、暴走。

（3）注意关节的保暖：佩戴护膝。

五、辩证分型

1. 风寒湿痹证

肢体关节酸楚疼痛、有明显重着感或患处表现肿胀，关节活动欠灵活，畏风寒，得热则舒。舌质淡，苔白腻，脉紧或濡。

（1）治法：散寒除湿，祛风通络。

（2）推荐方药：防己黄芪汤合防风汤加减。防风 10g，防己 10g，黄芪 10g，羌活 10g，独活 10g，桂枝 10g

（3）加减：关节肿胀或积液，可加茯苓 30g、泽泻 20g；如服药后有咽干、咽痛者，可酌加玄参 10g、麦冬 10g、知母 10g。

2. 风湿热痹证

起病较急，病变关节红肿、灼热、疼痛，甚至痛不可触，遇冷则舒为特征。可伴有全身发热，或皮肤红斑、硬结。舌质红，苔黄，脉滑数。

（1）治法：清热疏风，除湿止痛。

（2）方药：大秦艽汤加减。秦艽 15g、当归 12g、甘草 6g、羌活 12g、防风 9g、白芷 12g、熟地 10g、茯苓 9g、石膏 30g、川芎 9g、白芍 12g、独活 9g、黄芩 12g、生地 12g、白术 12g、细辛 3g。

（3）加减：关节热甚加忍冬藤 30g，关节肿胀明显加防己 15g、生米仁 30g，关节游走痛加海风藤 15g。

3．瘀血闭阻证

曾有外伤或扭伤史，或痹病反复发作，日久入络，关节刺痛，掣痛，疼痛较剧，痛有定处或痛而麻木，不得屈伸，或关节僵硬变形，关节及周围皮色暗紫，舌体暗紫或有瘀点、瘀斑，苔白而干涩，脉细涩。

（1）治法：活血化瘀，通络止痛。

（2）方药：身痛逐瘀汤加减。当归 15g、川芎 10g、桃仁 10g、红花 10g、羌活 15g、乳香 6g、没药 6g、五灵脂 10g、川牛膝 10g、全蝎 6g、蜈蚣 2 条、炙甘草 6g。

（3）加减：痛在腰腿者，加乌梢蛇 10g、土鳖虫 10g；痛在肩颈者，加片姜黄 15g、葛根 15g。

4．肝肾亏虚证

骨关节疼痛日久不愈，反复发作，时轻时重，致骨节变形，筋脉拘急，肌肉萎缩，难以屈伸，腰酸肢冷，尿少便溏，心悸气短或头晕耳鸣，舌质淡白或舌红少津，脉沉细或沉细而数。

（1）治法：滋补肝肾，强壮筋骨，兼以祛风散寒除湿。

（2）方药：独活寄生汤加减。独活 10g、寄生 20g、杜仲 15g、怀牛膝 15g、续断 15g、秦艽 15g、防风 10g、细辛 3g、当归 10g、白芍 10g、生地 10g、党参 15g、云苓 15g、炙甘草 6g、川芎 10g、肉桂 6g。

（3）加减：腰膝疼痛较重者，加骨碎补 20g、补骨脂 10g、狗脊 20g；兼头晕耳鸣者，加天麻 15g、枸杞子 15g。

六、干预措施

1. 药膳食疗

（1）风寒湿痹证：饮食宜清淡宜消化，多吃蔬菜水果，忌生冷、发物及煎炸品；宜祛风胜湿，温通经络之品，如防风葱白粥或牛膝、独活煲猪胰等，趁热食用，以出汗为宜。

（2）风湿热痹证：饮食宜清热利湿通络之品，如丝瓜、冬瓜、赤小豆、玉米须等。药膳方有丝瓜瘦肉汤。忌辛辣燥热之品，如葱、蒜、胡椒等。

（3）瘀血痹阻证：饮食上可以食桑葚子粥，也可每日少饮木瓜牛膝酒，以利通络活血。

（4）肝肾亏虚证：肝肾阴虚者宜进食滋阴填精、滋养肝肾之品，如枸杞子、黑芝麻、黑木耳等。药膳方有莲子百合煲瘦肉汤。忌辛辣香燥之品。肝肾阳虚者宜进食温壮肾阳，补精髓之品，如黑豆、桃仁、杏仁、腰果、黑芝麻等。食疗方有干姜煲羊肉。忌生冷瓜果及寒凉食物。

2. 代茶饮

防风牛膝黑芝麻牛乳茶：防风 10g、川牛膝 5g、炒黑芝麻 10g、牛乳 200ml，以上煮开滤渣，温服。

3. 功能锻炼

（1）肌力训练（增强膝关节周围肌力）：①直腿抬高锻炼。（原则为慢抬—保持—慢放下）保持膝关节伸直，抬高至足跟离开床面20厘米处，保持5秒左右，缓慢放下。每次5～10分钟，每日2次。在不加重疼痛、肿胀的前提下，做增强肌力练习，如直腿抬高抗阻练习。②夹球练习：两膝盖中间夹一个球，用力向内挤压直至力竭，松开。重复此组动作3组，每组20次。

（2）关节活动度训练：①仰卧位闭链屈膝锻炼。要求屈膝过程中足跟不离开床面，在床面上活动，称为“闭链”。或可以坐在椅子上，健侧足辅助患侧进行屈膝锻炼。一日2～3次，一次10～15分钟。②指推髌骨。应轻微向上提拉髌骨，上下、左右活动髌骨。禁忌按压，以免加重膝关节的疼痛。

4. 中医适宜技术

（1）毫针刺法：①取穴。阳陵泉、阴陵泉、足三里、犊鼻穴、膝眼。②方法。进针前穴位皮肤进行碘酒消毒，再用75%乙醇脱碘消毒。采用指切或夹持进针法，垂直于皮肤进针，针刺深度按部位不同在10～25mm范围，捻转得气（局部酸，胀，重，麻感）后留针，留针20分钟后起针，起针后以消毒棉球轻压针孔约3分钟。每次20分钟，每周治疗2次。

（2）推拿疗法：①循经推运法。患者取仰卧位，以手掌或掌根分别用推、揉、按法，辨病循经，推运所属之经筋及膝关节周围。连贯推运3～6次，病位处可推运8～10次。②活动髌骨分筋法。以拇指按压于髌骨两侧，有节律地从外向内拨动髌骨。五指拿住髌骨作一紧一松的上提手法，再将髌骨缓慢地环转、滑动。每项可作3～5次。③点穴通经法。分别用拇指点按内外侧膝眼、犊鼻、鹤顶、梁丘、血海、三阴交、阴陵泉、委中等穴及压痛点，手法宜先轻后重，以患者能忍受为宜。④按揉理筋法。患者取俯卧位，沿足太阳膀胱经，从承扶、殷门、委中直至承山、昆仑处，手法宜深沉紧贴体表不可离开或摩擦，反复进行4～6次。⑤屈伸展筋法。以左手托其腘窝，右手握住踝部，有力缓慢、沉稳地做屈伸关节被动运动，尽量达到屈伸的极限性，反复进行6～8次。然后，将膝关节尽量伸直，一手压住膝部，一手握住前足部用力背伸踝关节，重复3～5次。⑥搓擦膝关节。以两手分别置于膝关节两侧，用搓、擦法治疗数十下。两掌不可按之过紧，以透热为度。以上手法应根据患者的病或证循经加减选用，其临床效果更佳。手法治疗每日1次，10日为1个疗程。推拿治疗不适合于风湿热痹证。

（3）中药熏洗疗法：基本方为川芎15g、艾叶10g、牛膝30g、羌活12g、独活12g、桂枝18g、桑枝25g、伸筋草30g、刺骨草30g、枳壳9g、海桐皮30g。将熏洗中药置于盆中，加水1500～2000ml，煎沸20～30分钟，置于中医熏洗机中，患者取仰卧位或坐位，熏蒸喷气管道距离皮肤10～12cm，一次15～20分钟（注意防止烫伤）。

（4）拔罐治疗：选取膝部阿是穴，予以拔罐治疗，每次6～7分钟，隔日一次，连续3次。

（5）艾灸治疗：对于寒湿性膝痹，可局部进行雷火灸、隔姜灸、温针灸治疗，一次15～20分钟，隔日一次，5次为1个疗程。

（6）磁振热治疗：将磁振热治疗垫放置于膝部部疼痛区域，温度设置45～55℃。每日治疗1次，每次20分钟，5次为1个疗程。

（7）烫熨治疗：用手持纱布棒将药酒点燃，操作部位铺绝缘烫熨布，敲打膝部疼痛部位（避开髌骨），轻重适度。对风寒痹阻型及气滞血瘀型腰部不适，疗效甚佳。每日治疗

1 次，每次 10 ～ 15 分钟，5 次为 1 个疗程。

（8）中药热敷包治疗：将加热好的中药包放置于膝部，每日治疗 1 ～ 2 次，每次 20 ～ 30 分钟，5 次为 1 个疗程。

（9）穴位贴敷治疗：消瘀膏（院内制剂）贴于患处。每日贴 1 次，每次 4 ～ 6 小时，5 次为 1 个疗程。

（10）温通刮痧：①罐内插上艾条，用打灰机点燃艾条。②艾灸足三里穴一分钟，局部涂抹刮痧油。③以温通罐揉刮法刮拭股四头肌，膝关节周围，3 ～ 5 分钟。④滚动温通罐体，一手循经按压，另一手携罐体推进滚动。⑤用玉板松解膝关节周围肌肉，滚罐法温热整个膝部，腘窝。

第六章　治未病与常见疾病的防治

第一节　流行性感冒的防治

流行性感冒，简称流感，是一种由流感病毒引起的急性呼吸道传染病。随着现代医学的快速发展，不仅要重视流感的治疗，更要强调“治未病”的理念，通过预防为主、防治结合的方式，有效降低流感的发病率和危害。

一、未病先防

（一）增强体质

1. 合理饮食

保持均衡的饮食结构，摄入富含蛋白质、维生素、矿物质等营养物质的食物。增加蔬菜、水果的摄入，保证足够的膳食纤维。避免过度摄入油腻、辛辣、刺激性食物，以免损伤脾胃，降低人体免疫力。

2. 适度运动

选择适合自己的运动方式，如散步、跑步、游泳、练瑜伽等，坚持定期锻炼。运动可以增强心肺功能，提高身体的代谢水平，促进血液循环，增强机体的免疫力。

3. 充足睡眠

保证每日充足的睡眠时间，一般成年人需要 7 ～ 8 小时的睡眠。良好的睡眠可以帮助身体恢复体力，调节免疫系统，增强身体的抵抗力。

（二）接种疫苗

流感疫苗是预防流感最有效的手段之一。每年流感季节来临前，建议高危人群如老年人、儿童、孕妇、慢性病患者以及医务人员等接种流感疫苗。流感疫苗可以刺激机体产生抗体，提高对流感病毒的抵抗力，降低感染的风险。

1. 了解疫苗种类

目前，市面上的流感疫苗主要有三价流感疫苗和四价流感疫苗。三价流感疫苗可以预防两种甲型流感病毒和一种乙型流感病毒；四价流感疫苗则可以预防两种甲型流感病毒和两种乙型流感病毒。根据个人需求和身体状况，选择适合的流感疫苗。

2. 注意接种时间

流感疫苗的接种时间一般在每年的 9 ～ 11 月，最好在流感季节来临前完成接种。因为流感病毒变异较快，每年的流感疫苗成分也会有所不同，所以需要每年接种一次。

（三）个人防护

1. 保持良好的个人卫生习惯

勤洗手，尤其是在饭前便后、接触公共物品后要及时洗手。使用肥皂和流动水洗手，或者使用含乙醇的洗手液。避免用手触摸眼、鼻和口，减少病毒感染的风险。

2 佩戴口罩

在流感流行季节，外出时佩戴口罩可以有效阻挡流感病毒的传播。选择合适的口罩，如医用外科口罩或 N95 口罩，正确佩戴口罩，确保口罩覆盖口、鼻和下巴。

3. 保持社交距离

避免前往人员密集的场所，如必须前往，要保持适当的社交距离，尽量避免与他人近距离接触。咳嗽或打喷嚏时，用纸巾或肘部遮挡口、鼻，避免飞沫传播。

二、既病防变

（一）早期诊断

1. 了解流感症状

流感的症状主要包括发热、咳嗽、咽喉疼痛、流涕、鼻塞、头痛、肌肉酸痛、乏力等。如果出现这些症状，应及时就医，进行诊断和治疗。

2. 及时就医

如果怀疑自己感染了流感病毒，应尽快到医院就诊。医生会根据患者的症状、体征和实验室检查结果进行诊断，并给予相应的治疗。早期诊断和治疗可以有效减轻症状，缩短病程，降低并发症的发生风险。

（二）合理治疗

1. 抗病毒治疗

对于确诊为流感的患者，应在发病后的 24 ～ 48 小时内开始抗病毒治疗。常用的抗病毒药物有奥司他韦、扎那米韦等。抗病毒药物可以抑制流感病毒的复制，减轻症状，缩短病程。

2. 对症治疗

根据患者的症状，给予相应的对症治疗。如发热患者可以使用退烧药，咳嗽患者可以使用止咳药，咽喉疼痛患者可以使用含片等。对症治疗可以缓解患者的不适症状，提高生活质量。

3. 中医治疗

中医在流感的防治方面也有一定的优势。中医认为流感属于“时行感冒”范畴，是由外感邪气引起的。根据患者的症状和体质，采用中药汤剂、针灸、推拿等方法进行治疗，可以起到清热解毒、解表散寒、扶正祛邪的作用。

（三）防止并发症

1. 密切观察病情

流感患者在治疗过程中，应密切观察病情变化。如果出现高热持续不退、呼吸困难、胸痛、意识障碍等症状，应及时就医，警惕并发症。

2. 预防并发症

流感可能会引起部分并发症，如肺炎、心肌炎、脑炎等。为了预防并发症的发生，患者在治疗期间要注意休息，保持充足的水分摄入，加强营养支持。对于高危人群，如老年人、儿童、孕妇、慢性病患者等，要更加密切地观察病情，及时发现并处理并发症。

三、瘥后防复

（一）康复调理

1. 饮食调理

流感患者在康复期间，要注意饮食调理。选择清淡、易消化的食物，如米粥、面条、蔬菜汤等。逐渐增加蛋白质、维生素等营养物质的摄入，促进身体的恢复。避免食用油腻、辛辣、刺激性食物，以免加重胃肠负担。

2. 适度运动

在康复期间，可以逐渐恢复适度的运动。选择适合自己的运动方式，如散步、练瑜伽、打太极拳等，避免过度运动。运动可以促进血液循环，增强身体的免疫力，有助于预防流感的再次发生。

3. 心理调节

流感患者在患病期间可能会出现焦虑、抑郁等情绪问题。在康复期间，要注意心理调节，保持良好的心态。可以通过听音乐、阅读、与家人朋友交流等方式缓解压力，放松心情。

（二）巩固免疫力

1. 继续保持良好的生活习惯

在康复后，要继续保持良好的饮食、运动、睡眠等生活习惯，巩固身体的免疫力。避免熬夜、过度劳累、吸烟、饮酒等不良生活习惯，以免降低机体免疫力。

2. 定期体格检查

对于高危人群，如老年人、儿童、孕妇、慢性病患者等，要定期进行体格检查。及时发现并处理潜在的健康问题，提高身体的抵抗力。

3. 再次接种疫苗

流感病毒变异较快，即使已经接种过流感疫苗，也可能会感染不同亚型的流感病毒。因此，在流感季节来临前，可以根据自己的情况再次接种流感疫苗，提高对流感病毒的抵抗力。

四、中医预防与治疗

（一）中医对流行性感冒的认识

中医将流行性感冒归为“时行感冒”范畴，认为其是由时行疫毒邪气侵袭人体所致。疫毒之邪从口鼻而入，侵犯肺卫，使肺气失宣，卫气不固，从而出现发热、恶寒、头痛、身痛、咳嗽、流涕等症状。

（二）中医预防流行性感冒的方法

1. 中药预防

（1）玉屏风散：由黄芪、白术、防风组成。具有益气固表止汗的功效，可提高人体的免疫力，预防感冒。

（2）银翘解毒片：主要成分为金银花、连翘、薄荷等。具有清热解毒、疏风解表的作用，适用于风热感冒的预防。

（3）板蓝根颗粒：板蓝根有清热解毒、凉血利咽的功效。在流感流行季节，适当服用板蓝根颗粒可以起到一定的预防作用。

2. 食疗预防

（1）葱姜蒜汤：生姜、葱白、大蒜适量，煮汤饮用。具有发散风寒、解毒杀菌的作用，可预防风寒感冒。

（2）银耳百合羹：银耳、百合、冰糖适量，煮成羹食用。具有滋阴润肺、益气健脾的功效，可提高人体的抵抗力。

（3）萝卜蜂蜜饮：白萝卜、蜂蜜适量。将白萝卜洗净切片，加水煮沸后加入蜂蜜，趁热饮用。具有清热化痰、止咳平喘的作用，可预防感冒引起的咳嗽。

3. 艾灸预防

（1）艾灸大椎：大椎位于第七颈椎棘突下凹陷处。艾灸大椎可以振奋人体阳气，增强免疫力，预防感冒。

（2）艾灸足三里：足三里位于外膝眼下三寸，胫骨前缘一横指处。艾灸足三里可以健脾益胃、扶正培元，提高人体的抗病能力。

4. 运动预防

（1）太极拳：是一种传统的健身运动，具有柔和缓慢、圆活连贯、动静结合的特点。练习太极拳可以调节呼吸、增强体质、提高免疫力，预防感冒。

（2）八段锦：是一种古老的健身气功，由八节动作组成。练习八段锦可以舒展筋骨、调和气血、增强体质，预防感冒。

五、流行性感冒中医治疗

1. 中药治疗

（1）风寒感冒：主要症状为恶寒重、发热轻、无汗、头痛、身痛、鼻塞流清涕、咳嗽吐稀白痰等。治疗宜辛温解表，可选用荆防败毒散加减。

（2）风热感冒：主要症状为发热重、恶寒轻、有汗、头痛、鼻塞流黄涕、咳嗽吐黄痰等。治疗宜辛凉解表，可选用银翘散加减。

（3）暑湿感冒：主要症状为发热、微恶风、汗少、肢体酸重或疼痛、头晕胀痛、咳嗽痰黏、鼻流浊涕等。治疗宜清暑祛湿解表，可选用新加香薷饮加减。

2. 针灸治疗

（1）针刺疗法：根据患者的症状，选取相应的穴位进行针刺治疗。如发热可针刺大椎、曲池、合谷等穴位；咳嗽可针刺肺俞、列缺、太渊等穴位；头痛可针刺太阳、风池、百会等穴位。

（2）艾灸疗法：对于风寒感冒患者，可艾灸大椎、风门、肺俞等穴位，以散寒解表；对于风热感冒患者，可艾灸曲池、合谷等穴位，以清热解表。

3. 推拿治疗

（1）头部推拿：用手指轻轻按摩头部的太阳、风池、百会等穴位，可缓解头痛、头晕等症状。

（2）背部推拿：用手掌在背部的肺俞、风门等穴位周围进行按摩，可促进肺部的气血流通，缓解咳嗽、气喘等症状。

（3）四肢推拿：用手指按摩四肢的合谷、曲池、足三里等穴位，可调节身体的气血运行，增强免疫力。

六、注意事项

（1）中医预防和治疗流行性感冒应根据个人体质和病情进行辨证论治，不可盲目用药。
（2）在流感流行季节，应注意个人卫生，勤洗手、戴口罩、保持室内通风。
（3）饮食宜清淡，避免食用辛辣、油腻、刺激性食物。
（4）适当运动，增强体质，但要避免过度劳累。
（5）如出现流感症状，应及时就医，避免延误病情。

流行性感冒的“治未病”防治是一个系统工程，需要从增强体质、接种疫苗、个人防护、早期诊断、合理治疗、防止并发症、康复调理等多个方面入手。通过采取有效的预防措施，可以降低流感的发病率和危害，保障人们的身体健康。

总之，中医在预防和治疗流行性感冒方面具有独特的优势。通过中药、食疗、艾灸、运动等方法，可以提高人体的免疫力，预防感冒的发生；通过中药、针灸、推拿等方法，可以缓解感冒症状，促进身体的康复。在流感流行季节，我们可以充分发挥中医的优势，采取有效的预防和治疗措施，保障人们的身体健康。

第二节　手足口病的防治

一、手足口病概述

手足口病是一种由肠道病毒引起的常见传染病，多发生于 5 岁以下儿童。引发手足口病的肠道病毒有 20 余种，其中以柯萨奇病毒 A16 型（Cox A16）和肠道病毒 71 型（EV71）最为常见。

手足口病主要通过密切接触传播，如接触患者的粪便、疱疹液、呼吸道分泌物及被污染的手、毛巾、手绢、牙杯、玩具、餐具、奶瓶、床上用品等。此外，还可通过飞沫传播，饮用或食入被病毒污染的水和食物也可能感染。

二、手足口病的症状

1. 发热

多数患者起病急，伴有发热，体温一般在 38℃左右，部分患者体温可高达 40℃。发热持续时间一般为 2 ～ 3 日。

2. 口腔疱疹

口腔黏膜出现散在疱疹，疼痛明显，疱疹破溃后形成溃疡。口腔疱疹主要分布在舌、颊黏膜、硬腭等处。

3. 手足皮疹

手、足、臀部等部位出现皮疹，皮疹多为斑丘疹、丘疹、疱疹，疱疹周围可有红晕。皮疹不痛、不痒、不结痂、不留瘢痕。

4. 其他症状

部分患者可伴有咳嗽、流涕、食欲下降、恶心、呕吐、头痛等症状。少数患者病情进展迅速，可出现脑膜炎、脑炎、脑脊髓炎、肺水肿、循环障碍等严重并发症。

三、手足口病的治疗

1. 一般治疗

（1）注意隔离，避免交叉感染。

（2）适当休息，清淡饮食，做好口腔和皮肤护理。

（3）发热时可采用物理降温或药物降温。

2. 对症治疗

（1）口腔疼痛明显者，可给予口腔喷雾剂或含漱液缓解疼痛。

（2）皮肤瘙痒者，可外用炉甘石洗剂止痒。

3. 抗病毒治疗

目前尚无特效抗病毒药物，一般不主张使用抗病毒药物治疗。但对于重症患者，可在医生的指导下使用利巴韦林等抗病毒药物。

4. 中医治疗

中医在手足口病的治疗方面也有一定的疗效。根据患者的症状和体质，采用中药汤剂、针灸、推拿等方法进行治疗，可以起到清热解毒、利湿透疹的作用。

四、手足口病的预防

1. 养成良好的个人卫生习惯

（1）勤洗手，尤其是在饭前便后、接触公共物品后要及时洗手。使用肥皂和流动水洗手，或者使用含乙醇的洗手液。

（2）不喝生水，不吃生冷食物。

（3）避免与患者密切接触，如拥抱、亲吻等。

2. 加强环境卫生

（1）保持室内通风良好，定期清洁消毒室内环境。

（2）玩具、餐具、奶瓶等物品要定期清洗消毒。

（3）避免带儿童到人员密集、空气不流通的场所。

3. 接种疫苗

目前已有针对肠道病毒 71 型（EV71）的疫苗，可有效预防由 EV71 感染引起的重症手足口病。建议 6 月龄至 5 岁儿童接种 EV71 疫苗。

4. 提高免疫力

（1）合理饮食，保证营养均衡，摄入富含蛋白质、维生素、矿物质等营养物质的食物。

（2）适度运动，增强体质，提高身体的免疫力。

（3）保证充足的睡眠，有利于身体的恢复和免疫力的提高。

五、手足口病的护理

1. 口腔护理

（1）保持口腔清洁，每次进食后用温水漱口。

（2）口腔疼痛明显者，可给予口腔喷雾剂或含漱液缓解疼痛。

（3）避免食用辛辣、刺激性食物，以免加重口腔疼痛。

2. 皮肤护理

（1）保持皮肤清洁干燥，勤换衣服。

（2）皮疹瘙痒者，可外用炉甘石洗剂止痒，避免搔抓，以免引起皮肤感染。

（3）疱疹破溃后，可涂抹抗生素软膏，预防感染。

3. 饮食护理

（1）给予清淡、易消化的食物，如米粥、面条、蔬菜汤等。

（2）避免食用辛辣、刺激性食物，以免加重口腔疼痛。

（3）多饮水，保证足够的水分摄入。

4. 病情观察

（1）密切观察患者的病情变化，如体温、精神状态、食欲等。

（2）注意观察有无头痛、呕吐、嗜睡、抽搐等神经系统症状，有无呼吸困难、口唇发绀等呼吸系统症状，如有异常及时就医。

六、中医预防与治疗

在中医理论中，手足口病属于“温病”范畴。主要是由于外感时邪疫毒，内有脾胃蕴热，内外相合，蕴蒸肌肤，发于手足、口咽等部位。

（一）中医预防手足口病的方法

1. 饮食调理

（1）清淡饮食：避免食用辛辣、油腻、刺激性食物，如辣椒、油炸食品等。多吃新鲜蔬菜和水果，如黄瓜、西红柿、苹果等，以补充维生素和矿物质，增强机体免疫力。

（2）健脾利湿：可适当食用具有健脾利湿作用的食物，如山药、薏米、芡实等。这些食物有助于调理脾胃功能，促进体内湿气的排出，减少手足口病的发生风险。

2. 中药预防

（1）金银花、连翘、板蓝根等清热解毒的中药可以起到一定的预防作用。可以将这些中药煮水代茶饮，或者制成香囊佩戴在身上，以芳香化浊，预防疾病。

（2）玉屏风散具有益气固表的作用，可以提高机体的免疫力，预防手足口病。可在医生的指导下服用玉屏风颗粒等中成药。

（二）生活习惯

1. 养成良好的个人卫生习惯

勤洗手，尤其是在饭前便后、接触公共物品后要及时洗手。使用肥皂和流动水洗手，或者使用含乙醇的洗手液。

2. 保持室内通风

经常开窗通风，保持室内空气新鲜。避免带孩子到人员密集、空气不流通的场所。

保证充足的睡眠，避免过度劳累。适当进行体育锻炼，增强体质。

（三）中医治疗手足口病的方法

1. 中药内服

（1）邪犯肺脾证：主要症状为发热轻微，或无发热，流涕咳嗽，口腔、手掌、足跖部疱疹，分布稀疏，疹色红润，根盘红晕不著，疱液清亮，舌质红，苔薄黄腻，脉浮数。治宜宣肺解表，清热化湿。可选用银翘散合甘露消毒丹加减。

（2）湿热蒸盛证：主要症状为身热持续，烦躁口渴，小便黄赤，大便秘结，手、足、口部及四肢、臀部疱疹，痛痒剧烈，甚或拒食，疱疹色泽紫暗，分布稠密，或成簇出现，根盘红晕显著，疱液混浊，舌质红绛，苔黄厚腻或黄燥，脉滑数。治宜清热凉营，解毒祛湿。可选用清瘟败毒饮加减。

2. 中药外治

（1）口腔疱疹：可用西瓜霜、冰硼散等中药喷剂喷涂口腔患处，以清热解毒，消肿止痛。

（2）手足疱疹：可用苦参、黄柏、地肤子等中药煎汤外洗患处，以清热利湿，止痒解毒。

3. 针灸推拿

（1）针灸：可选取大椎、曲池、合谷等穴位进行针刺，以清热解毒，疏风解表。

（2）推拿：可采用清天河水、退六腑等推拿手法，以清热泻火，解毒凉血。

七、注意事项

（1）中医治疗手足口病应根据患者的具体情况进行辨证论治，不可盲目用药。

（2）中药治疗手足口病的疗效因人而异，对于病情较重的患者，应及时就医，采取综合治疗措施。

（3）在治疗过程中，应注意观察患者的病情变化，如出现高热不退、精神萎靡、抽搐等症状，应立即就医。

（4）手足口病患儿应注意休息，饮食宜清淡，避免食用辛辣、油腻、刺激性食物。

（5）家长应做好患儿的护理工作，保持患儿皮肤清洁干燥，避免搔抓疱疹，以免引起感染。

手足口病是一种常见的儿童传染病，通过养成良好的个人卫生习惯、加强环境卫生、接种疫苗、提高免疫力等措施，可以有效预防手足口病的发生。一旦患病，应及时就医，进行规范治疗和护理，以促进患者早日康复。

总之，中医在手足口病的预防和治疗方面具有一定的优势。通过饮食调理、中药预防、生活习惯养成等方法，可以有效预防手足口病的发生；通过中药内服、外治、针灸推拿等方法，可以缓解手足口病的症状，促进患者康复。但在使用中医方法治疗手足口病时，应在医生的指导下进行，以确保治疗的安全有效。

第三节　过敏性鼻炎的防治

一、过敏性鼻炎概述

过敏性鼻炎又称变应性鼻炎，是一种由基因与环境互相作用而诱发的多因素疾病。其主要症状包括鼻痒、喷嚏、流涕和鼻塞等。过敏性鼻炎可分为常年性过敏性鼻炎和季节性过敏性鼻炎。常年性过敏性鼻炎的症状常年存在，而季节性过敏性鼻炎的症状则在特定的季节出现，通常与花粉、尘螨等变应原的季节性分布有关。

二、过敏性鼻炎的病因

（一）遗传因素

过敏性鼻炎具有一定的遗传倾向。如果家族中有过敏性鼻炎患者，那么个体患病的风险会增加。

（二）环境因素

1. 变应原

常见的变应原包括花粉、尘螨、动物皮毛、霉菌等。接触这些变应原后，人体免疫系统会产生过度反应，导致过敏性鼻炎的发生。

2. 空气污染

空气中的污染物，如二氧化硫、氮氧化物等，可刺激呼吸道黏膜，加重过敏性鼻炎的症状。

3. 气候变化

气温变化、湿度变化等也可能诱发过敏性鼻炎。

三、过敏性鼻炎的症状

（一）鼻痒

鼻痒是过敏性鼻炎的常见症状之一，患者常感到鼻腔内有蚁行感或瘙痒感，忍不住用手揉鼻。

（二）喷嚏

频繁打喷嚏是过敏性鼻炎的另一个主要症状。患者可能连续打数个甚至数十个喷嚏。

（三）流涕

大量清水样鼻涕是过敏性鼻炎的典型表现。鼻涕通常不自觉地从鼻孔流出，给患者带来很大的困扰。

（四）鼻塞

鼻塞也是过敏性鼻炎的常见症状之一。患者可能感到鼻腔通气不畅，严重时甚至会影响睡眠和呼吸。

（五）其他症状

部分患者还可能出现眼痒、流泪、喉咙痒、咳嗽等症状。

四、过敏性鼻炎的治疗

（一）避免接触变应原

这是预防和治疗过敏性鼻炎的重要措施。患者可以通过变应原检测，了解自己对哪些物质过敏，然后尽量避免接触这些变应原。例如，对花粉过敏的患者在花粉季节应尽量减少外出，外出时佩戴口罩和眼镜；对尘螨过敏的患者应保持室内清洁，定期清洗床上用品和窗帘等。

（二）药物治疗

1. 抗组胺药

抗组胺药是治疗过敏性鼻炎的常用药物之一。它可以缓解鼻痒、喷嚏、流涕等症状。常见的抗组胺药有氯雷他定、西替利嗪等。

2. 鼻用糖皮质激素

鼻用糖皮质激素具有抗感染、抗过敏的作用，可以有效缓解鼻塞、流涕等症状。常用的鼻用糖皮质激素有糠酸莫米松鼻喷雾剂、布地奈德鼻喷雾剂等。

3. 减充血剂

减充血剂可以收缩鼻腔血管，减轻鼻塞症状。但减充血剂不宜长期使用，以免引起药物性鼻炎。

4. 白三烯调节剂

白三烯调节剂可以减轻过敏性鼻炎的症状，尤其适用于合并哮喘的患者。

（三）免疫治疗

免疫治疗是一种针对过敏性鼻炎的特异性治疗方法。它通过逐渐增加患者对变应原的接触量，使患者的免疫系统对变应原产生耐受，从而达到治疗的目的。免疫治疗包括皮下注射和舌下含服两种方式，治疗周期一般为 3 ～ 5 年。

（四）中医治疗

中医在过敏性鼻炎的治疗方面也有一定的疗效。中医认为过敏性鼻炎是由于肺、脾、肾三脏虚损，风寒之邪侵袭鼻窍所致。中医治疗过敏性鼻炎的方法包括中药内服、针灸、推拿等。

五、过敏性鼻炎的预防

（一）增强体质

通过适当的体育锻炼、合理的饮食和充足的睡眠等方式，增强身体的免疫力，减少过敏性鼻炎的发生风险。

（二）保持室内清洁

定期打扫室内卫生，保持室内清洁干燥，减少尘螨、霉菌等变应原的滋生。

（三）注意气候变化

及时增减衣物，避免受寒感冒。在花粉季节和空气污染严重时，尽量减少外出。

（四）饮食调理

避免食用辛辣、刺激性食物和海鲜等易引起过敏的食物。多吃新鲜蔬菜和水果，补充维生素和矿物质。

六、过敏性鼻炎的中医防治

（一）中医对过敏性鼻炎的认识

在中医理论中，过敏性鼻炎属于“鼻鼽”范畴。主要是由于肺、脾、肾三脏虚损，风寒之邪侵袭鼻窍所致。肺气虚弱，卫表不固，风寒之邪乘虚而入，犯及鼻窍，邪正相搏，肺气不得通调，津液停聚，鼻窍壅塞，遂致喷嚏、流清涕；脾气虚弱，运化失司，湿浊内生，上犯鼻窍，也可致喷嚏、流清涕；肾气虚弱，摄纳无权，气不归元，肺失温煦，寒邪易侵，上犯鼻窍，而致喷嚏、流清涕。

（二）中医预防过敏性鼻炎的方法

1. 起居有常

（1）顺应四时变化，适时增减衣物，避免受寒感冒。在季节交替、气温变化较大时，尤其要注意保暖。

（2）保持室内空气流通，避免接触变应原。定期打扫室内卫生，清洗床上用品和窗帘等，减少尘螨、霉菌等变应原的滋生。

（3）避免过度劳累，保证充足的睡眠。适当进行体育锻炼，增强体质，提高机体的免疫力。

2. 饮食调理

（1）饮食宜清淡，避免食用辛辣、油腻、刺激性食物。多吃新鲜蔬菜和水果，如胡萝卜、菠菜、苹果、橙子等，以补充维生素和矿物质，增强机体的免疫力。

（2）对于过敏体质的人，应避免食用可能引起变态反应的食物，如海鲜、牛奶、鸡蛋等。可根据个人体质，适当食用一些具有健脾益肺、补肾益气作用的食物，如山药、薏米、芡实、核桃、黑芝麻等。

3. 情志调节

（1）保持心情舒畅，避免过度紧张、焦虑、抑郁等不良情绪。不良情绪可影响人体的免疫系统，增加过敏性鼻炎的发病风险。

（2）可通过听音乐、阅读、旅游等方式缓解压力，调节情绪。

4. 穴位按摩

（1）按摩迎香：迎香位于鼻翼外缘中点旁，鼻唇沟中。用双手示指指腹轻轻按摩迎香穴，每次按摩 1 ～ 2 分钟，每日按摩 2 ～ 3 次。按摩迎香可通利鼻窍，缓解鼻塞、流涕等症状。

（2）按摩风池：风池位于后颈部，枕骨下，两条大筋外侧凹陷处。用双手拇指指腹轻轻按摩风池，每次按摩 1 ～ 2 分钟，每日按摩 2 ～ 3 次。按摩风池可疏风解表，缓解头痛、鼻塞等症状。

（3）按摩足三里：足三里位于外膝眼下三寸，胫骨前缘一横指处。用双手拇指指腹轻轻按摩足三里，每次按摩 1 ～ 2 分钟，每日按摩 2 ～ 3 次。按摩足三里可健脾益胃，增强机体的免疫力。

（三）中医治疗过敏性鼻炎的方法

1. 中药内服

（1）肺气虚弱证：主要症状为鼻痒、喷嚏频频、流清涕、鼻塞、嗅觉减退，面色苍白，气短懒言，语声低怯，自汗，怕风，咳嗽痰稀，舌质淡，苔薄白，脉虚弱。治宜补益肺气，祛风散寒。可选用玉屏风散合苍耳子散加减。

（2）脾气虚弱证：主要症状为鼻痒、喷嚏频频、流清涕、鼻塞、嗅觉减退，面色萎黄，食少纳呆，腹胀便溏，四肢乏力，舌质淡，苔薄白，脉虚弱。治宜健脾益气，升阳通窍。可选用补中益气汤合苍耳子散加减。

（3）肾气虚弱证：主要症状为鼻痒、喷嚏频频、流清涕、鼻塞、嗅觉减退，腰膝酸软，畏寒肢冷，夜尿频多，舌质淡，苔白，脉沉细。治宜补肾益气，温阳固表。可选用金匮肾气丸合苍耳子散加减。

2. 中药外用

（1）滴鼻法：可选用辛夷、苍耳子、白芷等中药制成滴鼻液，滴鼻，每次 2 ～ 3 滴，每日 3 ～ 4 次。滴鼻法可通利鼻窍，缓解鼻塞、流涕等症状。

（2）熏蒸法：可选用辛夷、苍耳子、白芷、薄荷等中药，加水煮沸后，用蒸汽熏蒸鼻腔，每次熏蒸 10 ～ 15 分钟，每日熏蒸 1 ～ 2 次。熏蒸法可通利鼻窍，缓解鼻塞、流涕等症状。

3. 针灸治疗

（1）针刺疗法：可选取迎香、风池、足三里、肺俞、脾俞、肾俞等穴位进行针刺，每次留针 20 ～ 30 分钟，每日针刺 1 次。针刺疗法可调节人体的气血运行，增强机体的免疫力，缓解过敏性鼻炎的症状。

（2）艾灸疗法：可选取肺俞、脾俞、肾俞、足三里等穴位进行艾灸，每次艾灸 10 ～ 15 分钟，每日艾灸 1 次。艾灸疗法可温通经络，散寒除湿，增强机体的免疫力，缓解过敏性鼻炎的症状。

七、注意事项

（1）中医治疗过敏性鼻炎应根据患者的具体情况进行辨证论治，不可盲目用药。

（2）中药内服和外用应在医生的指导下进行，避免自行用药。

（3）穴位按摩应掌握正确的方法和力度，避免过度用力造成损伤。

（4）针灸治疗应由专业医生进行操作，避免自行针灸。

（5）在治疗过程中，应注意饮食调理，避免食用辛辣、油腻、刺激性食物，以免影响治疗效果。

（6）过敏性鼻炎患者应避免接触变应原，如花粉、尘螨、动物皮毛等。在花粉季节和空气污染严重时，应尽量减少外出，外出时应佩戴口罩和眼镜。

过敏性鼻炎是一种常见的疾病，给患者的生活带来很大的困扰。通过避免接触变应原、药物治疗、免疫治疗和中医治疗等方法，可以有效地控制过敏性鼻炎的症状。同时，通过增强体质、保持室内清洁、注意气候变化和饮食调理等措施，可以预防过敏性鼻炎的发生。

总之，中医在过敏性鼻炎的防治方面具有独特的优势。通过起居有常、饮食调理、情志调节、穴位按摩等方法，可以有效地预防过敏性鼻炎的发生；通过中药内服、外用、针灸等方法，可以缓解过敏性鼻炎的症状，提高患者的生活质量。

第四节 慢性支气管炎的防治

一、慢性支气管炎概述

慢性支气管炎是气管、支气管黏膜及其周围组织的慢性非特异性炎症。临床上以咳嗽、咳痰为主要症状，每年发病持续3个月，连续2年或2年以上。排除具有咳嗽、咳痰、喘息症状的其他疾病（如肺结核、尘肺、肺脓肿、心脏病、心功能不全、支气管扩张、支气管哮喘、慢性鼻咽炎、食管反流综合征等疾病）。

二、慢性支气管炎的病因

（一）吸烟

吸烟是慢性支气管炎最主要的病因。香烟中的有害物质（如尼古丁、焦油等）可损伤气道上皮细胞，使纤毛运动减弱，杯状细胞增生，黏液分泌增多，气道净化能力下降。同时，吸烟还可刺激副交感神经，使支气管平滑肌收缩，气道阻力增加。

（二）空气污染

大气中的有害气体（如二氧化硫、二氧化氮、氯气等）可损伤气道黏膜，使纤毛清除功能下降，黏液分泌增多。此外，空气中的粉尘、烟尘等也可刺激呼吸道，引起慢性支气管炎。

（三）感染因素

病毒、细菌、支原体等感染是慢性支气管炎急性发作的重要原因。反复感染可使气道黏膜受损，修复过程中出现鳞状上皮化生，纤毛变短、粘连、倒伏，甚至脱落，导致气道净化功能下降。

（四）其他因素

1. 过敏因素

部分患者对花粉、尘螨、动物皮毛等过敏，接触变应原后可引起气道炎症，导致慢性支气管炎。

2. 气候因素

寒冷空气可刺激呼吸道，使支气管黏膜血管收缩，局部血液循环障碍，降低呼吸道的防御功能，容易诱发慢性支气管炎。

3. 遗传因素

有研究表明，慢性支气管炎具有一定的遗传倾向。家族中有慢性支气管炎患者的人，患病的风险可能会增加。

三、慢性支气管炎的症状

（一）咳嗽

咳嗽是慢性支气管炎最主要的症状。一般以晨间咳嗽为主，睡眠时有阵咳或排痰。随着病情的发展，咳嗽可终年不愈。

（二）咳痰

咳痰一般为白色黏液或浆液泡沫性痰，偶可带血。清晨排痰较多，起床后或体位变动可刺激排痰。

（三）喘息或气急

部分患者可出现喘息或气急，尤其是在急性发作时，可伴有哮鸣音。

四、慢性支气管炎的治疗

（一）急性发作期的治疗

1. 控制感染

根据病原菌药物敏感试验结果选用抗生素。一般口服或静脉给药，病情轻者可口服，病情重者可静脉给药。常用的抗生素有阿莫西林、头孢菌素、左氧氟沙星等。

2. 镇咳祛痰

可选用复方甘草合剂、盐酸氨溴索、溴己新等药物止咳祛痰。干咳为主者可选用右美沙芬、喷托维林等镇咳药。

3. 平喘

有喘息症状者可加用支气管扩张剂，如沙丁胺醇、特布他林等雾化吸入，或口服氨茶碱等药物。

（二）缓解期的治疗

1. 戒烟

戒烟是预防慢性支气管炎的重要措施，也是缓解期治疗的关键。

2. 增强体质

适当进行体育锻炼，如散步、打太极拳等，以增强体质，提高呼吸道的防御能力。

3. 预防感冒

注意保暖，避免受寒，在流感季节前可接种流感疫苗，减少感冒的发生。

4. 呼吸功能锻炼

可进行缩唇呼吸、腹式呼吸等呼吸功能锻炼，以改善呼吸功能。

五、慢性支气管炎的预防

（一）戒烟

吸烟是慢性支气管炎最主要的病因，戒烟可以有效预防慢性支气管炎的发生。

（二）避免空气污染

避免接触有害气体和粉尘，如二氧化硫、二氧化氮、氯气、烟尘等。在空气污染严重的天气，应减少外出，必要时佩戴口罩。保持室内空气清新，经常开窗通风，避免在室内吸烟。

（三）预防感染

加强体育锻炼，增强体质，提高呼吸道的防御能力。注意个人卫生，勤洗手，避免接触感染患者。在流感季节前可接种流感疫苗、肺炎疫苗等，预防呼吸道感染。

（四）注意气候变化

寒冷空气可刺激呼吸道，容易诱发慢性支气管炎。因此，在寒冷季节应注意保暖，避免受寒。夏季也应避免长时间待在空调房间内，以免因温差过大而引起呼吸道感染。

（五）饮食调理

饮食宜清淡，避免食用辛辣、油腻、刺激性食物。多吃新鲜蔬菜和水果，如胡萝卜、菠菜、苹果、橙子等，以补充维生素和矿物质，增强机体的免疫力。适当摄入富含蛋白质的食物，如牛奶、鸡蛋、瘦肉等，以维持身体的营养需求。

六、慢性支气管炎的中医防治

（一）中医对慢性支气管炎的认识

在中医理论中，慢性支气管炎属于“咳嗽”“喘证”“痰饮”等范畴。其发病多因外邪侵袭、肺脾肾功能失调所致。外邪侵袭，首先犯肺，肺失宣降，肺气上逆则咳嗽；若病情迁延不愈，可导致肺、脾、肾三脏虚损。肺主气，司呼吸，外合皮毛，开窍于鼻，若肺气虚损，则卫外不固，易受外邪侵袭，而致咳嗽反复发作；脾主运化，为生痰之源，若脾气虚弱，运化失司，则水湿内停，聚而为痰，上贮于肺，而致咳嗽痰多；肾主纳气，为气之根，若肾气虚弱，摄纳无权，则气不归元，上逆于肺，而致喘息气短。

（二）中医预防慢性支气管炎的方法

1. 起居有常

（1）顺应四时气候变化，及时增减衣物，避免受寒感冒。冬季尤其要注意保暖，避免接触寒冷空气。

（2）保持室内空气清新，经常开窗通风，避免烟雾、粉尘等刺激性物质的吸入。

（3）注意休息，保证充足的睡眠，避免过度劳累。

2. 饮食调理

（1）饮食宜清淡，避免食用辛辣、油腻、刺激性食物。可多吃具有润肺止咳、健脾化痰作用的食物，如梨、百合、银耳、山药、薏米等。

（2）戒烟、限酒，避免食用过咸、过甜的食物，以免刺激呼吸道，加重咳嗽症状。

3. 情志调节

（1）保持心情舒畅，避免情绪波动过大。不良的情绪可影响人体的气机运行，导致肺气上逆，而加重咳嗽症状。

（2）可通过听音乐、散步、阅读等方式缓解压力，调节情绪。

4. 体育锻炼

（1）适当进行体育锻炼，如散步、打太极拳、练八段锦等，可增强体质，提高机体的免疫力，预防慢性支气管炎的发生。

（2）锻炼时要注意循序渐进，避免过度劳累。

5. 穴位按摩

（1）按摩肺俞、脾俞、肾俞等穴位，可起到调理肺、脾、肾三脏功能的作用，有助于预防慢性支气管炎的发生。

（2）按摩迎香穴，可通利鼻窍，预防感冒，减少慢性支气管炎的急性发作。

（三）中医治疗慢性支气管炎的方法

1. 中药内服

（1）风寒袭肺证：咳嗽声重，气急，咽痒，咳痰稀薄色白，常伴鼻塞，流清涕，头痛，肢体酸楚，恶寒发热，无汗等表证，舌苔薄白，脉浮或浮紧。治宜疏风散寒，宣肺止咳。可选用三拗汤合止嗽散加减。

（2）风热犯肺证：咳嗽频剧，气粗或咳声嘶哑，喉燥咽痛，咳痰不爽，痰黏稠或黄，常伴鼻流黄涕，口渴，头痛，身热等表证，舌苔薄黄，脉浮数或浮滑。治宜疏风清热，宣肺止咳。可选用桑菊饮加减。

（3）痰浊阻肺证：咳嗽反复发作，咳声重浊，痰多，因痰而嗽，痰出咳平，痰黏腻或稠厚成块，色白或带灰色，每于早晨或食后则咳甚痰多，进甘甜油腻食物加重，胸闷，脘痞，呕恶，食少，体倦，大便时溏，舌苔白腻，脉象濡滑。治宜燥湿化痰，降气止咳。可选用二陈汤合三子养亲汤加减。

（4）痰热郁肺证：咳嗽气息粗促，或喉中有痰声，痰多质黏厚或稠黄，咯吐不爽，或有热腥味，或吐血痰，胸胁胀满，咳时引痛，面赤，或有身热，口干而黏，欲饮水，舌质红，舌苔薄黄腻，脉滑数。治宜清热肃肺，豁痰止咳。可选用清金化痰汤加减。

（5）肺肾阴虚证：干咳，咳声短促，痰少黏白，或痰中带血丝，或声音逐渐嘶哑，口干咽燥，或午后潮热，颧红，盗汗，日渐消瘦，神疲，舌质红少苔，脉细数。治宜滋阴润肺，止咳化痰。可选用沙参麦冬汤加减。

2. 中药外用

（1）穴位贴敷：可选用白芥子、延胡索、甘遂、细辛等中药研末，用生姜汁调成糊状，贴敷于肺俞、脾俞、肾俞等穴位，可起到温肺散寒、止咳平喘的作用。

（2）艾灸：可选用肺俞、脾俞、肾俞、足三里等穴位进行艾灸，可起到温通经络、扶正祛邪的作用。

3. 其他疗法

（1）拔罐：可在背部膀胱经及肺俞、脾俞、肾俞等穴位进行拔罐，可起到疏通经络、调和气血、扶正祛邪的作用。

（2）推拿：可采用按揉、推抹、拍打等手法，对肺俞、脾俞、肾俞、膻中、天突等穴位进行推拿，可起到调理肺脾肾三脏功能、止咳平喘的作用。

七、注意事项

（1）中医治疗慢性支气管炎应根据患者的具体情况进行辨证论治，不可盲目用药。

（2）中药治疗慢性支气管炎的疗效因人而异，需要一定的疗程，患者应坚持治疗。

（3）在治疗过程中，患者应注意饮食调理，避免食用辛辣、油腻、刺激性食物，戒烟限酒。

（4）患者应注意休息，保证充足的睡眠，避免过度劳累。

（5）慢性支气管炎患者在急性发作期应及时就医，进行中西医结合治疗，以免病情加重。

中医在慢性支气管炎的防治方面具有独特的优势。通过起居有常、饮食调理、情志调节、体育锻炼、穴位按摩等方法，可以预防慢性支气管炎的发生；通过中药内服、外用、其他疗法等，可以缓解慢性支气管炎的症状，提高患者的生活质量。

总之，慢性支气管炎是一种常见的慢性呼吸道疾病，其治疗和预防需要综合考虑多个方面。在急性发作期，应及时控制感染、镇咳祛痰、平喘等治疗；在缓解期，应戒烟、增强体质、预防感冒、进行呼吸功能锻炼等。同时，还应注意避免空气污染、预防感染、注意气候变化、饮食调理等，以减少慢性支气管炎的发生和发展。

第五节　消化性溃疡的防治

一、消化性溃疡概述

消化性溃疡主要是指发生在胃和十二指肠的慢性溃疡，即胃溃疡和十二指肠溃疡。其病因较为复杂，主要与幽门螺杆菌感染、胃酸和胃蛋白酶的消化作用、非甾体类抗炎药的使用、遗传因素、精神因素等有关。

二、消化性溃疡的症状

（一）疼痛

1. 疼痛性质

多为钝痛、灼痛、胀痛或剧痛，也可表现为隐痛、饥饿样痛。

2. 疼痛部位

胃溃疡疼痛多位于剑突下正中或偏左；十二指肠溃疡疼痛多位于上腹正中或偏右。

3. 疼痛节律

胃溃疡疼痛常在进食后 0.5 ～ 1.0 小时出现，持续 1 ～ 2 小时后逐渐缓解，下次进食后再次出现疼痛；十二指肠溃疡疼痛常在空腹时发作，进食后缓解，疼痛具有明显的节律性。

（二）其他症状

反酸、嗳气、恶心、呕吐等消化不良症状。部分患者可出现失眠、多汗、脉缓等自主神经功能失调症状。

三、消化性溃疡的治疗

（一）一般治疗

生活规律，避免过度劳累和精神紧张。戒烟限酒，避免食用辛辣、刺激性食物。停用非甾体类抗炎药等可能损伤胃黏膜的药物。

（二）药物治疗

1. 抑制胃酸分泌

常用的药物有质子泵抑制剂（如奥美拉唑、兰索拉唑、雷贝拉唑等）和 H_2 受体拮抗剂（如西咪替丁、雷尼替丁、法莫替丁等）。

2. 保护胃黏膜

常用的药物有硫糖铝、枸橼酸铋钾、铝碳酸镁等。

3. 根除幽门螺杆菌

对于幽门螺杆菌阳性的患者，应进行根除治疗。常用的治疗方案为质子泵抑制剂、铋剂和两种抗生素联合使用。

（三）手术治疗

对于大量出血经内科治疗无效、急性穿孔、瘢痕性幽门梗阻、胃溃疡疑有癌变等情况，应考虑手术治疗。

四、消化性溃疡的预防

（一）养成良好的生活习惯

定时定量进餐，避免暴饮暴食。细嚼慢咽，避免进食过快。保持心情舒畅，避免过度紧张和焦虑。

（二）注意饮食卫生

避免食用不洁食物，饭前便后要洗手。少吃辛辣、刺激性食物，多吃新鲜蔬菜和水果。避免饮用浓茶、咖啡等刺激性饮料。

（三）避免药物损伤

尽量避免使用非甾体抗炎药等可能损伤胃黏膜的药物。如果必须使用，应在医生的指导下同时使用胃黏膜保护剂。

（四）定期体检

对于有消化性溃疡家族史、幽门螺杆菌感染史、长期服用非甾体类抗炎药等高危人群，应定期进行胃镜检查，以便早期发现和治疗消化性溃疡。

五、消化性溃疡的中医防治

（一）中医对消化性溃疡的认识

在中医理论中，消化性溃疡可归属于“胃脘痛”“嘈杂”“吞酸”等范畴。其发病多与外邪犯胃、饮食伤胃、情志不畅和脾胃虚弱等因素有关。

外邪犯胃，主要是指寒邪、热邪、湿邪等侵犯胃腑，导致胃气阻滞，不通则痛。饮食伤胃，多因暴饮暴食、过食辛辣、肥甘厚味等，损伤脾胃，运化失常，食滞胃脘，胃气不通而痛。情志不畅，如忧思恼怒，可致肝郁气滞，横逆犯胃，胃失和降而痛。脾胃虚弱，则运化无力，气血生化不足，胃失濡养，不荣则痛。

（二）中医预防消化性溃疡的方法

1. 饮食调理

（1）饮食有节：定时定量进餐，避免过饥过饱。每餐七八分饱为宜，避免暴饮暴食。

（2）饮食清淡：少吃辛辣、油腻、煎炸、烧烤等刺激性食物，多吃新鲜蔬菜、水果、粗粮等清淡易消化的食物。

（3）避免刺激性饮料：少喝浓茶、咖啡、烈酒等刺激性饮料，以免刺激胃黏膜。

（4）注意饮食卫生：不吃不洁食物，饭前便后要洗手，避免幽门螺杆菌感染。

2. 情志调节

（1）保持心情舒畅：避免过度紧张、焦虑、抑郁、愤怒等不良情绪，学会自我调节情绪，保持心情平和。

（2）避免精神压力：合理安排工作和生活，避免过度劳累和精神压力过大。

3. 起居有常

（1）作息规律：早睡早起，不熬夜，保证充足的睡眠。

（2）适当运动：根据自身情况选择适合的运动方式，如散步、慢跑、打太极拳、练八段锦等，坚持适量运动，增强体质。

（3）注意保暖：根据季节变化及时增减衣物，避免腹部受寒。

（三）中医治疗消化性溃疡的方法

1. 中药内服

（1）辨证论治：根据患者的症状、舌象、脉象等进行辨证分型，然后采用相应的方剂进行治疗。

（2）肝胃不和证：治以疏肝理气，和胃止痛。方用柴胡疏肝散加减。

（3）脾胃虚寒证：治以温中健脾，和胃止痛。方用黄芪建中汤加减。

（4）胃阴不足证：治以养阴益胃，和中止痛。方用一贯煎合芍药甘草汤加减。

（5）湿热中阻证：治以清化湿热，理气和胃。方用清中汤加减。

2. 中药外治

（1）穴位贴敷：选取中脘、神阙、足三里等穴位，将具有温中散寒、理气止痛、健脾和胃等作用的中药制成贴剂，贴敷于穴位上，通过药物刺激穴位，起到治疗作用。

（2）艾灸：艾灸中脘、神阙、足三里等穴位，可温通经络，散寒止痛，健脾和胃。

（3）中药灌肠：对于溃疡性结肠炎等伴有肠道溃疡的患者，可采用中药灌肠的方法，使药物直接作用于病变部位，提高疗效。

3. 其他疗法

（1）针灸：根据患者的病情，选取相应的穴位进行针灸治疗，可起到疏通经络、调和气血、止痛等作用。

（2）推拿：通过按摩腹部、背部等部位的穴位，可促进胃肠蠕动，改善消化功能，缓解疼痛。

六、注意事项

1. 中医治疗消化性溃疡应在医生的指导下进行，根据患者的具体情况辨证论治，选择合适的治疗方法。

2. 治疗期间应注意饮食调理，避免食用辛辣、油腻、刺激性食物，戒烟限酒。

3. 保持心情舒畅，避免过度紧张、焦虑、抑郁等不良情绪。

4. 遵医嘱按时服药，定期复查，观察病情变化。

中医在消化性溃疡的防治方面具有独特的优势，通过饮食调理、情志调节、起居有常等方法可以预防消化性溃疡的发生；通过中药内服、外治、针灸、推拿等方法可以治疗消化性溃疡，缓解症状，促进溃疡愈合，提高患者的生活质量。

总之，消化性溃疡是一种常见的消化系统疾病，通过合理的治疗和预防措施，可以有效地控制病情，减少复发。如果出现上腹部疼痛、反酸、嗳气等症状，应及时就医，进行相关检查，明确诊断，并采取相应的治疗措施。

第六节　慢性病毒性肝炎的防治

一、慢性病毒性肝炎概述

慢性病毒性肝炎是指由肝炎病毒感染引起的肝慢性炎症性疾病，病程超过半年以上。

常见的肝炎病毒有乙型肝炎病毒（HBV）、丙型肝炎病毒（HCV）等。慢性病毒性肝炎如果不及时治疗，可能会逐渐发展为肝硬化、肝癌等严重疾病，对患者的健康造成极大威胁。

二、慢性病毒性肝炎的症状

（一）乏力、疲劳

患者常感到全身无力，容易疲劳，即使经过充分休息也难以缓解。

（二）食欲缺乏

食欲下降，对食物缺乏兴趣，甚至出现恶心、呕吐等症状。

（三）腹胀

腹部胀满不适，尤其是在进食后更为明显。

（四）肝区疼痛

右上腹或肝区出现隐痛、胀痛或刺痛，有时疼痛可放射至背部或肩部。

（五）黄疸

皮肤和巩膜发黄，尿液颜色加深，如浓茶色。

（六）其他症状

部分患者还可能出现发热、皮疹、关节疼痛等症状。

三、慢性病毒性肝炎的治疗

（一）一般治疗

1. 休息

患者应注意休息，避免过度劳累，保证充足的睡眠。

2. 饮食

合理饮食，以高蛋白、高维生素、低脂肪、易消化的食物为主，避免食用辛辣、油腻、刺激性食物，戒烟限酒。

3. 心理疏导

慢性病毒性肝炎患者往往会出现焦虑、抑郁等心理问题，需要进行心理疏导，保持良好的心态。

（二）药物治疗

1. 抗病毒治疗

对于慢性乙型肝炎和慢性丙型肝炎患者，抗病毒治疗是关键。目前常用的抗病毒药物有核苷（酸）类似物（如恩替卡韦、替诺福韦等）和干扰素等。

2. 保肝治疗

可以使用保肝药物，如甘草酸制剂、水飞蓟素等，以减轻肝部炎症，保护肝细胞。

3. 抗纤维化治疗

对于已经出现肝纤维化的患者，可以使用抗纤维化药物，如安络化纤丸、复方鳖甲软肝片等，以延缓肝纤维化的进展。

（三）中医治疗

1. 中药治疗

根据患者的症状、舌象、脉象等进行辨证论治，采用中药汤剂或中成药进行治疗。中药可以起到清热解毒、疏肝理气、健脾化湿、活血化瘀等作用。

2. 针灸治疗

通过针刺特定的穴位，可以调节人体的气血运行，增强机体的免疫力，对慢性病毒性肝炎有一定的辅助治疗作用。

（四）其他治疗

1. 人工肝支持治疗

对于病情严重的患者，可以采用人工肝支持治疗，以暂时替代肝功能，为肝的恢复争取时间。

2. 肝移植

对于终末期肝病患者，肝移植是唯一有效的治疗方法。

四、慢性病毒性肝炎的预防

（一）接种疫苗

1. 乙肝疫苗

接种乙肝疫苗是预防乙型肝炎最有效的方法。新生儿应在出生后 24 小时内接种第 1 针乙肝疫苗，然后在 1 个月和 6 个月时分别接种第 2 针和第 3 针乙肝疫苗。对于未接种过乙肝疫苗的成年人，也可以进行补种。

2. 丙肝

目前尚无疫苗，但可以通过避免高危行为来预防感染。

（二）避免传播途径

1. 血液传播

避免不必要的输血和血制品，不与他人共用注射器、牙刷、剃须刀等可能引起血液接触的物品。

2. 性传播

避免不安全的性行为，使用安全套可以有效降低性传播的风险。

3. 母婴传播

对于乙肝病毒携带者的孕妇，应在妊娠期进行乙肝病毒载量检测，根据情况采取相应的母婴阻断措施，如新生儿出生后及时接种乙肝疫苗和乙肝免疫球蛋白。

（三）养成良好的生活习惯

1. 合理饮食

保持均衡的饮食结构，多吃新鲜蔬菜和水果，少吃油腻、辛辣、刺激性食物。

2. 适量运动

坚持适量的体育锻炼，增强体质，提高机体的免疫力。

3. 戒烟限酒

吸烟和饮酒会对肝造成损害，应尽量避免。

4. 定期体检

定期进行肝功能检查和肝炎病毒检测，及早发现和治疗慢性病毒性肝炎。

五、慢性病毒性肝炎的中医防治

（一）中医对慢性病毒性肝炎的认识

在中医理论中，慢性病毒性肝炎多属于“黄疸”“胁痛”“积聚”等范畴。其病因主要为外感湿热疫毒之邪，内因为正气不足，如饮食不节、劳倦过度、情志失调等损伤脾胃，导致肝郁脾虚，湿热内蕴，气血瘀滞，进而引发本病。

（二）中医预防慢性病毒性肝炎的方法

1. 饮食调理

（1）合理膳食：饮食宜清淡、易消化，多吃新鲜蔬菜、水果、粗粮等富含维生素和膳食纤维的食物。避免食用辛辣、油腻、刺激性食物，如辣椒、油炸食品、咖啡等。

（2）养肝食疗：可适当食用一些具有养肝作用的食物，如枸杞、菊花、决明子、山药、红枣等。例如，枸杞菊花茶具有清肝明目、滋补肝肾的功效；山药红枣粥可健脾益胃、补气养血。

2. 情志调节

（1）保持心情舒畅：中医认为，情志失调可影响肝的疏泄功能，导致气机不畅，加重病情。因此，患者应保持心情舒畅，避免过度焦虑、紧张、愤怒等不良情绪。可通过听音乐、阅读、旅游等方式放松心情，调节情绪。

（2）避免精神刺激：尽量避免受到精神刺激，如惊吓、悲伤、恐惧等。在生活中要学会自我调节，保持平和的心态。

3. 起居有常

（1）规律作息：养成良好的作息习惯，早睡早起，保证充足的睡眠。避免熬夜，以免损伤肝脏。

（2）适度运动：根据自身情况选择适当的运动方式，如散步、打太极拳、练八段锦等。适度运动可以促进气血流通，增强体质，提高机体免疫力。但要注意避免过度劳累，以免加重肝脏负担。

4. 中药预防

（1）清热解毒：可选用一些具有清热解毒作用的中药，如金银花、连翘、板蓝根、蒲公英等。这些中药可以清除体内的湿热疫毒之邪，预防肝炎的发生。例如，金银花茶具有清热解毒、疏散风热的功效。

（2）扶正固本：可选用一些具有扶正固本作用的中药，如黄芪、党参、白术、茯苓等。这些中药可以增强机体的免疫力，提高人体的抗病能力。例如，黄芪红枣汤可补气养血、增强免疫力。

（三）中医治疗慢性病毒性肝炎的方法

1. 中药内服

根据患者的症状、舌象、脉象等进行辨证分型，然后采用相应的方剂进行治疗。常见的证型有肝郁脾虚型、湿热内蕴型、肝肾阴虚型、瘀血阻络型等。

（1）肝郁脾虚型：治以疏肝健脾，可选用逍遥散加减。常用药物有柴胡、白芍、当归、白术、茯苓、甘草等。

（2）湿热内蕴型：治以清热利湿，可选用茵陈蒿汤加减。常用药物有茵陈、栀子、大黄、黄芩、黄柏等。

（3）肝肾阴虚型：治以滋养肝肾，可选用一贯煎加减。常用药物有生地黄、沙参、麦冬、枸杞子、当归、川楝子等。

（4）瘀血阻络型：治以活血化瘀，可选用膈下逐瘀汤加减。常用药物有桃仁、红花、当归、川芎、赤芍、牡丹皮等。

2. 中药外治

（1）中药灌肠：对于湿热内蕴型慢性病毒性肝炎患者，可采用中药灌肠的方法进行治疗。常用的中药有大黄、芒硝、枳实、厚朴等。中药灌肠可以通过肠道吸收，起到清热利湿、通腑泻下的作用。

（2）穴位贴敷：选取肝俞、胆俞、脾俞、胃俞等穴位，将具有疏肝健脾、清热利湿、活血化瘀等作用的中药制成贴剂，贴敷于穴位上。通过药物刺激穴位，起到调节脏腑功能、治疗疾病的作用。

（3）艾灸：艾灸足三里、关元、气海等穴位，可以起到扶正固本、健脾益气、提高机体免疫力的作用。对于慢性病毒性肝炎患者，艾灸可以辅助治疗，促进病情的恢复。

3. 其他疗法

（1）针灸治疗：选取肝俞、胆俞、脾俞、胃俞、足三里、太冲等穴位进行针灸治疗。针灸可以调节人体的气血运行，增强机体的免疫力，缓解慢性病毒性肝炎患者的症状。

（2）推拿按摩：通过推拿按摩肝周围的穴位，如期门、章门、日月等，可以促进肝的血液循环，改善肝的代谢功能，缓解慢性病毒性肝炎患者的症状。

六、注意事项

（1）中医治疗慢性病毒性肝炎应在专业医生的指导下进行，根据患者的具体情况进行辨证论治，选择合适的治疗方法。

（2）治疗期间应注意饮食调理，避免食用辛辣、油腻、刺激性食物，戒烟限酒。

（3）保持心情舒畅，避免过度焦虑、紧张、愤怒等不良情绪。

（4）注意休息，避免过度劳累，保证充足的睡眠。

（5）定期复查肝功能、乙肝五项、乙肝病毒 DNA 等指标，观察病情变化，及时调整治疗方案。

中医在慢性病毒性肝炎的防治方面具有独特的优势。通过饮食调理、情志调节、起居有常、中药预防和治疗等方法，可以有效地预防和治疗慢性病毒性肝炎，提高患者的生活质量。

总之，慢性病毒性肝炎是一种严重的疾病，需要及时治疗和预防。通过合理的治疗和预防措施，可以有效地控制病情，延缓疾病的进展，提高患者的生活质量。

第七节　高血压的防治

一、高血压概述

高血压是指以体循环动脉血压（收缩压和（或）舒张压）升高为主要特征（收缩压≥ 140mmHg，舒张压≥ 90mmHg），可伴有心、脑、肾等器官的功能或器质性损害的临床综合征。高血压是最常见的慢性病，也是心脑血管病最主要的危险因素。

二、高血压的病因

（一）遗传因素

高血压具有明显的家族聚集性。父母均有高血压，子女发病的概率高达 46%。约 60% 的高血压患者有家族史。

（二）精神和环境因素

长期精神紧张、焦虑、压力过大等不良情绪及长期处于噪声、不良视觉刺激等环境中，都可能引起血压升高。

（三）年龄因素

发病率随年龄增长而升高，40 岁以上者发病率较高。

（四）生活习惯因素

1. 不良饮食习惯

高盐饮食、高脂饮食、过量饮酒等。

2. 缺乏运动

长期缺乏体力活动，身体代谢功能下降，容易导致血压升高。

3. 吸烟

烟草中的尼古丁等有害物质可损伤血管内皮细胞，使血管收缩，血压升高。

（五）其他因素

1. 药物因素

某些药物（如避孕药、糖皮质激素等）可能引起血压升高。

2. 疾病因素

肾疾病、内分泌疾病、心血管疾病等也可能导致继发性高血压。

三、高血压的症状

（一）早期症状

早期可能无症状或症状不明显，仅在劳累、精神紧张、情绪波动后发生血压升高，并在休息后恢复正常。

（二）常见症状

1. 头痛、头晕

头痛、头晕是高血压最常见的症状，多为持续性钝痛或搏动性胀痛，甚至有炸裂样剧痛。常在早晨睡醒时发生，起床活动及饭后逐渐减轻。疼痛部位多在额部两旁的太阳穴和后脑勺。

2. 心悸、胸闷

患者可感到心跳加快、心慌，胸部有压迫感或憋闷感。

3. 疲劳、乏力

患者常感到全身无力，即使经过充分休息也难以缓解。

4. 鼻出血

部分患者可能出现鼻出血，这是由于血压升高导致鼻黏膜血管破裂所致。

（三）严重症状

当血压突然升高到一定程度时甚至会出现剧烈头痛、呕吐、心悸、眩晕等症状，严重时会发生神志不清、抽搐，多会在短期内发生严重的心、脑、肾等器官的损害和病变，如中风、心肌梗死、肾衰竭等。

四、高血压的治疗

（一）改善生活方式

1. 低盐饮食

减少钠盐摄入，每人每日食盐摄入量不超过6g。避免食用咸菜、腌肉、火腿等高盐食品。

2. 控制体重：

通过合理饮食和适量运动，将体重控制在正常范围内。体质指数（BMI）应保持在18. 5～23. 9kg/m^2。

3. 适量运动

坚持每周至少150分钟的中等强度有氧运动，如快走、慢跑、游泳等，也可适当进行力量训练。运动强度应根据个人身体状况逐渐增加，避免过度运动。

4. 戒烟、限酒

戒烟可降低心血管疾病的风险。男性每日饮酒量不应超过25g（相当于白酒50ml、啤酒300ml、葡萄酒100ml），女性每日饮酒量不应超过15g。

5. 避免精神过度紧张

保持心情舒畅，避免焦虑、抑郁、愤怒等不良情绪。可通过听音乐、阅读、旅游等方式放松心情。

（二）药物治疗

1. 降压药物种类

常用的降压药物有五类，分别是利尿剂、β受体阻滞剂、钙通道阻滞剂（CCB）、血管紧张素转换酶抑制剂（ACEI）和血管紧张素Ⅱ受体阻滞剂（ARB）。

2. 选择合适的药物

医生会根据患者的具体情况，如年龄、病情、并发症等，选择合适的降压药物。一般而言，单一药物治疗效果不佳时，可采用联合用药。

3. 按时服药

患者应严格按照医生的嘱咐按时服药，不得擅自增减药量或停药。

（三）监测血压

1. 家庭自测血压

患者可购买家用血压计，定期在家中测量血压，并记录下来。家庭自测血压有助于了解血压的波动情况，为医生调整治疗方案提供依据。

2. 定期到医院测量血压

患者应定期到医院进行血压测量，以便医生及时了解病情变化，调整治疗方案。

五、高血压的预防

（一）定期体检

定期进行身体检查，尤其是中老年人、有高血压家族史、肥胖、吸烟、饮酒等高危人群，应每年至少测量一次血压。

（二）健康生活方式

1. 均衡饮食

保持饮食均衡，多吃蔬菜、水果、全谷物、低脂肪乳制品、瘦肉、鱼类等食物，减少饱和脂肪、反式脂肪、胆固醇和盐的摄入。

2. 适量运动

坚持适量的体育锻炼，如散步、跑步、游泳、骑自行车等，每周至少进行 150 分钟的中等强度有氧运动。

3. 控制体重

保持合理的体重，避免肥胖。通过合理饮食和适量运动，将体重控制在正常范围内。

4. 戒烟、限酒

不吸烟，避免被动吸烟。限制饮酒量，男性每日饮酒量不应超过 25g，女性每日饮酒量不应超过 15g。

5. 减少精神压力

保持心情舒畅，避免过度紧张、焦虑、抑郁等不良情绪。可通过听音乐、阅读、旅游等方式缓解精神压力。

（三）避免危险因素

1. 避免高盐饮食

减少食用咸菜、腌肉、火腿等高盐食品，烹饪时少放盐和酱油等调味品。

2. 避免高脂饮食

减少食用动物内脏、油炸食品、奶油等高脂食品，选择低脂肪、低胆固醇的食物。

3. 避免过量饮酒

不酗酒，适量饮酒或不饮酒。

4. 避免吸烟

不吸烟，避免被动吸烟。

5. 避免长期精神紧张

学会放松心情，避免过度焦虑、紧张、愤怒等不良情绪。可通过冥想、练瑜伽、深呼吸等方式缓解精神压力。

六、中医对高血压的认识

在中医理论中，高血压可归属于“眩晕”“头痛”等范畴。其病因病机较为复杂，主要与情志失调、饮食不节、久病过劳、先天禀赋不足等因素有关。

（一）情志失调

长期精神紧张、焦虑、恼怒等不良情绪，可使肝气郁结，郁而化火，肝阳上亢，上扰清窍，发为眩晕、头痛。

（二）饮食不节

过食肥甘厚味、辛辣刺激之品，损伤脾胃，脾失健运，聚湿生痰，痰浊中阻，清阳不升，浊阴不降，发为眩晕。

（三）久病过劳

久病体虚，或劳倦过度，损伤脾肾，脾肾两虚，不能化生气血，髓海失养，或不能温煦脏腑，阳气不足，清阳不升，均可发为眩晕。

（四）先天禀赋不足

先天禀赋不足，肾阴亏虚，肝木失养，肝阳上亢，或肾阳亏虚，不能温煦脏腑，清阳不升，均可发为眩晕。

七、中医预防高血压的方法

（一）情志调节

保持心情舒畅，避免过度紧张、焦虑、恼怒等不良情绪。可通过听音乐、阅读、旅游等方式放松心情，调节情绪。

（二）饮食调理

1. 饮食宜清淡

减少食盐摄入，每人每日食盐摄入量不超过 6g。避免食用肥甘厚味、辛辣、刺激性食物。

2. 合理搭配食物

多吃蔬菜、水果、粗粮等富含膳食纤维的食物，适量摄入蛋白质，如瘦肉、鱼类、豆类等。可适当食用一些具有降压作用的食物，如芹菜、海带、木耳、山楂等。

3. 控制饮食量

避免暴饮暴食，每餐七八分饱为宜。

（三）起居有常

1. 作息规律

早睡早起，避免熬夜。保证充足的睡眠，有利于血压的稳定。

2. 适度运动

根据自身情况选择适合的运动方式，如散步、打太极拳、练八段锦等。坚持适度运动，可促进气血流通，增强体质，有助于控制血压。

3. 避免过度劳累

避免长时间连续工作，注意劳逸结合。避免剧烈运动和重体力劳动，以免引起血压升高。

（四）中药预防

可根据个人体质，选用一些具有降压作用的中药进行预防。如菊花、决明子、罗布麻叶等可泡茶饮用；天麻、钩藤、杜仲等可制成药膳食用。但应在医生指导下使用，避免自行用药。

八、中医治疗高血压的方法

（一）中药内服

1. 辨证论治

根据患者的症状、舌象、脉象等进行辨证分型，然后采用相应的方剂进行治疗。常见的证型有肝阳上亢型、肝肾阴虚型、痰湿中阻型、瘀血阻络型等。

2. 肝阳上亢型

治以平肝潜阳，清火息风。方用天麻钩藤饮加减。常用药物有天麻、钩藤、石决明、牛膝、杜仲、桑寄生等。

3. 肝肾阴虚型

治以滋补肝肾，平肝潜阳。方用杞菊地黄丸加减。常用药物有枸杞子、菊花、熟地黄、山茱萸、山药、牡丹皮等。

4. 痰湿中阻型

治以化痰祛湿，健脾和胃。方用半夏白术天麻汤加减。常用药物有半夏、白术、天麻、茯苓、陈皮、甘草等。

5. 瘀血阻络型

治以活血化瘀，通窍止痛。方用通窍活血汤加减。常用药物有桃仁、红花、川芎、赤芍、麝香等。

（二）中药外治

1. 穴位贴敷

选取涌泉、太冲、曲池等穴位，将具有降压作用的中药制成贴剂，贴敷于穴位上。通过药物刺激穴位，起到调节脏腑功能、降低血压的作用。

2. 耳穴压豆

选取神门、肝、肾、降压沟等耳穴，用王不留行籽贴压在耳穴上。经常按压耳穴，可起到调节血压的作用。

3. 中药足浴

选用具有降压作用的中药，如桑寄生、牛膝、钩藤等，煎水后进行足浴。中药足浴可促进血液循环，调节血压。

（三）针灸治疗

1. 针刺疗法

选取百会、风池、太冲、曲池、合谷等穴位进行针刺。针刺可调节人体的气血运行，起到平肝潜阳、调节脏腑功能的作用，从而降低血压。

2. 艾灸疗法

对于阳虚体质的高血压患者，可选用关元、气海、足三里等穴位进行艾灸。艾灸可温通经络，扶助阳气，有助于调节血压。

九、注意事项

（1）中医治疗高血压应在医生的指导下进行，根据患者的具体情况进行辨证论治，选择合适的治疗方法。

（2）中药治疗高血压的疗效因人而异，需要一定的疗程。患者应坚持治疗，不可半途而废。

（3）在治疗过程中，患者应注意饮食调理，避免食用辛辣、油腻、刺激性食物，戒烟、限酒。

（4）保持心情舒畅，避免过度紧张、焦虑、恼怒等不良情绪。

（5）定期测量血压，观察病情变化。如血压控制不佳或出现不适症状，应及时就医，调整治疗方案。

中医在高血压的防治方面具有独特的优势。通过情志调节、饮食调理、起居有常、中药预防和治疗等方法，可以有效地预防和控制高血压，提高患者的生活质量。

总之，高血压是一种常见的慢性病，需要长期治疗和管理。通过改善生活方式、药物治疗和监测血压等措施，可以有效地控制血压，减少并发症的发生。同时，通过定期体检、保持健康生活方式和避免危险因素等方法，可以预防高血压的发生。

第八节　冠心病的防治

一、冠心病概述

冠心病全称为冠状动脉粥样硬化性心脏病，是指冠状动脉发生粥样硬化引起管腔狭窄或闭塞，导致心肌缺血、缺氧或坏死而引发的心脏病。冠心病是一种严重的心血管疾病，具有较高的发病率和死亡率。

二、冠心病的病因

（一）动脉粥样硬化

1. 脂质代谢异常

血液中的低密度脂蛋白胆固醇（LDL-C）等脂质成分在动脉内膜下沉积，形成粥样硬化斑块。

2. 高血压

长期高血压可损伤动脉内膜，促进脂质沉积和动脉粥样硬化的形成。

3. 糖尿病

糖尿病患者血糖长期升高，可引起血管内皮细胞损伤，加速动脉粥样硬化的进程。

4. 吸烟

烟草中的尼古丁等有害物质可损伤血管内皮细胞，促进动脉粥样硬化的发生和发展。

5. 肥胖

肥胖者体内脂肪堆积，可导致血脂异常、高血压、糖尿病等危险因素增加，从而增加冠心病的发病风险。

（二）其他因素

1. 遗传因素

家族中有冠心病患者的人，患病风险可能会增加。

2. 年龄

随着年龄的增长，冠心病的发病风险逐渐增加。

3. 性别

男性冠心病的发病率高于女性，但女性在绝经后发病率逐渐接近男性。

4. 精神因素

长期精神紧张、焦虑、压力过大等不良情绪可引起交感神经兴奋，导致血压升高、心率加快，增加冠心病的发病风险。

三、冠心病的症状

（一）心绞痛

1. 疼痛部位

主要位于胸骨后或心前区，可放射至左肩、左臂内侧、颈部、下颌等部位。

2. 疼痛性质

多为压榨性、闷痛或紧缩感，疼痛一般持续 3 ～ 5 分钟。

3. 诱发因素

常由体力劳动、情绪激动、饱餐、寒冷、吸烟等因素诱发。

4. 缓解方式

休息或含服硝酸甘油等药物后疼痛可缓解。

（二）心肌梗死

疼痛部位和性质与心绞痛相似，但疼痛更为剧烈，持续时间更长，可达数小时甚至数日。可伴有恶心、呕吐、大汗淋漓、呼吸困难、心律失常等症状。严重者可出现休克、心力衰竭等并发症。

（三）无症状心肌缺血

患者无明显症状，但在心电图检查等检查中可发现心肌缺血的表现。

四、冠心病的治疗

（一）一般治疗

1. 休息

心绞痛发作时应立即停止活动，原地休息。

2. 吸氧

对于病情较重的患者，可给予吸氧治疗。

3. 饮食

低盐、低脂、低糖饮食，避免暴饮暴食，多吃新鲜蔬菜和水果。

4. 心理调节

保持心情舒畅，避免紧张、焦虑、愤怒等不良情绪。

（二）药物治疗

1. 抗血小板药物

如阿司匹林、氯吡格雷等，可抑制血小板聚集，防止血栓形成。

2. 他汀类药物

如阿托伐他汀、瑞舒伐他汀等，可降低血脂，稳定粥样硬化斑块。

3. 硝酸酯类药物

如硝酸甘油、单硝酸异山梨酯等，可扩张冠状动脉，缓解心绞痛症状。

4. β受体阻滞剂

如美托洛尔、比索洛尔等，可减慢心率，降低心肌耗氧量。

5. 血管紧张素转换酶抑制剂（ACEI）或血管紧张素Ⅱ受体阻滞剂（ARB）

如卡托普利、缬沙坦等，可改善心肌重构，降低心血管事件的发生风险。

（三）介入治疗

1. 经皮冠状动脉介入治疗（PCI）

是一种微创手术，通过穿刺外周动脉，将导管插入冠状动脉，对狭窄或闭塞的血管进行球囊扩张和支架植入，恢复冠状动脉的血流。

2. 冠状动脉旁路移植术（CABG）

对于严重的冠状动脉病变，如多支血管病变、左主干病变等，可采用冠状动脉旁路移植术，即取患者自身的血管（如乳内动脉、大隐静脉等），在冠状动脉狭窄的近端和远端之间建立一条新的通道，绕过狭窄部位，恢复心肌的血液供应。

五、冠心病的预防

（一）控制危险因素

1. 控制血压

高血压患者应积极治疗，将血压控制在正常范围内。一般来说，血压应控制在140/90mmHg以下，合并糖尿病或肾病的患者应控制在130/80mmHg以下。

2. 控制血糖

糖尿病患者应积极控制血糖，将血糖控制在正常范围内。空腹血糖应控制在7.0mmol/L以下，餐后2小时血糖应控制在10.0mmol/L以下。

3. 控制血脂

高血脂患者应积极治疗，将血脂控制在正常范围内。一般而言，低密度脂蛋白胆固醇应控制在2.6mmol/L以下，合并糖尿病或心血管疾病的患者应控制在1.8mmol/L以下。

4. 戒烟限酒

吸烟是冠心病的重要危险因素，应坚决戒烟。适量饮酒可降低心血管疾病的风险，但过量饮酒可增加冠心病的发病风险，应限制饮酒量。

5. 控制体重

肥胖是冠心病的危险因素之一，应通过合理饮食和适量运动，将体重控制在正常范围内。体重指数（BMI）应控制在 18.5 ～ 23.9kg/m² 之间。

（二）健康生活方式

1. 合理饮食

低盐、低脂、低糖饮食，多吃新鲜蔬菜和水果，适量摄入蛋白质，如瘦肉、鱼类、豆类等。避免暴饮暴食，控制饮食量。

2. 适量运动

坚持适量的体育锻炼，如散步、慢跑、游泳、骑自行车等。运动强度应根据个人身体状况逐渐增加，避免过度运动。一般而言，每周应进行至少 150 分钟的中等强度有氧运动。

3. 心理平衡

保持心情舒畅，避免紧张、焦虑、愤怒等不良情绪。可通过听音乐、阅读、旅游等方式放松心情，缓解压力。

（三）定期体检

对于有冠心病危险因素的人群，如高血压、糖尿病、高血脂、吸烟、肥胖等，应定期进行体检，包括心电图、心脏超声、血脂、血糖等检查，以便早期发现冠心病的危险因素和病变，及时采取治疗措施。对于已经患有冠心病的患者，应定期复查，遵医嘱进行治疗，控制病情进展，预防心血管事件的发生。

六、冠心病的中医防治

（一）中医对冠心病的认识

在中医理论中，冠心病多属于“胸痹”“心痛”范畴。其主要病机为心脉痹阻，不通则痛。多因寒邪内侵、饮食失调、情志失节、劳倦内伤、年迈体虚等因素，导致心、肝、脾、肾等脏腑功能失调，气血阴阳亏虚，痰浊、瘀血、气滞等病理产物阻滞心脉而发病。

（二）中医预防冠心病的方法

1. 饮食调理

（1）清淡饮食：避免过食肥甘厚味、辛辣刺激之品，如油炸食品、辣椒、动物内脏等。可多吃新鲜蔬菜、水果、粗粮等，如芹菜、菠菜、苹果、玉米等。

（2）控制食量：避免暴饮暴食，每餐七八分饱为宜。尤其是晚餐不宜过饱，以免加重心脏负担。

（3）食疗方推荐：①山楂粥：山楂 30g，粳米 100g。将山楂洗净，去核，与粳米一同煮粥。具有活血化瘀、消食导滞的功效，适用于冠心病伴有高脂血症、消化不良者。②丹参茶：丹参 9g，绿茶 3g。将丹参研成粗末，与绿茶一同放入杯内，用沸水冲泡，加盖焖 15 分钟。具有活血化瘀、清心除烦的功效，适用于冠心病伴有心悸、失眠者。

2. 情志调节

（1）保持心情舒畅：避免过度紧张、焦虑、愤怒、抑郁等不良情绪。可通过听音乐、阅读、旅游等方式放松心情，调节情绪。

（2）避免情志过激：避免大喜大悲、惊恐等强烈的情绪刺激，以免引起心脏气血逆乱，诱发冠心病。

3. 起居有常

（1）作息规律：早睡早起，避免熬夜。保证充足的睡眠，有利于心脏的休息和恢复。

（2）适度运动：根据自身情况选择适合的运动方式，如散步、打太极拳、练八段锦等。坚持适度运动，可促进气血流通，增强心功能。但要避免过度劳累和剧烈运动，以免加重心脏负担。

（3）注意保暖：冬季要注意保暖，避免受寒。寒邪易侵袭人体，导致心脉痹阻，诱发冠心病。

4. 中药预防

（1）可根据个人体质，选用一些具有活血化瘀、通阳散结、益气养阴等功效的中药进行预防。如丹参、川芎、三七、黄芪、麦冬等。可将这些中药制成茶饮、药膳等，长期服用，以预防冠心病的发生。

（2）中成药推荐：通心络胶囊、复方丹参滴丸等。这些中成药具有活血化瘀、通络止痛的功效，可用于冠心病的预防和治疗。但应在医生的指导下使用。

（三）中医治疗冠心病的方法

1. 中药内服

（1）辨证论治：根据患者的症状、舌象、脉象等进行辨证分型，然后采用相应的方剂进行治疗。常见的证型有心血瘀阻证、痰浊内阻证、气滞心胸证、寒凝心脉证、气阴两虚证、心肾阴虚证、心肾阳虚证等。

（2）心血瘀阻证：治以活血化瘀，通脉止痛。方用血府逐瘀汤加减。常用药物有桃仁、红花、当归、川芎、赤芍、牛膝等。

（3）痰浊内阻证：治以通阳泄浊，豁痰宣痹。方用瓜蒌薤白半夏汤合涤痰汤加减。常用药物有瓜蒌、薤白、半夏、胆南星、竹茹等。

（4）气滞心胸证：治以疏肝理气，活血通络。方用柴胡疏肝散加减。常用药物有柴胡、枳壳、香附、川芎、郁金等。

（6）寒凝心脉证：治以辛温散寒，宣通心阳。方用枳实薤白桂枝汤合当归四逆汤加减。常用药物有桂枝、薤白、枳实、厚朴、当归等。

（7）气阴两虚证：治以益气养阴，活血通脉。方用生脉散合人参养荣汤加减。常用药物有人参、麦冬、五味子、黄芪、当归等。

（8）心肾阴虚证：治以滋阴清火，养心和络。方用天王补心丸合炙甘草汤加减。常用药物有生地黄、玄参、麦冬、天冬、人参等。

（9）心肾阳虚证：治以温补阳气，振奋心阳。方用参附汤合右归饮加减。常用药物有人参、附子、肉桂、杜仲、山茱萸等。

2. 中药外治

（1）穴位贴敷：选取心俞、膻中、内关等穴位，将具有活血化瘀、通阳散结等功效的中药制成贴剂，贴敷于穴位上。通过药物刺激穴位，起到调节心脏功能、缓解冠心病症状的作用。

（2）艾灸：选取关元、气海、足三里等穴位，用艾条进行艾灸。艾灸具有温通经络、散寒止痛、扶正祛邪的功效，可用于冠心病的辅助治疗。

（3）中药足浴：选用具有活血化瘀、通阳散结等功效的中药，如丹参、川芎、艾叶等，煎水后进行足浴。中药足浴可促进气血流通，缓解冠心病症状。

3. 其他疗法

（1）针灸治疗：选取内关、神门、膻中、心俞等穴位进行针刺。针灸具有调节气血、疏通经络、平衡阴阳的作用，可用于冠心病的治疗。

（2）推拿按摩：通过按摩胸、背等部位的穴位，如膻中、心俞、厥阴俞等，可促进气血流通，缓解冠心病症状。

七、注意事项

（1）中医治疗冠心病应在医生的指导下进行，根据患者的具体情况进行辨证论治，选择合适的治疗方法。

（2）中药治疗冠心病的疗效因人而异，需要一定的疗程。患者应坚持治疗，不可半途而废。

（3）在治疗过程中，患者应注意饮食调理，避免食用辛辣、油腻、刺激性食物，戒烟、限酒。

（4）保持心情舒畅，避免过度紧张、焦虑、愤怒等不良情绪。

定期复查，观察病情变化。如病情加重或出现不适症状，应及时就医，调整治疗方案。

冠心病是一种严重的心血管疾病，需要综合治疗和预防。通过控制危险因素、健康生活方式和定期体检等措施，可以有效地预防冠心病的发生和发展。对于已经患有冠心病的患者，应积极治疗，控制病情，提高生活质量，降低心血管事件的发生风险。

总之，中医在冠心病的防治方面具有独特的优势。通过饮食调理、情志调节、起居有常、中药预防和治疗等方法，可以有效地预防和治疗冠心病，提高患者的生活质量。

第九节　中风的防治

一、中医的定义

中风，作为一种严重的神经系统疾病，给患者带来了巨大的危害。首先，中风具有较高的发病率，大约每 12 秒就有一人出现中风。在我国，中风的发病形势严峻，有千分之四的发病率，从 40 岁到 90 岁都是高发人群，多见于七八十岁的老人。死亡率也较高，在我国大约每 21 秒就有一人死于中风。同时，致残率高，约 75% 的患者最后出现身体残疾，如半身不遂、肢体无力、讲话不清、智力减退、关节僵硬、挛缩等，严重时甚至出现痴呆。此外，中风的复发率高，大概 2 ～ 5 年内有一半患者疾病复发。

中风还会引发一系列并发症，如认知功能障碍、情绪功能障碍、吞咽功能障碍、言语功能障碍、心肺功能障碍、运动功能障碍、感觉功能障碍、大小便功能障碍等。这些并发症不仅给患者带来极大的痛苦，也给家庭和社会带来沉重的负担。对于患者个人而言，中风后身体部位无法正常运动，严重影响日常生活质量，还可能出现严重的情感障碍，如抑郁症等，对身体复原造成重大障碍。对于家庭，需要花费大量的时间和精力照顾患者，经济压力也巨大。如果患者家庭无力承担，就需要依靠社会力量帮扶。

目前，全球范围内25岁以上人群罹患中风的终生风险为24.9%，而我国这一数字接近40%，即有四成的人从25岁开始就有可能发生中风。2016年，全球1370万人新发生中风，中国就占了2/5，为551万人；全球550万人因中风死亡，中国占1/3，为179万人；全球中风所致伤残调整生命年为1.164亿，中国占1/3（3862万）。由此可见，中风的防治刻不容缓。

二、中风的症状表现

（一）偏瘫之症

中风患者出现偏瘫是较为常见的症状之一。当患者中风比较严重时，一侧肢体往往会出现无力的情况，活动也受到明显限制。这种无力感可能会让患者在行走时感到困难，甚至出现头晕眼花的症状。例如，有些患者可能在行走过程中突然感到身体一侧沉重，无法正常迈出步伐，同时伴有头晕目眩，仿佛周围的环境都在旋转。行走困难不仅影响患者的日常活动，还可能增加摔倒受伤的风险。此外，患者还可能出现其他伴随症状，如一侧肢体的麻木，感觉就像肢体被无数蚂蚁爬行一般，这种麻木有时会逐渐加重，从手指、脚趾开始，逐渐蔓延到整个肢体。严重的偏瘫患者可能完全无法自主活动，需要依靠他人的帮助才能进行基本的生活活动，如穿衣、吃饭、洗漱等。

（二）失语之态

中风患者常会出现失语的情况。患者可能会感到吐字困难，原本熟悉的语言在口中变得难以表达出来，说话变得含糊不清，词不达意。例如，想要表达一个简单的想法，却发现自己无法准确地选择合适的词语，只能结结巴巴地说出一些不连贯的词汇。有的患者甚至会听不懂别人说的话，仿佛进入了一个语言的迷宫，无法理解周围人的交流内容。这种失语状态给患者的生活带来了极大的困扰，他们无法与家人、朋友正常沟通，内心的孤独感和无助感也会随之增加。例如，在与医生交流病情时，患者可能无法准确描述自己的症状，导致医生难以做出准确的诊断和治疗方案。

（三）意识障碍之象

意识障碍也是中风患者的常见症状之一。患者可能会出现精神萎靡不振的状态，原本充满活力的人变得无精打采，对周围的事物失去兴趣。嗜睡也是常见的表现，患者总是感到困倦，睡眠时间明显增加，甚至在日间也会频繁打瞌睡。此外，患者的表情可能会变得淡漠，不再有丰富的情感表达，给人一种冷漠的感觉。这种意识障碍可能会逐渐加重，严重时患者可能会陷入昏迷状态。例如，有些患者在中风初期只是感到有些疲倦，但随着病情的发展，嗜睡的情况越来越严重，最后甚至进入昏迷状态，需要紧急救治。意识障碍不仅影响患者的生活质量，也给家人带来了极大的担忧和心理压力。

三、中风的高危人群

（一）三高人群

高血压患者由于血管长期处于紧张状态，增加了中风的风险。血压升高会对血管壁产生较大压力，容易导致血管破裂或堵塞。高血糖患者长期处于高糖环境下，对血管伤害较大。高血糖会损伤血管内皮细胞，促进动脉粥样硬化的形成。高血脂患者血脂过高，血液黏稠度大，血管内流通不畅。过多的脂质类物质容易附着沉积在血管上，造成动脉硬化，最终形成血栓，增加中风的发生概率。

（二）长期便秘者

长期便秘的人群在排便时往往用力过度，这会增加腹腔内压力，心脏收缩加强，血压升高。对于本身血管就可能存在一定问题的人来说，这种血压的骤然升高容易诱发脑血管疾病的发生。例如，便秘患者在用力排便时，血压可能会骤然升高 30 ～ 50mmHg，这种情况下就大大增加了中风的风险。

（三）长期酗酒者

长期饮酒对脑血管的危害很大。酒精会导致脑血管收缩，使脑血流量减少，导致大脑皮层缺氧，出现智力减退、注意力减退、记忆力和判断力下降等情况，甚至会发生幻觉。长期饮酒还会诱发大脑萎缩，直接杀死脑细胞，导致大脑功能衰退。此外，酒精还会影响神经递质，增加大脑内抑制性神经递质的效果，导致行动迟缓或口齿含糊。同时，酒精会影响小脑的运动平衡功能，使患者走路摇晃，失去平衡。长期酗酒的人由于酒精的作用性常会对脑血管造成比较大的伤害，容易突然出现中风的情况。

（四）饮食不健康者

长期吃肥腻食物的人群易患中风。若饮食油大，吃油也会多，可导致血液中的胆固醇和脂肪酸过多。这些过多胆固醇和脂肪酸会附着沉积在血管上，造成动脉硬化，最终形成血栓。血栓一旦阻塞心血管，就会导致心脏病发作；一旦阻塞脑血管，就会导致中风。例如，长期吃肥肉、炸鸡等肥腻食物的人，体内会堆积过量脂肪，不仅会导致身体肥胖，还会降低血液循环，容易发生血管硬化，无法排出体内垃圾，最终引起中风。

（五）身体肥胖者

身体肥胖的患者体内脂肪含量相对较多，容易导致血管弹性降低，甚至出现血管狭窄的情况。这会增加脑血管破裂或者阻塞的风险，对身体健康产生一定危害。肥胖的人相对来说更容易患中风，如数据显示，BMI 每增长 $2kg/m^2$，缺血性中风发病风险即增高 18. 8%。肥胖与高血压、血脂异常和阻塞性睡眠呼吸暂停发生率增加相关，同时脂肪组织的增加与加速动脉粥样硬化形成有关，肥胖可能会与慢性炎症有关，从而促进血栓形成，增加中风的发生风险。

（六）高血压患者

高血压患者不控制血压易增加中风风险。高血压会使血管长期处于紧张状态，容易导致血管破裂或堵塞。高血压患者应采取积极的措施控制血压，如按时服用降压药物、保持健康的生活方式等。定期测量血压，根据血压情况调整治疗方案。同时，要注意饮食清淡，减少盐的摄入，避免过度劳累和情绪激动。

（七）高血脂人群

高血脂患者由于血脂过高，血液黏稠度大，血管内流通不好。过多的脂质类物质容易附着沉积在血管上，造成动脉硬化，容易出现血管内皮细胞受损，逐渐形成动脉粥样硬化斑块，引起血管硬化、弹性下降、脆性加重，使血压升高的同时还会对心脑血管造成不同程度的负担，久而久之还会出现斑块破裂、出血，引发管腔狭窄、血流阻力增加，增加中风的风险。

（八）糖尿病患者

糖尿病患者如果未合理控制病情，容易发生脂肪代谢和新陈代谢紊乱，形成肥胖，进而容易发生糖尿病。糖尿病会损害血管和神经，增加中风的风险。糖尿病患者未合理控制可诱发高血压，增加缺血性中风的概率。

（九）年龄大于55岁人群

年龄大于55岁的人群是中风的高危人群。随着年龄的增长，血管会逐渐老化，弹性降低，容易出现动脉硬化等问题。此外，年龄越大，身体的各项功能也会逐渐下降，对疾病的抵抗力减弱。该人群应注意定期进行体检，关注自己的血压、血糖、血脂等指标，保持健康的生活方式，如适当运动、合理饮食、戒烟、限酒等。

（十）冠心病患者

冠心病与中风关系密切。冠心病患者由于心脏功能受损，容易导致血液循环不畅，增加脑血管疾病的发生概率。冠心病患者应采取积极的预防措施，如控制血压、血糖、血脂，按时服用药物，定期进行体格检查等。同时，要注意保持良好的生活习惯，避免过度劳累和情绪激动。

（十一）长期吸烟喝酒人群

吸烟和喝酒对血管的伤害很大。吸烟会导致血管收缩，增加血液黏稠度，促进动脉粥样硬化的形成。长期吸烟的人容易出现血管内皮细胞受损，逐渐形成动脉粥样硬化斑块，增加中风的风险。喝酒会导致心脑血管出现外周阻力增加，动脉壁的弹性减退、脆性增强，血液黏滞度增强，还会出现毛细血管过度扩张。长期喝酒的人容易出现血管内皮细胞受损，逐渐形成动脉粥样硬化斑块，引起血管硬化、弹性下降、脆性加重，使血压升高的同时还会对心脑血管造成不同程度的负担，增加心脑血管事件的风险。

（十二）肥胖人群

肥胖者易患中风的原因主要有以下四点：①肥胖的人通常容易患高血压，高血压是中风的一个重要危险因素，会增加脑血管的压力，导致血管破裂或堵塞。②肥胖的人通常容易患高血脂，高血脂会导致血液黏稠度增加，血栓形成的风险增加。③肥胖的人患糖尿病的风险也较高，糖尿病会损害血管和神经，增加中风的风险。④肥胖的人容易患睡眠呼吸暂停综合征，这是一种睡眠障碍，会导致呼吸暂停和缺氧，增加中风的风险。肥胖人群应控制体重，保持健康的生活方式，如均衡饮食、适量运动、戒烟、限酒等，以降低中风的风险。

四、中风的预防方法

（一）控制基础疾病

高血压、高血脂、糖尿病等基础性疾病是中风的重要危险因素。应定期监测血脂、血糖和血压，如可以每周测量一次血压，每3个月检测一次血糖和血脂。如果发现指标异常，应及时就医并遵医嘱规律服用降脂药、降压药、降糖药物，将血脂、血压和血糖控制在合理的范围值内。例如，对于高血压患者，应将血压控制在收缩压低于 140mmHg，舒张压低于 90mmHg。通过控制基础疾病，可以有效降低中风的发生风险。

（二）控制体重适当锻炼

身体肥胖，尤其是超重者，中风的风险会大大增加。因此，积极控制自身体重至关重要。可以通过合理的饮食和适当的运动来实现体重控制。在运动方面，适当加强运动锻炼，如在闲暇时间进行户外运动，如快走、慢跑、骑自行车等。每周至少进行三次运动，每次运动 30 分钟以上。运动有利于加速机体的新陈代谢，增强自身体质和免疫力。有研究表明，坚持规律运动的人群，中风的风险可以降低 30% 左右。

（三）均衡膳食

合理膳食对于预防中风起着关键作用。要做到低糖、低盐、低油饮食，多食用新鲜的水果、蔬菜等含有丰富维生素的食物。增加蔬菜和水果的摄入量，例如每日摄入至少五种不同的蔬菜和水果。蔬菜和水果中富含维生素 C、维生素 E 及类胡萝卜素等营养物质，有助于降低中风的风险。选择全谷物，减少精制碳水化合物的摄入，有助于控制体重和血糖。适量摄入优质蛋白质，如鱼类、豆类等，可以提供必需氨基酸，维持血管健康。限制高盐、高糖和高脂肪食品，每日盐的摄入量应控制在 6g 以下，避免食用过多的油炸食品和甜食。保持低钠、高钾饮食，多吃富含钾的食物，如香蕉、土豆等。

（四）其他方面

1. 戒烟、戒酒

吸烟和饮酒会对血管造成严重损害，增加中风的风险。吸烟会导致血管收缩，增加血液黏稠度，促进动脉粥样硬化的形成。长期吸烟的人中风的风险是不吸烟人的两倍以上。饮酒会导致心脑血管出现外周阻力增加，动脉壁的弹性减退、脆性增强，血液黏滞度增强。因此，应戒烟、戒酒，保护血管健康。

2. 保证睡眠

每晚保证 7 ～ 8 小时的睡眠，对预防中风效果最好。睡眠不足或过多都会增加中风的风险。良好的睡眠可以让身体得到充分的休息，有助于维持身体的正常代谢和血液循环。有研究显示，每晚睡七八个小时可使中风危险降低 25%。

3. 保持良好情绪

积极乐观的心态不仅可以预防中风，还可以预防很多其他的疾病。长期处于紧张、焦虑、抑郁等不良情绪中，会影响身体的内分泌和免疫系统，增加中风的风险。因此，要学会调节情绪，保持良好的心态。

五、中风的治疗手段

（一）中药治疗

中风是以半身不遂、肌肤不仁、口舌歪斜、言语不利，甚则突然昏仆、不省人事为主要表现的病证。治疗中风的中药方有补阳还五汤、天麻钩藤饮、半夏白术天麻汤等。

1. 补阳还五汤

由黄芪、当归尾、赤芍、地龙、川芎、红花、桃仁构成，其功用为补气活血通络。主要用于气虚血瘀致中风，症状表现为半身不遂、口眼歪斜，舌头转动不灵活、说话困难、口角流涎、小便频数或遗尿不尽等。

2. 天麻钩藤饮

由天麻、钩藤、生决明、山栀、黄芩、川牛膝、杜仲、益母草、桑寄生等组成，其功用为平肝熄风、清热活血、补益肝肾，主要用于治疗肝阳偏亢，肝风上扰证。

3. 半夏白术天麻汤

由半夏、天麻、茯苓、白术等组成，具有化痰息风，健脾祛湿等功效，主要用于风痰上扰证。

中药需在中医医师的指导下使用，不得擅自使用，以免损伤身体，如出现相关症状，建议及时就医，以免耽误病情。

（二）针灸治疗

针灸治疗中风可根据辨证分型选用不同穴位。中风的中医辨证可分为中经络和中脏腑。

1. 中经络

症见半身不遂、肌肤不仁、舌强言蹇、口角歪斜等，针灸时应以调神导气、疏通经络为治，以督脉、手阙阴及足太阴经穴为主，主穴为水沟、内关、三阴交、极泉、尺泽、委中。

2. 中脏腑

症见神志恍惚、嗜睡或昏迷，兼见口歪嘴斜、半身不遂等，针灸时应以醒脑开窍、启闭固脱为治，以督脉、手厥阴经穴为主，主穴为水沟、百会、内关。

针灸治疗中风可根据辨证分型选用水沟、内关、百会、三阴交、极泉、尺泽、委中等穴位。针灸时以督脉、手厥阴及足太阴经穴为主，除主穴外，还应由医生根据具体病情针灸其他副穴。

针灸须由专业的中医师进行操作，不可自行针灸，以免发生危险。

（三）推拿治疗

推拿疗法治疗中风后遗症效果显著。推拿刺激经络腧穴对中风患者有诸多好处。例如，改善四肢肌力下降，肢体活动不灵等，使患者能很好地恢复病情，减少后遗症，早日实现自理能力。使受作用部位发生物理和化学变化，改变局部组织的生理反应，通过神经系统反射性地调节身体功能，使瘫痪肢体的血液循环和淋巴循环得到改善。营养局部的皮肤和肌肉，可以增加肌肉和韧带的伸缩性，解除肢体的痉挛、畸形和肌肉的痉挛。使局部的毛细血管扩张、血流丰富，皮肤温度升高。促使汗腺分泌，增加皮肤的弹性。提高白细胞计数，增强其吞噬能力，从而提高人体的免疫功能。调节神经功能。可以松解粘连、滑利关节，改善关节部位的营养，促进新陈代谢，增加关节的活动度，使关节的功能逐步得到恢复。推拿治疗的同时可以配合针刺和康复训练法同时进行，患者家属应该更有耐心地进行陪护，使患者更快地恢复。

（四）缺血性中风治疗

1. 溶栓治疗

缺血性中风的溶栓治疗首先应该把握患者的适应证，排除患者的禁忌证，在合适的患者时间窗范围内，进行静脉溶栓治疗。溶栓治疗目前是国内外比较成熟的一种治疗手段，在患者时间窗范围内，对于缺血性中风的典型临床表现，明确诊断以后，排除既往有过脑出血病史等其他的禁忌证，可以通过阿替普酶或者是尿激酶等药物进行静脉注射，通过静脉注射以后起到溶栓的治疗效果，从而改善患者的缺血性中风的症状，但是它也有不良反应，主要包括颅内出血等。

2. 改善循环及营养神经

常用药物有阿司匹林、氯吡格雷、低分子肝素等。抗血小板、抗凝治疗、脑保护治疗、扩容治疗等可改善血液循环，保护神经功能。依达拉奉、胞磷胆碱、丁基苯酞等脑保护剂药物可保护大脑。

3. 二级预防

强调低盐低脂饮食，减少动脉粥样硬化的风险。服用抗血小板聚集药物，如阿司匹林、氯吡格雷等，可预防新血栓形成。调脂药物（如他汀类）可稳定斑块，降低血脂，减少中风的复发风险。

（五）出血性中风治疗

1. 保守治疗

当出血量较少时，可使用药物减轻脑水肿、降低颅内压及调整血压。常用药物有甘露醇、甘油果糖等脱水降颅内压药，可脱水降颅压，减轻脑水肿。同时，应积极控制血压，避免血压过高导致出血加重。

2. 手术治疗

对于出血性中风患者，当出血量较大或者出血位置较深时，需要通过手术减轻并缓解脑内的压力，避免病情的恶化。手术方式包括开颅手术和脑内穿刺放液手术。这种手术主要针对血肿较大或者出血位置较深的患者，需要在病情稳定后尽早施行。

六、总结中风防治之重

中风作为一种严重危害人类健康的疾病，其防治工作至关重要。尽管中风带来的危害巨大，如高发病率、高死亡率、高致残率和高复发率，还会引发一系列并发症，给患者、家庭和社会带来沉重负担，但我们可以通过积极有效的预防和及时治疗来降低中风的风险。

预防中风需要从多个方面入手。控制基础疾病是关键，高血压、高血脂、糖尿病等患者应定期监测指标，遵医嘱服药，将各项指标控制在合理范围内。保持健康的生活方式同样重要，控制体重、适当锻炼，如每周进行三次以上、每次 30 分钟的运动，可降低中风风险约 30%。均衡膳食，多吃新鲜蔬菜水果，增加优质蛋白质摄入，限制高盐、高糖和高脂肪食品，有助于维护血管健康。此外，戒烟、戒酒、保证充足睡眠、保持良好情绪等也不可或缺。吸烟会使中风风险增加两倍以上，而每晚保证 7 ～ 8 小时睡眠可使中风危险降低 25%。

一旦发生中风，及时治疗至关重要。中药治疗、针灸治疗和推拿治疗等传统中医疗法对中风有一定疗效。中药需在中医师指导下使用，针灸和推拿则必须由专业人员操作。对于缺血性中风，溶栓治疗、改善循环及营养神经和二级预防等手段可有效改善症状、降低复发风险。出血性中风在出血量较少时可进行保守治疗，出血量较大或位置较深时则需手术治疗。

总之，中风防治工作意义重大。我们应充分认识到中风的危害，积极采取预防措施，提高对中风的警惕性。同时，在中风发生后，要及时进行有效的治疗，以降低中风带来的不良后果，提高患者的生活质量，减轻家庭和社会的负担。

第十节　甲状腺功能亢进症的防治

甲状腺功能亢进症，简称甲亢，是一种常见的内分泌疾病，给患者的身心健康带来了诸多困扰。了解甲亢的防治方法，对于维护人们的健康至关重要。

一、甲亢的危害

甲亢如果不及时治疗，会对身体造成多方面的严重危害。首先，对心血管系统影响巨大，可导致心动过速、心律失常、心脏扩大甚至心力衰竭。患者常常感到心悸、胸闷，活动后症状加剧。其次，对消化系统也有不良影响，会引起食欲亢进、消瘦、腹泻等症状。长期腹泻可导致营养不良、电解质紊乱，影响身体的正常代谢。再者，甲亢会影响神经系统，使患者出现焦虑、烦躁、失眠、手抖等症状，严重影响生活质量。对生殖系统而言，女性患者可能出现月经紊乱、闭经等情况，男性则可能出现阳痿、早泄等问题，影响生育能力。最后，甲亢还可能导致突眼，不仅影响外貌，还可能引起视力下降、复视等眼部问题。

二、甲亢的症状表现

（一）高代谢症状群

1. 怕热多汗

患者比常人更容易感到热，即使在凉爽的环境中也会大量出汗。

2. 食欲亢进

食量明显增加，但体重却逐渐下降。这是因为身体处于高代谢状态，消耗的能量远远超过摄入的能量。

3. 消瘦

由于身体过度消耗能量，脂肪和肌肉组织被大量分解，导致患者身体消瘦。

4. 乏力

虽然食欲增加，但患者却常常感到乏力，活动耐力下降。这是因为身体的能量被过度消耗，无法满足正常的生理活动需求。

（二）神经系统症状

1. 焦虑烦躁

患者情绪不稳定，容易焦虑、烦躁，对小事也可能大发雷霆。

2. 失眠

难以入睡或睡眠质量差，常半夜醒来，无法再次入睡。

3. 手抖

双手在静止状态下会出现不自主的颤抖，尤其是在做精细动作时更加明显。

（三）心血管系统症状

1. 心动过速

心率明显加快，安静状态下每分钟心率可超过 100 次。

2. 心律失常

常见的有期前收缩、心房颤动等，患者可能感到心悸、心慌。

3. 心脏扩大

长期甲亢可导致心脏负担加重，心脏逐渐扩大，严重时可引起心力衰竭。

（四）消化系统症状

1. 食欲亢进

食量大幅增加，但体重却不增反降。

2. 腹泻

大便次数增多，质地稀薄，有时甚至呈水样便。

（五）眼部症状

1. 突眼

部分患者会出现眼球突出，严重时可导致眼睑闭合不全，引起角膜损伤、感染。

2. 视力下降

突眼可压迫视神经，导致视力下降、复视等问题。

三、甲亢的高危人群

（一）有家族遗传史的人群

如果家族中有甲亢患者，那么其他成员患甲亢的风险会明显增加。遗传因素在甲亢的发病中起着重要作用，可能与某些特定的基因变异有关。

（二）女性

女性比男性更容易患甲亢，尤其是在青春期、妊娠期和更年期等特殊生理时期。这可能与女性体内的激素水平变化有关。

（三）长期精神压力大的人群

长期处于精神紧张、焦虑、压力大的状态下，会影响人体的免疫系统和内分泌系统，增加甲亢的发生风险。

（四）碘摄入过量或不足的人群

碘是合成甲状腺激素的重要原料，摄入过量或不足都可能影响甲状腺的正常功能，导致甲亢或甲状腺功能减退（甲减）的发生。

（五）患有自身免疫性疾病的人群

如类风湿关节炎、系统性红斑狼疮等自身免疫性疾病患者，患甲亢的风险也较高。这是因为这些疾病可能影响人体的免疫系统，导致免疫系统攻击甲状腺组织，引起甲亢。

四、情绪管理在甲亢防治中的重要性

不良情绪与甲亢的发生、发展密切相关。长期的焦虑、紧张、愤怒等情绪会使人体内分泌系统失衡，加重甲亢的症状。同时，甲亢本身也会导致患者情绪波动较大，形成恶性循环。因此，做好情绪管理对于甲亢的防治至关重要。

（一）学会自我调节

（1）深呼吸：当感到情绪激动时，可以通过深呼吸来放松身心。慢慢地吸气，让空气充满腹部，然后慢慢地呼气，重复数次，有助于缓解紧张情绪。

（2）冥想：找一个安静的地方，闭上眼，专注于自己的呼吸或一个特定的意象，排除杂念，让身心得到放松。

（3）运动：适当的运动可以释放身体内的压力荷尔蒙，如肾上腺素和皮质醇，同时还能促进大脑分泌内啡肽等神经递质，让人感到愉悦和放松。可以选择适合自己的运动方式，如散步、跑步、练瑜伽等。

（二）寻求支持

（1）家人和朋友交流：分享自己的感受和困惑，获得他们的理解和支持。家人和朋友的关心和鼓励可以帮助患者缓解压力，增强战胜疾病的信心。

（2）参加支持小组：与其他甲亢患者交流经验，互相支持和鼓励。在支持小组中，患者可以了解到更多关于甲亢的知识和治疗方法，同时也能感受到自己并不孤单。

（三）培养兴趣爱好

投入自己喜欢的活动中，可以分散注意力，缓解压力。可以选择阅读、绘画、音乐、手工制作等兴趣爱好，让自己的生活更加丰富多彩。

五、中医在甲亢预防保健治疗中的作用

中医认为，甲亢多因情志失调、饮食不节、体质因素等导致肝郁气滞、痰凝血瘀、气阴两虚等。在甲亢的预防、保健和治疗中，中医可以发挥独特的作用。

（一）预防方面

1. 情志调节

保持心情舒畅，避免过度焦虑、紧张、愤怒等不良情绪。中医认为，情志失调是导致甲亢的重要因素之一，因此，调节情志对于预防甲亢至关重要。

2. 饮食调理

根据中医的理论，不同的体质应选择不同的饮食。对于容易患甲亢的人群，可以适当多吃一些具有滋阴降火、疏肝理气作用的食物，如银耳、百合、菊花、玫瑰花等。同时，要避免食用辛辣、油腻、刺激性食物，以及含碘量高的食物。

3. 体质调理

中医可以通过辨证论治，对不同体质的人群进行调理，增强体质，提高免疫力，预防甲亢的发生。例如，对于气阴两虚体质的人群，可以服用具有益气养阴作用的中药，如黄芪、党参、麦冬、五味子等。

（二）保健方面

1. 艾灸

艾灸具有温通经络、调和气血、扶正祛邪的作用。对于甲亢患者，可以艾灸特定的穴位，如足三里、关元、气海、神阙等，以增强体质，提高免疫力。

2. 穴位按摩

按摩特定的穴位，如太冲、行间、内关、神门等，可以起疏肝理气、宁心安神的作用，有助于缓解甲亢患者的症状。

3. 中药足浴

中药足浴可以通过温热刺激和药物的渗透作用，促进血液循环，调节内分泌系统，缓解甲亢患者的症状。可以选择具有滋阴降火、疏肝理气作用的中药，如黄柏、知母、柴胡、白芍等。

（三）治疗方面

1. 中药治疗

中医可以根据患者的症状、体征、舌象、脉象等进行辨证论治，开具个体化的中药方剂。例如，对于肝郁气滞型甲亢患者，可以服用逍遥散加减；对于痰凝血瘀型甲亢患者，可以服用海藻玉壶汤加减；对于气阴两虚型甲亢患者，可以服用生脉散加减等。

2. 针灸治疗

针灸可以通过刺激特定的穴位，调节人体的经络气血，达到治疗甲亢的目的。例如，对于甲亢患者，可以针刺太冲、行间、内关、神门等穴位，以疏肝理气、宁心安神；针刺足三里、关元、气海、神阙等穴位，以扶正祛邪、增强体质。

六、甲亢的预防方法

（一）保持良好的生活习惯

1. 规律作息

养成良好的作息习惯，保证充足的睡眠，避免熬夜。睡眠不足会影响身体的免疫系统和内分泌系统，增加患甲亢的风险。

2. 适度运动

适当进行体育锻炼，如散步、慢跑、练瑜伽等，可以增强体质，提高身体的免疫力。但要注意避免过度劳累，以免加重身体负担。

3. 戒烟、限酒

吸烟和饮酒会对身体造成不良影响，增加患甲亢的风险。因此，应尽量戒烟、限酒，保持健康的生活方式。

（二）合理饮食

1. 控制碘的摄入

根据自身情况，合理控制碘的摄入量。如果生活在高碘地区，应避免食用过多的海产品等高碘食物；如果生活在低碘地区，可以适当食用含碘食物，但不宜过量。

2. 均衡营养

保证饮食的均衡，多吃新鲜的蔬菜、水果、全谷物等富含维生素和膳食纤维的食物，减少油腻、辛辣、刺激性食物的摄入。

（三）缓解精神压力

1. 学会放松

在日常生活中，要学会放松自己，缓解精神压力。可以通过听音乐、阅读、旅游等方式来放松心情，保持良好的心态。

2. 心理调节

如果感到精神压力过大，可以寻求心理医生的帮助，进行心理调节。心理调节可以帮助患者缓解焦虑、抑郁等不良情绪，提高心理健康水平。

（四）定期体检

对于高危人群，如家族中有甲亢患者、女性、长期精神压力大的人群等，应定期进行甲状腺功能检查，以便早期发现甲亢，及时进行治疗。一般人群也应每年进行一次体格检查，包括甲状腺功能检查，以便及时了解自己的身体状况。

七、甲亢的治疗手段

（一）药物治疗

1. 抗甲状腺药物

抗甲状腺药物是治疗甲亢的主要药物，通过抑制甲状腺激素的合成来达到治疗目的。常用的抗甲状腺药物有甲巯咪唑和丙硫氧嘧啶等。

2. 辅助药物

在治疗甲亢的过程中，还可以根据患者的具体情况使用辅助药物，如β受体阻滞剂、升白细胞药物等。β受体阻滞剂可以缓解心悸、手抖等症状；升白细胞药物可以预防抗甲状腺药物引起的白细胞计数降低。

（二）放射性碘治疗

1. 原理

利用放射性碘的β射线破坏甲状腺组织，减少甲状腺激素的合成和分泌，从而达到治疗甲亢的目的。

2. 适应证和禁忌证

适用于中度甲亢、年龄在25岁以上的患者；孕妇和哺乳期妇女、甲状腺极度肿大并有压迫症状的患者禁用。

（三）手术治疗

1. 适应证

甲状腺肿大明显，有压迫症状；胸骨后甲状腺肿；怀疑恶变等情况的患者。

2. 风险和注意事项

手术治疗有一定的风险，如出血、感染、喉返神经损伤等。因此，在手术前应充分评估患者的病情，做好术前准备；手术后应密切观察患者的病情变化，及时处理并发症。

总之，甲状腺功能亢进症是一种需要引起重视的疾病。通过了解甲亢的危害、症状表现、高危人群及防治方法，可以更好地预防和治疗甲亢，维护身体健康。同时，做好情绪管理，保持良好的心态，以及发挥中医在预防保健治疗中的作用，对于甲亢的防治也具有重要意义。对于已经患有甲亢的患者，应积极配合医生进行治疗，定期复查，调整治疗方案，以达到控制病情、提高生活质量的目的。

第十一节　慢性肾病的防治

慢性肾病是一种严重影响人们健康的疾病，其发病率逐年上升，给患者和家庭带来了沉重的负担。了解慢性肾病的防治方法，对于维护人们的健康至关重要。

一、慢性肾病的危害

慢性肾病如果不及时治疗，会对身体造成多方面的严重危害。首先，慢性肾病会逐渐损害肾功能，导致肾功能不全，甚至发展为尿毒症。尿毒症患者需要长期进行透析治疗或肾移植，给患者的身体和心理带来巨大的痛苦。其次，慢性肾病会影响心血管系统，增加心血管疾病的发生风险。慢性肾病患者常伴有高血压、高血脂、贫血等症状，这些因素会加重心血管负担，导致冠心病、心肌梗死、心力衰竭等疾病的发生。再次，慢性肾病会影响消化系统，导致食欲缺乏、恶心、呕吐、腹泻等症状。长期的消化系统症状会影响患者的营养摄入，导致营养不良、贫血等问题。最后，慢性肾病还会影响神经系统，导致头痛、头晕、记忆力减退、失眠等症状。严重的慢性肾病患者还可能出现抽搐、昏迷等症状。

二、慢性肾病的症状表现

1. 水肿

（1）眼睑水肿：早晨起床时，患者可能会发现眼睑水肿，这是慢性肾病常见的症状之一。

（2）下肢水肿：随着病情的发展，患者可能会出现下肢水肿，尤其是在站立或行走时间较长后，水肿会更加明显。

2. 蛋白尿

（1）尿液泡沫增多：慢性肾病患者的尿液中可能会出现大量泡沫，这是由于尿液中含有蛋白质所致。

（2）尿常规检查异常：通过尿常规检查，可以发现患者的尿液中蛋白质含量升高。

3. 血尿

（1）肉眼血尿：在某些情况下，慢性肾病患者的尿液中可能会出现肉眼可见的血液，这是由于肾或泌尿系统出现病变所致。

（2）镜下血尿：通过显微镜检查，可以发现患者的尿液中红细胞数量增多。

4. 高血压

（1）血压升高：慢性肾病患者常伴有高血压，这是由于肾功能受损，导致体内水钠潴留，血容量增加所致。

（2）难以控制的高血压：部分慢性肾病患者的高血压难以控制，需要联合使用多种降压药物才能达到理想的血压水平。

5. 贫血

（1）面色苍白：慢性肾病患者常伴有贫血，这是由于肾功能受损，导致促红细胞生成素分泌减少，影响红细胞的生成所致。

（2）乏力、头晕：贫血会导致患者出现乏力、头晕等症状，影响患者的生活质量。

6. 夜尿增多

（1）夜间排尿次数增多：慢性肾病患者可能会出现夜间排尿次数增多的症状，这是由于肾功能受损，导致尿液浓缩功能下降。

（2）尿量增多：夜尿增多的患者尿量也会相应增多，严重影响患者的睡眠质量。

三、慢性肾病的高危人群

1. 高血压患者

高血压是慢性肾病的重要危险因素之一。长期高血压会导致肾小动脉硬化，影响肾的血液供应，从而损害肾功能。

2. 糖尿病患者

糖尿病也是慢性肾病的重要危险因素之一。长期高血糖会损害肾的微血管，导致肾小球硬化，影响肾的滤过功能。

3. 肥胖人群

肥胖人群患慢性肾病的风险较高。肥胖会导致肾负担加重，同时还会引起高血压、高血脂等疾病，进一步增加慢性肾病的发生风险。

4. 长期服用某些药物的人群

长期服用某些药物，如非甾体类抗炎药、抗生素、抗肿瘤药物等，可能会对肾造成损害，增加慢性肾病的发生风险。

5. 有家族遗传史的人群

如果家族中有慢性肾病患者，那么其他成员患慢性肾病的风险会相应增加。遗传因素在慢性肾病的发病中起着一定的作用。

6. 老年人

随着年龄的增长，肾功能会逐渐下降，老年人患慢性肾病的风险也会相应增加。

四、中医治未病养生保健在慢性肾病防治中的作用

中医治未病理念强调“未病先防、既病防变、瘥后防复”，在慢性肾病的防治中具有重要的作用。

1. 未病先防

（1）调节情志：保持心情舒畅，避免过度焦虑、紧张、愤怒等不良情绪。中医认为，情志失调会影响人体的气血运行，导致脏腑功能失调，从而增加慢性肾病的发生风险。

（2）合理饮食：根据中医的理论，不同的体质应选择不同的饮食。对于容易患慢性肾病的人群，可以适当多吃一些具有补肾健脾、利湿消肿作用的食物，如山药、芡实、黑豆、冬瓜、鲤鱼等。同时，要避免食用辛辣、油腻、刺激性食物，以及高盐、高蛋白食物。

（3）适度运动：适当进行体育锻炼，如散步、慢跑、打太极拳等，可以增强体质，提高免疫力，促进血液循环，有利于肾的健康。但要注意避免过度劳累，以免加重肾负担。

（4）起居有常：养成良好的生活习惯，保证充足的睡眠，避免熬夜。同时，要注意避免受寒、受潮，保持居住环境的干燥和温暖。

2. 既病防变

（1）早期诊断：对于高危人群，如高血压患者、糖尿病患者、肥胖人群等，应定期进

行尿常规、肾功能等检查，以便早期发现慢性肾病，及时进行治疗。

（2）辨证论治：中医可以根据患者的症状、体征、舌象、脉象等进行辨证论治，开具个体化的中药方剂。例如，对于脾肾气虚型慢性肾病患者，可以服用参苓白术散加减；对于气阴两虚型慢性肾病患者，可以服用参芪地黄汤加减；对于肝肾阴虚型慢性肾病患者，可以服用杞菊地黄丸加减等。

（3）综合治疗：在慢性肾病的治疗中，中医可以采用综合治疗的方法，如中药内服、中药灌肠、针灸、推拿等，以提高治疗效果，延缓病情进展。

3. 瘥后防复

（1）饮食调理：慢性肾病患者在病情稳定后，仍需要注意饮食调理。要根据患者的肾功能情况，合理控制蛋白质、盐、水的摄入量，避免食用对肾有损害的食物。

（2）定期复查：慢性肾病患者在病情稳定后，应定期进行尿常规、肾功能等检查，以便及时发现病情变化，调整治疗方案。

（3）生活方式调整：慢性肾病患者在病情稳定后，仍需要保持良好的生活方式，如避免过度劳累、避免受寒、受潮、保持心情舒畅等。

五、慢性肾病的食疗方法

1. 山药芡实粥

（1）材料：山药、芡实、粳米各适量。

（2）做法：将山药、芡实洗净，与粳米一起煮粥。

（3）功效：健脾补肾，利湿消肿。适用于脾肾气虚型慢性肾病患者。

2. 黑豆鲤鱼汤

（1）材料：黑豆、鲤鱼各适量。

（2）做法：将黑豆洗净，鲤鱼去鳞、鳃、内脏，洗净。将黑豆放入鱼腹中，然后将鱼放入锅中，加入适量清水，煮至鱼熟豆烂。

（3）功效：补肾健脾，利水消肿。适用于脾肾气虚型慢性肾病患者。

3. 冬瓜薏仁汤

（1）材料：冬瓜、薏仁各适量。

（2）做法：将冬瓜洗净，去皮、去瓤，切成小块。将薏仁洗净，与冬瓜一起放入锅中，加入适量清水，煮至薏仁熟烂。

（3）功效：清热利湿，消肿解毒。适用于湿热内蕴型慢性肾病患者。

4. 枸杞菊花茶

（1）材料：枸杞、菊花各适量。

（2）做法：将枸杞、菊花洗净，放入杯中，用开水冲泡。

（3）功效：滋补肝肾，清肝明目。适用于肝肾阴虚型慢性肾病患者。

六、慢性肾病的预防方法

1. 控制基础疾病

高血压患者应积极控制血压，遵医嘱服用降压药物，定期测量血压，将血压控制在合理范围内。糖尿病患者应积极控制血糖，遵医嘱服用降糖药物或注射胰岛素，定期测量血糖，将血糖控制在合理范围内。

2. 合理饮食

（1）低盐饮食：减少盐的摄入量，避免食用高盐食物，如咸菜、腌肉、火腿等。

（2）适量摄入蛋白质：根据患者的肾功能情况，合理控制蛋白质的摄入量。一般来说，慢性肾病患者应选择优质蛋白质，如瘦肉、鱼类、蛋类、奶类等，避免食用植物蛋白，如豆类、豆制品等。

（3）控制水分摄入：根据患者的病情和尿量，合理控制水分的摄入量，避免过多饮水，以免加重肾负担。

3. 适度运动

适当进行体育锻炼，如散步、慢跑、太极拳等，可以增强体质，提高免疫力，促进血液循环，有利于肾的健康。但要注意避免过度劳累，以免加重肾负担。

4. 避免滥用药物

避免自行服用药物，尤其是对肾有损害的药物，如非甾体类抗炎药、抗生素、抗肿瘤药物等。如果需要服用药物，应在医生的指导下进行。

5. 定期体检

对于高危人群，如高血压患者、糖尿病患者、肥胖人群等，应定期进行尿常规、肾功能等检查，以便早期发现慢性肾病，及时进行治疗。一般人群也应每年进行一次体格检查，包括尿常规、肾功能等检查，以便及时了解自己的身体状况。

七、慢性肾病的治疗手段

1. 一般治疗

（1）休息：慢性肾病患者应注意休息，避免过度劳累，保证充足的睡眠。

（2）饮食治疗：根据患者的病情和肾功能情况，制定合理的饮食方案，控制蛋白质、盐、水的摄入量。

（3）对症治疗：对于水肿、高血压、贫血等症状，应给予相应的治疗，如利尿剂、降压药、促红细胞生成素等。

2. 药物治疗

（1）糖皮质激素和免疫抑制剂：对于肾小球肾炎等肾疾病，可根据病情使用糖皮质激素和免疫抑制剂进行治疗。

（2）血管紧张素转换酶抑制剂和血管紧张素受体拮抗剂：这两类药物可以降低血压，减少蛋白尿，延缓肾疾病的进展。

（3）其他药物：根据患者的具体情况，还可以使用一些其他药物，如抗凝药、降脂药等。

3. 透析治疗

（1）血液透析：通过血液透析机将患者的血液引出体外，经过透析器进行过滤和净化，然后再将净化后的血液回输到患者体内。血液透析适用于尿毒症患者和严重肾衰竭患者。

（2）腹膜透析：通过在患者的腹腔内注入透析液，利用腹膜的半透膜作用，进行物质交换，清除体内的代谢废物和多余的水分。腹膜透析适用于尿毒症患者和部分不适合进行血液透析的患者。

4. 肾移植

对于终末期肾病患者，肾移植是一种有效的治疗方法。肾移植可以恢复患者的肾功能，提高患者的生活质量。但肾移植需要进行严格的配型和免疫抑制治疗，手术风险和费用较高。

总之，慢性肾病是一种严重影响人们健康的疾病。通过了解慢性肾病的危害、症状表现、高危人群及防治方法，可以更好地预防和治疗慢性肾病，维护身体健康。同时，发挥中医治未病养生保健和食疗的作用，对于慢性肾病的防治也具有重要意义。对于已经患有慢性肾病的患者，应积极配合医生进行治疗，定期复查，调整治疗方案，以达到控制病情、延缓进展的目的。

第十二节 糖尿病的防治

一、糖尿病的危害

糖尿病是一种常见的慢性代谢性疾病，如果不加以有效控制，会对身体造成多方面的严重危害。

首先，对心血管系统危害巨大。长期高血糖会导致动脉粥样硬化，增加冠心病、心肌梗死、脑卒中等心血管疾病的发生风险。患者可能出现心悸、胸闷、胸痛、肢体麻木等症状。

其次，对肾造成损害。糖尿病肾病是糖尿病常见的并发症之一，可逐渐导致肾功能减退，最终发展为肾衰竭。患者会出现蛋白尿、水肿、高血压等症状。

再者，影响眼健康。糖尿病视网膜病变是糖尿病的严重并发症之一，可导致视力下降、失明。患者可能出现视物模糊、眼前黑影、视力突然下降等症状。

此外，糖尿病还会对神经系统造成损害，引起周围神经病变和自主神经病变。周围神经病变可导致肢体麻木、疼痛、感觉异常等；自主神经病变可影响心脏、胃肠、泌尿生殖等系统的功能。

糖尿病患者还容易发生感染，且感染不易控制。常见的感染有皮肤感染、泌尿系统感染、呼吸道感染等。

二、糖尿病的症状表现

1. 典型症状

（1）多饮：患者口渴明显，饮水量增加。这是由于血糖升高，导致血浆渗透压升高，刺激口渴中枢，引起多饮。

（2）多食：患者食欲亢进，食量明显增加。这是因为糖尿病患者体内胰岛素不足或胰岛素抵抗，导致细胞不能充分利用葡萄糖，从而产生饥饿感。

（3）多尿：患者尿量增多，排尿次数频繁。这是因为血糖升高超过肾糖阈，经肾小球滤出的葡萄糖不能完全被肾小管重吸收，形成渗透性利尿。

（4）体重下降：尽管患者食欲增加，但由于体内胰岛素不足或胰岛素抵抗，葡萄糖不能被充分利用，身体只能分解脂肪和蛋白质来提供能量，导致体重减轻。

2. 不典型症状

（1）皮肤瘙痒：高血糖可刺激皮肤神经末梢，引起皮肤瘙痒。尤其是女性患者，常出现外阴瘙痒。

（2）视物模糊：长期高血糖可导致晶状体渗透压改变，引起晶状体屈光度变化，从而出现视物模糊。

（3）手脚麻木或刺痛：糖尿病周围神经病变可导致手脚麻木、刺痛、感觉异常等症状。

（4）伤口愈合缓慢：糖尿病患者由于血糖高，影响伤口的愈合能力，导致伤口愈合缓慢。

（5）反复感染：糖尿病患者免疫力下降，容易发生各种感染，如皮肤感染、泌尿系统感染、呼吸道感染等。

三、糖尿病的西医防治

1. 健康教育

向患者普及糖尿病的相关知识，包括病因、症状、并发症、治疗方法等，提高患者对糖尿病的认识和自我管理能力。指导患者正确饮食、运动、用药，定期监测血糖、血压、血脂等指标，及时发现并处理并发症。

2. 饮食治疗

（1）控制总热量：根据患者的年龄、性别、身高、体重、活动量等因素，计算每日所需的总热量，合理分配碳水化合物、蛋白质、脂肪的比例。

（2）均衡饮食：保证饮食的多样性，多吃蔬菜、水果、全谷物、低脂肪乳制品等富含膳食纤维和维生素的食物，减少高热量、高脂肪、高糖食物的摄入。

（3）定时定量进餐：避免暴饮暴食，养成定时定量进餐的习惯。

3. 运动治疗

适当运动可以增强体质，提高胰岛素敏感性，降低血糖、血压、血脂等指标。选择适合自己的运动方式，如散步、慢跑、游泳、骑自行车等。运动强度要适中，避免过度劳累。运动时间一般在饭后1～2小时进行，每次运动30～60分钟，每周至少运动3～5次。

4. 药物治疗

（1）口服降糖药：根据患者的病情和胰岛功能情况，选择合适的口服降糖药，如磺胺类、双胍类、α-糖苷酶抑制剂、胰岛素增敏剂等。

（2）胰岛素治疗：对于1型糖尿病患者、2型糖尿病患者，在口服降糖药效果不佳或出现严重并发症时，需要使用胰岛素治疗。胰岛素的种类有很多，包括短效胰岛素、中效胰岛素、长效胰岛素、预混胰岛素等，医生会根据患者的具体情况选择合适的胰岛素种类和剂量。

5. 血糖监测

定期监测血糖是糖尿病治疗的重要环节之一。患者可以使用血糖仪自行监测空腹血糖、餐后2小时血糖、睡前血糖等指标，了解自己的血糖变化情况。根据血糖监测结果，调整饮食、运动、药物治疗方案，确保血糖控制在合理范围内。

6. 并发症的防治

定期进行眼科检查、肾功能检查、神经病变检查等，及时发现并处理糖尿病并发症。

对于已经出现并发症的患者，要积极治疗，控制病情进展，提高生活质量。

四、糖尿病的中医防治

1. 中医对糖尿病的认识

中医认为，糖尿病属于“消渴病”范畴，主要是由于先天禀赋不足、饮食不节、情志失调、劳欲过度等因素导致脏腑功能失调，阴虚燥热而发病。糖尿病的病机主要是阴虚为本，燥热为标，病变涉及肺、胃、肾等脏腑。

2. 中医养生保健

（1）情志调节：保持心情舒畅，避免过度焦虑、紧张、愤怒等不良情绪。中医认为，情志失调可导致气机紊乱，影响脏腑功能，加重糖尿病病情。

（2）饮食调理：根据中医理论，不同体质的人应选择不同的饮食。糖尿病患者一般多为阴虚燥热体质，可适当多吃一些具有滋阴清热、生津润燥作用的食物，如山药、百合、银耳、苦瓜、黄瓜等。同时，要避免食用辛辣、油腻、刺激性食物，以及高糖、高脂肪食物。

（3）运动养生：适当的运动可以增强体质，调节气血，促进津液代谢。糖尿病患者可选择一些适合自己的运动方式，如打太极拳、练八段锦、散步等。运动要适度，避免过度劳累。

（4）起居有常：养成良好的生活习惯，早睡早起，避免熬夜。注意保暖，避免受寒、受潮。

3. 中医治疗方法

（1）中药治疗：中医根据患者的症状、体征、舌象、脉象等进行辨证论治，开具个体化的中药方剂。例如，对于肺胃燥热型糖尿病患者，可使用消渴方加减；对于气阴两虚型糖尿病患者，可使用生脉散合六味地黄丸加减；对于阴阳两虚型糖尿病患者，可使用金匮肾气丸加减等。

（2）针灸治疗：针灸可以调节人体的经络气血，改善脏腑功能，对糖尿病有一定的治疗作用。常用的穴位有足三里、三阴交、太溪、胰俞等。

（3）推拿按摩：推拿按摩可以促进气血流通，缓解肌紧张，对糖尿病患者的肢体麻木、疼痛等症状有一定的缓解作用。

总之，糖尿病是一种严重的慢性疾病，需要综合运用西医和中医的方法进行防治。患者要树立战胜疾病的信心，积极配合医生进行治疗，加强自我管理，控制血糖，预防并发症的发生，提高生活质量。

第十三节　高脂血症和脂肪肝的防治

一、高脂血症和脂肪肝在病因上存在紧密联系

首先，高脂血症和脂肪肝都与不良的生活方式密切相关。例如，脂肪摄入过多是常见的诱因之一。当人们长期食用高脂肪食物时，身体无法及时代谢这些过量的脂肪，就会导致脂肪在体内堆积。对于肝来说，过多的脂肪会增加其负担，进而可能引发脂肪肝。同时，脂蛋白合成代谢异常也是两者共同的病因之一。如果脂蛋白的合成或代谢出现问题，

会导致血液中的脂质含量升高，形成高脂血症。而这些异常的脂质也容易在肝中蓄积，促使脂肪肝的发生。

此外，高血脂对脂肪肝有着显著的影响。高血脂患者体内的脂肪大量堆积在肝，会加重脂肪肝的症状。研究表明，患有高血脂的人群中，脂肪肝的发生率明显高于普通人群。长期的高血脂状态会使肝持续处于脂肪堆积的环境中，严重的患者甚至可能出现肝硬化等严重并发症。

为了控制病情，高血脂病人必要时需要使用降血脂药物，如洛伐他汀、辛伐他汀等。这些药物可以有效降低血液中的脂质含量，减轻肝的负担，对脂肪肝的恢复也有一定的促进作用。同时，控制饮食、减少高脂肪和高胆固醇食物摄入，并通过适当锻炼消耗体内囤积的脂肪，也是防治高脂血症和脂肪肝的重要措施。

二、高脂血症的防治方法

（一）饮食调整

高脂血症患者在饮食方面需进行严格调整。应限制高脂肪食物的摄入，如动物内脏、奶油、黄油等富含高胆固醇的食品要尽量减少食用。同时，油炸和油腻食物会增加体内脂肪含量，也应避免过多摄入。此外，甜食中通常含有大量的添加糖，过量食用会导致能量过剩，进而转化为脂肪储存，因此也需要加以限制。患者应保证营养均衡，多吃蔬菜、水果、全麦、粗杂粮、豆制品等能量较低且富含膳食纤维的食物。合理摄入蛋白质，尤其是优质蛋白，如鱼肉、蛋、奶、豆制品等，建议每日蛋白质摄入量应占总能量 15% 左右。

（二）运动锻炼

坚持运动对于高脂血症患者至关重要。运动可以增加体内的代谢，增强肌肉的强度，控制体重，保持合适的体重指数。有规律的体育锻炼还可以增强心肺功能，增加免疫力。对于高脂血症患者，定期和有规律的运动训练，如游泳和跑步可以对血脂代谢产生长期影响。检查可见血浆总胆固醇和低密度脂蛋白胆固醇水平均显著低于运动前。运动还能促进新陈代谢，增强心肌代谢，有效预防冠心病。

（三）药物治疗

降低胆固醇和甘油三酯的药物种类较多。他汀类药物可显著降低血清中胆固醇和低密度脂蛋白，也在一定程度上降低甘油三酯，并轻度升高高密度脂蛋白胆固醇，常用的有洛伐他汀、辛伐他汀、普伐他汀、舒伐他汀及阿托伐他汀等。贝特类药物能降低血清甘油三酯、升高高密度脂蛋白胆固醇，常用的有吉非贝特、非诺贝特等。此外，还有肠道胆固醇吸收抑制剂、胆酸螯合剂、烟酸类等药物也可用于高脂血症的治疗。

（四）其他治疗手段

除饮食、运动和药物治疗外，还有其他治疗高脂血症的方法。物理治疗方面，睡觉时降低枕头高度，避免头部铺垫过高，防止挤压颈部血管血流，造成脑部供血不足，加重高血脂。同时，注意睡前饮食，避免吃得过饱加重胃肠负担，引发高血脂和脑梗塞。高压氧疗法也是一种安全有效的治疗高脂血症的方法，高压氧治疗下，机体组织和氧张力显著提高，有氧代谢加快，能量消耗加大，促进血脂代谢，特别是胆固醇的分解与代谢，使血胆固醇水平降低，还可以使血液黏滞度降低，减少血管壁的延性反应和脂质过氧化反应，从而减轻动脉硬化。脂蛋白血浆置换治疗可有效降低血脂水平，但通常用于严重高脂血症患者。对于肥胖合并高脂血症的患者，减重手术也是一种有效的治疗方法，如腹腔镜袖状胃切除手术，不仅能减轻体重，还能改善血糖、血脂等指标。

三、脂肪肝的防治措施

（一）预防措施

合理膳食是预防脂肪肝的重要措施之一。应保持清淡饮食、低脂少油，避免摄入过多动物蛋白，多吃蔬菜以及富含纤维的食物，同时禁止高糖饮食。做到三餐规律，杜绝夜宵，早饭吃好、午饭吃饱、晚饭吃少。适量运动对于预防脂肪肝也至关重要。提倡有氧运动，如跑步、爬山、骑自行车、慢跑、快走、游泳、打球等运动，每周至少 3 ～ 5 次，每次运动时间 0.5 小时以上，运动强度达到靶心率。戒除烟酒能有效降低脂肪肝的发生风险。吸烟和过度饮酒会对肝脏造成严重损害，尤其是酒精性脂肪肝主要由长期大量饮酒引起，因此戒酒是预防酒精性脂肪肝的关键。慎用药物，部分激素类、四环素类等药物会对肝造成损伤，诱发、加重脂肪肝，在用药时应慎重。

（二）治疗方法

1. 生活方式调整

控制饮食和加强运动对脂肪肝的治疗起着关键作用。控制饮食方面，患者需调整膳食热量摄入，每日不超过 1800cal，同时调整膳食结构、平衡饮食，增加全谷类食物和膳食纤维的摄入，严格控制含糖量高的食物的摄入。加强运动，尤其是有氧运动，如快走、慢跑、跳绳、游泳、打球等，可以有效消耗脂肪，减轻脂肪肝。对于酒精性脂肪肝患者，戒酒是治疗的首要措施。戒酒 4 ～ 6 周后，脂肪肝可停止进展，最终可以恢复正常。彻底戒酒可使轻中度酒精性肝炎临床症状、血清转氨酶升高乃至病理改变逐渐减轻，而且酒精性肝炎纤维化、肝硬化患者的存活率会明显提高。

2. 药物治疗

当脂肪肝患者转氨酶升高时，可使用护肝降酶药物。例如，还原型谷胱甘肽、多烯磷脂酰胆碱、腺苷蛋氨酸等，可以降低脂质过氧化，减轻肝细胞脂肪变性及其症状和纤维化，对治疗脂肪肝有一定的效果。此外，胰岛素增敏剂（如噻唑烷二酮类可用来治疗非酒精性脂肪性肝炎）、降血脂药物（如非酒精性脂肪肝患者可适当使用辛伐他汀降血脂等）也可根据患者具体情况使用。但应注意药物的不良反应，如过敏、恶心、呕吐、腹痛、食欲缺乏等，一旦出现应及时停药并就医。

3. 手术治疗

脂肪肝发展末期可能需要进行手术治疗。对于肝衰竭晚期的病人可以应用肝移植手术。对于体重超重又合并脂肪肝的患者可以用手术治疗，其中手术方式主要就是部分胃切除。将人体内 80% 的胃及胃底和周围切除，保持胃的正常通道，减少胃的容量。这样可以使食欲受到限制，另一方面可以使摄入的食物吸收减少，使人体内脂肪动员增加，减少脂肪堆积，从而改善肥胖，改善脂肪肝。但手术治疗不太常用，不仅有手术风险，而且其术后的并发症也比较常见，如会使营养吸收障碍出现营养不良性贫血。

四、高脂血症和脂肪肝的中医治疗

（一）中医对高脂血症和脂肪肝的认识

中医认为，高脂血症和脂肪肝的发生与饮食不节、劳逸失度、情志失调等因素密切相关。

1. 饮食不节

过食肥甘厚味、醇酒乳酪等，易损伤脾胃，导致运化失常，水湿内停，聚湿生痰，痰浊中阻，进而引起血脂升高和脂肪肝。

2. 劳逸失度

长期过度劳累或过度安逸，均可损伤人体正气。过度劳累耗气伤血，气血不足，推动无力，易致痰瘀内生。过度安逸则气血运行不畅，脾胃功能减弱，也易生痰湿。

3. 情志失调

长期精神紧张、焦虑、抑郁等不良情绪，可影响肝的疏泄功能。肝失疏泄，气机不畅，气滞血瘀，痰浊内生，也可导致高脂血症和脂肪肝。

（二）中医治疗高脂血症的方法

1. 中药治疗

（1）健脾化湿：常用的中药有茯苓、白术、薏苡仁等。这些药物具有健脾益气、利水渗湿的作用，可改善脾胃功能，促进水湿代谢，降低血脂。例如，参苓白术散是以健脾化湿为主的方剂，可用于治疗脾虚湿盛型高脂血症。

（2）活血化瘀：丹参、川芎、桃仁等中药具有活血化瘀的作用。通过促进血液循环，消除瘀血，改善脂质代谢，降低血脂。复方丹参滴丸就是一个常用的活血化瘀中成药，对高脂血症有一定的治疗作用。

（3）补肾降脂：中医认为，肾为先天之本，主藏精。肾虚可导致脂质代谢紊乱。因此，补肾也可作为治疗高脂血症的一种方法。常用的补肾中药包括枸杞子、淫羊藿、杜仲等。

2. 针灸治疗

针灸通过刺激特定穴位，调节人体的气血运行和脏腑功能，从而达到治疗高脂血症的目的。

常用的穴位有足三里、丰隆、三阴交等。足三里具有健脾和胃、扶正培元的作用；丰隆可化痰祛湿；三阴交有健脾益肾、调补气血的功效。

3. 食疗

中医食疗在高脂血症的治疗中也起着重要的作用。以下是部分具有降脂作用的食物。

（1）山楂：具有消食化积、活血化瘀的作用，可降低血脂。

（2）洋葱：含有丰富的硫化物和前列腺素 A，具有降低血脂、扩张血管的作用。

（3）燕麦：富含膳食纤维，可降低胆固醇和甘油三酯。

（4）黑木耳：具有抗血小板聚集、降低血脂的作用。

（三）中医治疗脂肪肝的方法

1. 中药治疗

（1）疏肝理气：柴胡、郁金、香附等中药具有疏肝理气的作用。适用于肝郁气滞型脂肪肝，可改善肝的疏泄功能，促进脂肪代谢。例如，柴胡疏肝散可用于治疗肝郁气滞型脂肪肝。

（2）清热利湿：茵陈、栀子、大黄等中药具有清热利湿的作用。适用于湿热内蕴型脂肪肝，可清除体内湿热，改善肝功能。茵陈蒿汤是一个清热利湿的方剂，对湿热内蕴型脂肪肝有一定的疗效。

（3）活血化瘀：活血化瘀的中药也可用于脂肪肝的治疗。通过改善肝的血液循环，促进脂肪的分解和代谢。

（4）健脾化湿：对于脾虚湿盛型脂肪肝，可采用健脾化湿的中药进行治疗。如白术、茯苓、薏苡仁等，可增强脾胃功能，促进水湿代谢。

2. 针灸治疗

针灸治疗脂肪肝的穴位与高脂血症有所不同。常用的穴位有肝俞、胆俞、期门、阳陵泉等。肝俞和胆俞可调理肝胆功能；期门为肝之募穴，可疏肝理气；阳陵泉为胆经合穴，具有利胆祛湿的作用。

3. 食疗

（1）玉米须：具有利尿消肿、清肝利胆的作用，可用于脂肪肝的辅助治疗。

（2）绿茶：含有茶多酚等成分，具有抗氧化、降脂的作用。

（3）海带：富含膳食纤维和碘，可降低血脂，保护肝。

（4）苹果：含有丰富的果胶和维生素，可促进脂肪代谢，减轻肝负担。

五、综合防治的重要性

高脂血症和脂肪肝常相互关联，共同影响着人们的身体健康。因此，综合防治显得尤为重要。

首先，综合防治有助于全面控制病情。单一的防治方法可能效果有限，而综合运用饮食调整、运动锻炼、药物治疗等多种手段，可以从不同方面对高脂血症和脂肪肝进行干预。例如，通过饮食调整减少脂肪摄入，为肝减轻负担，同时配合运动锻炼增加脂肪消耗，提高身体代谢能力。如果病情较为严重，还可以在医生的指导下合理使用药物治疗，进一步控制血脂水平和改善脂肪肝症状。

其次，综合防治能够降低并发症的风险。高脂血症和脂肪肝如果得不到有效控制，可能会引发一系列严重的并发症，如心血管疾病、肝硬化、肝癌等。通过综合防治，可以同时对多种危险因素进行管理，降低并发症的发生概率。例如，控制血脂水平可以减少动脉粥样硬化的风险，从而降低心血管疾病的发生概率；积极治疗脂肪肝可以防止肝进一步受损，降低肝硬化和肝癌的发生风险。

此外，综合防治有助于提高患者的生活质量。高脂血症和脂肪肝患者常会出现疲劳、消化不良、肝区不适等症状，影响日常生活和工作。通过综合防治，患者的病情得到控制，症状得以缓解，生活质量也会相应提高。同时，综合防治还可以培养患者健康的生活方式，增强自我管理能力，为长期的健康打下坚实的基础。

在实际生活中，患者应根据自身情况制定个性化的综合防治方案。一方面，要积极与医生沟通，了解自己的病情和治疗需求，遵循医生的建议进行治疗。另一方面，要加强自我管理，养成良好的生活习惯。在饮食方面，要严格控制脂肪、糖分和盐分的摄入，多吃新鲜的蔬菜、水果和粗粮。在运动方面，要选择适合自己的运动方式，坚持定期锻炼。在药物治疗方面，要按时服药，定期复查，注意观察药物的不良反应。

总之，高脂血症和脂肪肝的防治需要综合多种方法，共同维护身体健康。只有通过综合防治，才能有效控制病情，降低并发症的风险，提高生活质量，为患者的健康保驾护航。

第十四节　肠易激综合征的防治

肠易激综合征（IBS）是一种常见的功能性胃肠疾病，其临床表现多样，主要包括腹痛、腹胀、排便习惯改变和大便性状异常等。随着人们生活节奏的加快、饮食结构的改变及精神压力的增大，肠易激综合征的发病率呈逐年上升趋势，严重影响了患者的生活质量。本节将从西医和中医两个角度探讨肠易激综合征的防治方法。

一、肠易激综合征的西医认识

（一）病因及发病机制

1. 胃肠动力异常

胃肠动力异常是肠易激综合征的重要发病机制之一。研究表明，肠易激综合征患者的肠道蠕动功能紊乱，可表现为肠道蠕动加快或减慢。例如，腹泻型肠易激综合征患者常出现肠道蠕动加快，导致大便次数增多；而便秘型肠易激综合征患者则肠道蠕动减慢，引起便秘。

2. 内脏高敏感性

肠易激综合征患者的内脏对各种刺激的敏感性增高，如对肠道扩张、肠道痉挛等刺激的感知阈值降低。这使患者在正常生理情况下也能感受到腹痛、腹胀等不适症状。

3. 肠道微生态失衡

肠道菌群在维持肠道正常功能中起着重要作用。肠易激综合征患者的肠道菌群组成发生改变，有益菌减少，有害菌增多，导致肠道微生态失衡。这种失衡可能影响肠道的消化、吸收、免疫等功能，从而引发肠易激综合征的症状。

4. 精神心理因素

精神心理因素与肠易激综合征的发病密切相关。长期的精神紧张、焦虑、抑郁等情绪可通过神经内分泌系统影响胃肠道的功能。例如，应激状态下，人体会分泌大量的肾上腺素、去甲肾上腺素等激素，这些激素可导致肠道蠕动加快、分泌增多，从而引起腹痛、腹泻等症状。

（二）临床表现

1. 腹痛

腹痛是肠易激综合征最主要的症状之一，多位于下腹或脐周，疼痛性质多样，可为隐痛、胀痛、绞痛等。腹痛常在排便后缓解，但也可在进食、情绪波动等情况下加重。

2. 腹胀

腹胀也是肠易激综合征的常见症状，患者常感到腹部胀满不适，可伴有肠鸣音亢进。腹胀的程度因人而异，部分患者可能会出现明显的腹部膨隆。

3. 排便习惯改变

肠易激综合征患者的排便习惯可发生改变，主要表现为腹泻、便秘或腹泻与便秘交替出现。腹泻型肠易激综合征患者大便次数增多，每日可达 3 次以上，大便呈稀糊状或水样；便秘型肠易激综合征患者大便干结，排便困难，每周排便次数少于 3 次。

4. 大便性状异常

患者的大便性状也可能出现异常，如大便中可带有黏液、未消化的食物等。此外，部分患者还可能出现里急后重，即有排便不尽的感觉。

（三）诊断方法

1. 病史采集

详细询问患者的症状特点、病程、诱发因素、伴随症状等病史是诊断肠易激综合征的重要步骤。医生还会了解患者的饮食习惯、精神心理状态、家族史等情况，以帮助判断病因。

2. 体格检查

一般而言，肠易激综合征患者的体格检查通常无明显异常。但在某些情况下，医生可能会进行腹部触诊、听诊等检查，以排除其他器质性疾病。

3. 实验室检查

实验室检查主要用于排除其他疾病，如血常规、便常规、生化检查等。对于怀疑有肠道感染的患者，可能需要进行粪便培养等检查。

4. 影像学检查

在必要时，医生可能会建议患者进行影像学检查，如腹部超声、CT 扫描、结肠镜检查等。这些检查可以帮助排除肠道器质性病变，如炎症性肠病、肠道肿瘤等。

5. 诊断标准

目前，肠易激综合征的诊断主要采用罗马Ⅳ标准，即反复发作的腹痛，最近 3 个月内每周至少发作 1 天，伴有以下 2 项或 2 项以上症状：①与排便相关。②伴有排便频率的改变。③伴有大便性状的改变。诊断前症状出现至少 6 个月，近 3 个月符合以上标准。

（四）治疗方法

1. 一般治疗

（1）饮食调整：对于肠易激综合征患者，合理的饮食调整至关重要。建议患者避免食用可能诱发症状的食物，如乳制品、麸质、辛辣食物、油腻食物等。同时，增加膳食纤维的摄入，如蔬菜、水果、全谷物等，有助于改善便秘症状。对于腹泻型肠易激综合征患者，可适当减少膳食纤维的摄入。

（2）心理调节：精神心理因素在肠易激综合征的发病中起着重要作用，因此心理调节也是治疗的重要环节。患者可以通过放松训练、冥想、练瑜伽等方式缓解精神压力，保持良好的心态。必要时，可寻求心理医生的帮助。

2. 药物治疗

（1）止泻药物：对于腹泻型肠易激综合征患者，可使用止泻药物缓解症状。常用的止泻药物有洛哌丁胺、复方地芬诺酯等。这些药物可以减少肠道蠕动，延长肠道内容物的通过时间，从而起到止泻的作用。

（2）通便药物：对于便秘型肠易激综合征患者，可使用通便药物促进排便。常用的通便药物有乳果糖、聚乙二醇等。这些药物可以增加肠道内的水分，软化大便，促进肠道蠕动，从而缓解便秘症状。

（3）胃肠动力调节剂：对于胃肠动力异常的肠易激综合征患者，可使用胃肠动力调节剂改善肠道蠕动功能。常用的胃肠动力调节剂有曲美布汀、莫沙必利等。这些药物可以促进肠道蠕动，缓解腹胀、腹痛等症状。

（4）益生菌：可以调节肠道菌群，改善肠道微生态环境，从而缓解肠易激综合征的症状。常用的益生菌有双歧杆菌、嗜酸乳杆菌等。

（5）抗抑郁药物：对于伴有精神心理症状的肠易激综合征患者，可使用抗抑郁药物治疗。抗抑郁药物不仅可以改善患者的抑郁、焦虑等情绪，还可以调节肠道的感觉和运动功能，缓解腹痛、腹胀等症状。

二、肠易激综合征的中医认识

（一）病因病机

1. 情志失调

中医认为，情志失调是肠易激综合征的重要病因之一。长期的精神紧张、焦虑、抑郁等情绪可导致肝气郁结，横逆犯脾，使脾失健运，水湿内生，进而影响肠道的正常功能。

2. 饮食不节

饮食不节也是肠易激综合征的常见病因。过食辛辣、油腻、生冷食物，或暴饮暴食、饥饱无常等不良饮食习惯，可损伤脾胃，导致脾胃运化功能失常，水湿内停，肠道传导失司，从而引发肠易激综合征的症状。

3. 感受外邪

外感寒湿、湿热等邪气，可直中肠胃，使肠道气机阻滞，传导失常，引起腹痛、腹泻等症状。

4. 脾胃虚弱

脾胃为后天之本，气血生化之源。若脾胃虚弱，运化无力，则水湿内停，肠道传导失司，易发生肠易激综合征。此外，脾胃虚弱还可导致气血不足，脏腑功能失调，加重病情。

（二）辨证分型

1. 肝郁脾虚型

主要症状为腹痛即泻，泻后痛减，胸胁胀痛，烦躁易怒，食欲缺乏，舌淡苔白，脉弦细。

2. 脾胃虚弱型

主要症状为大便溏泻，反复发作，食欲缺乏，腹胀，面色萎黄，神疲乏力，舌淡苔白，脉细弱。

3. 脾肾阳虚型

主要症状为黎明前腹痛、腹泻，腰膝酸软，畏寒肢冷，舌淡苔白，脉沉细。

4. 湿热蕴结型

主要症状为腹痛腹泻，大便黏滞不爽，肛门灼热，口苦口臭，舌红苔黄腻，脉滑数。

（三）治疗方法

1. 中药治疗

（1）肝郁脾虚型：治以疏肝健脾，方用痛泻要方加减。常用药物有白术、白芍、陈皮、防风等。

（2）脾胃虚弱型：治以健脾益气，方用参苓白术散加减。常用药物有人参、茯苓、白术、山药、莲子等。

（3）脾肾阳虚型：治以温补脾肾，方用四神丸加减。常用药物有补骨脂、肉豆蔻、吴茱萸、五味子等。

（4）湿热蕴结型：治以清热利湿，方用葛根芩连汤加减。常用药物有葛根、黄芩、黄连、甘草等。

2. 针灸治疗

针灸治疗肠易激综合征具有较好的疗效。常用的穴位有天枢、关元、足三里、上巨虚、下巨虚等。通过针刺这些穴位，可以调节胃肠功能，缓解腹痛、腹胀、腹泻等症状。

3. 推拿治疗

推拿治疗肠易激综合征也有一定的效果。常用的手法有揉腹、按揉穴位、捏脊等。通过推拿可以促进胃肠蠕动，改善消化功能，缓解症状。

三、肠易激综合征的预防

（一）西医预防措施

1. 保持健康的生活方式

（1）合理饮食：保持饮食均衡，多吃蔬菜、水果、全谷物等富含膳食纤维的食物，避免食用过多的辛辣、油腻、刺激性食物。同时，要注意饮食规律，避免暴饮暴食。

（2）适量运动：适当的运动可以促进胃肠蠕动，改善消化功能。建议患者每周进行至少 150 分钟的中等强度有氧运动，如快走、慢跑、游泳等。

（3）戒烟、限酒：吸烟和过量饮酒可对胃肠道造成刺激，加重肠易激综合征的症状。因此，患者应戒烟、限酒。

（4）减轻精神压力：长期的精神紧张、焦虑、抑郁等情绪可诱发肠易激综合征。患者可以通过放松训练、冥想、练瑜伽等方式缓解精神压力，保持良好的心态。

2. 避免诱发因素

（1）避免食用可能诱发症状的食物：对于已知的可能诱发肠易激综合征症状的食物，如乳制品、辛辣食物等，患者应尽量避免食用。

（2）注意饮食卫生：避免食用不洁食物，防止肠道感染。

（3）避免过度劳累：过度劳累可使机体免疫力下降，容易诱发肠易激综合征。患者应注意休息，避免过度劳累。

（二）中医预防措施

1. 调畅情志

保持心情舒畅，避免过度紧张、焦虑、抑郁等不良情绪。可以通过听音乐、阅读、旅游等方式放松心情，调节情绪。

2. 饮食有节

合理饮食，避免过食辛辣、油腻、生冷食物，忌暴饮暴食、饥饱无常。同时，要注意饮食卫生，防止病从口入。

3. 起居有常

保持规律的生活作息，早睡早起，避免熬夜。注意腹部保暖，避免受寒。

4. 适当运动

适当进行体育锻炼，如散步、打太极拳、练八段锦等，以增强体质，促进胃肠蠕动，改善消化功能。

四、结论

肠易激综合征是一种常见的功能性胃肠疾病，其病因复杂，发病机制尚未完全明确。西医治疗主要包括一般治疗、药物治疗等，中医治疗则包括中药治疗、针灸治疗、推拿治疗等。此外，预防肠易激综合征也非常重要，患者应保持健康的生活方式，避免诱发因素。中西医结合治疗肠易激综合征具有一定的优势，可以提高疗效，减少复发。在治疗过程中，患者应积极配合医生的治疗，保持良好的心态，树立战胜疾病的信心。

第十五节　老年痴呆症的防治

老年痴呆症，又称阿尔茨海默病（AD），是一种起病隐匿的进行性发展的神经系统退行性疾病。随着全球老龄化的加剧，老年痴呆症的发病率逐年上升，给患者、家庭和社会带来了沉重的负担。早期发现和防治老年痴呆症对于提高患者的生活质量、延缓疾病进展具有重要意义。本节将从西医和中医两个角度探讨早期老年痴呆症的防治方法。

一、老年痴呆症的西医认识

（一）病因及发病机制

1. 遗传因素

遗传因素在老年痴呆症的发病中起着重要作用。目前，已发现多个与老年痴呆症相关的基因，如 APP、PSEN1、PSEN2 等。这些基因的突变可导致淀粉样蛋白（Aβ）的产生和代谢异常，从而引发老年痴呆症。

2. 神经递质异常

老年痴呆症患者的大脑中存在多种神经递质的异常，其中最主要的是乙酰胆碱（ACh）的减少。乙酰胆碱是一种重要的神经递质，与学习、记忆等认知功能密切相关。乙酰胆碱的减少可导致患者的认知功能下降。

3. 氧化应激和炎症反应

氧化应激和炎症反应在老年痴呆症的发病中也起着重要作用。大脑中的氧化应激和炎症反应可导致神经元的损伤和死亡，从而引发老年痴呆症。

4. 脑血管病变

脑血管病变也是老年痴呆症的危险因素之一。脑血管病变可导致脑供血不足，从而影响大脑的正常功能。长期的脑供血不足可导致神经元的损伤和死亡，从而引发老年痴呆症。

（二）临床表现

1. 记忆力减退

记忆力减退是老年痴呆症最早期的症状之一。患者往往会忘记刚刚发生的事情，如忘记自己刚刚说过的话、做过的事等。随着病情的进展，患者的记忆力会逐渐下降，甚至会忘记自己的家人和朋友。

2. 认知功能障碍

认知功能障碍也是老年痴呆症的常见症状之一。患者往往会出现语言表达能力下降、计算能力下降、空间定向能力下降等症状。随着病情的进展，患者的认知功能会逐渐下降，甚至会失去生活自理能力。

3. 行为和精神症状

老年痴呆症患者还可能会出现行为和精神症状，如焦虑、抑郁、幻觉、妄想、失眠等。这些症状会给患者的家庭和社会带来很大的困扰。

（三）诊断方法

1. 病史采集和体格检查

医生会详细询问患者的病史，包括症状的出现时间、发展过程、家族史等。同时，医生还会进行体格检查，包括神经系统检查、精神状态检查等，以了解患者的身体状况和精神状态。

2. 实验室检查

实验室检查主要用于排除其他疾病，如血常规、生化检查、甲状腺功能检查等。对于怀疑有老年痴呆症者，还可以进行脑脊液检查，以检测淀粉样蛋白和T蛋白等生物标志物。

3. 影像学检查

影像学检查可以帮助医生了解患者的大脑结构和功能变化。常用的影像学检查方法包括头颅CT、头颅MRI、正电子发射计算机断层扫描显像（PET-CT）等。这些检查可以发现患者大脑中的萎缩、淀粉样蛋白沉积等异常改变。

4. 神经心理学测试

神经心理学测试是诊断老年痴呆症的重要方法之一。常用的神经心理学测试方法包括简易精神状态检查（MMSE）、蒙特利尔认知评估量表（MOCA）等。这些测试可以评估患者的认知功能、记忆力、语言表达能力、计算能力等方面的情况。

（四）治疗方法

1. 药物治疗

（1）胆碱酯酶抑制剂：是目前治疗老年痴呆症的主要药物之一。这类药物可以抑制乙酰胆碱酯酶的活性，从而增加大脑中乙酰胆碱的含量，改善患者的认知功能。常用的胆碱酯酶抑制剂有多奈哌齐、卡巴拉汀、加兰他敏等。

（2）NMDA受体拮抗剂：也是治疗老年痴呆症的药物之一。这类药物可以抑制NMDA受体的活性，从而减少神经元的损伤和死亡，改善患者的认知功能。常用的NMDA受体拮抗剂有美金刚。

（3）其他药物：除胆碱酯酶抑制剂和NMDA受体拮抗剂外，还有其他药物也可以用于治疗老年痴呆症，如抗氧化剂、抗炎药物、神经生长因子等。这些药物的疗效尚有待进一步研究。

2. 非药物治疗

（1）认知训练：是一种非药物治疗方法，可以帮助患者提高认知功能。认知训练的方法包括记忆力训练、注意力训练、语言表达能力训练等。

（2）心理治疗：可以帮助患者缓解焦虑、抑郁等情绪问题，提高患者的生活质量。心理治疗的方法包括认知行为疗法、支持性心理治疗等。

（3）生活护理：对于老年痴呆症患者也非常重要。患者的家人和护理人员应该给予患者足够的关心和照顾，帮助患者保持良好的生活习惯，如规律作息、合理饮食、适当运动等。

二、老年痴呆症的中医认识

（一）病因病机

1. 肾精亏虚

中医认为，肾主藏精，生髓通脑。肾精亏虚是老年痴呆症的重要病因之一。随着年龄的增长，人体的肾精逐渐亏虚，不能生髓充脑，从而导致脑髓空虚，神明失养，引发老年痴呆症。

2. 气血不足

气血是人体生命活动的物质基础。气血不足也是老年痴呆症的常见病因之一。气血不足可导致脑髓失养，神明失用，从而引发老年痴呆症。

3. 痰浊阻窍

痰浊是人体病理产物之一。痰浊阻窍也是老年痴呆症的病因之一。痰浊阻窍可导致脑络不通，神明被蒙，从而引发老年痴呆症。

4. 瘀血内阻

瘀血是人体病理产物之一。瘀血内阻也是老年痴呆症的病因之一。瘀血内阻可导致脑络不通，神明失养，从而引发老年痴呆症。

（二）辨证分型

1. 肾精亏虚型

主要症状为记忆力减退，腰膝酸软，头晕耳鸣，失眠多梦，舌淡苔白，脉细弱。

2. 气血不足型

主要症状为记忆力减退，面色苍白，神疲乏力，气短懒言，心悸失眠，舌淡苔白，脉细弱。

3. 痰浊阻窍型

主要症状为记忆力减退，头晕目眩，胸闷痰多，口淡无味，舌淡苔白腻，脉滑。

4. 瘀血内阻型

主要症状为记忆力减退，头痛如刺，口唇紫暗，舌暗有瘀斑，脉涩。

（三）治疗方法

1. 中药治疗

（1）肾精亏虚型：治以补肾益精，方用左归丸加减。常用药物有熟地黄、山药、山茱萸、枸杞子、菟丝子等。

（2）气血不足型：治以益气养血，方用归脾汤加减。常用药物有人参、黄芪、白术、当归、龙眼肉等。

（3）痰浊阻窍型：治以化痰开窍，方用涤痰汤加减。常用药物有半夏、陈皮、茯苓、胆南星、石菖蒲等。

（4）瘀血内阻型：治以活血化瘀，方用通窍活血汤加减。常用药物有桃仁、红花、川芎、赤芍、麝香等。

2. 针灸治疗

针灸治疗老年痴呆症也有一定的疗效。常用的穴位有百会、四神聪、神门、内关、足三里、太溪等。通过针刺这些穴位，可以调节人体的气血阴阳，改善患者的认知功能。

3. 推拿治疗

推拿治疗老年痴呆症也有一定的效果。常用的手法有揉法、按法、推法、拿法等。通过推拿可以促进患者的血液循环，改善患者的大脑供血，从而缓解患者的症状。

三、老年痴呆症的预防

（一）西医预防措施

1. 保持健康的生活方式

（1）合理饮食：保持饮食均衡，多吃蔬菜、水果、全谷物等富含膳食纤维的食物，少吃高脂肪、高胆固醇、高盐的食物。同时，要注意饮食规律，避免暴饮暴食。

（2）适量运动：适当的运动可以促进血液循环，增强心肺功能，提高大脑的供氧量，从而预防老年痴呆症。建议老年人每周进行至少 150 分钟的中等强度有氧运动，如快走、慢跑、游泳等。

（3）戒烟、限酒：吸烟和过量饮酒可对大脑造成损害，增加老年痴呆症的发病风险。因此，老年人应戒烟、限酒。

（4）保持良好的睡眠：良好的睡眠可以促进大脑的修复和再生，预防老年痴呆症。老年人应保持规律的作息时间，每日保证 7 ～ 8 小时的睡眠时间。

2. 控制危险因素

（1）控制高血压、高血脂、糖尿病等慢性疾病：这些慢性疾病可增加老年痴呆症的发病风险。老年人应定期体检，及时发现和治疗这些慢性疾病。

（2）预防头部外伤：头部外伤可增加老年痴呆症的发病风险。老年人应注意安全，避免头部外伤。

（3）保持心理健康：长期的精神紧张、焦虑、抑郁等情绪可对大脑造成损害，增加老年痴呆症的发病风险。老年人应保持心理健康，积极参加社交活动，保持乐观的心态。

（二）中医预防措施

1. 养生保健

（1）饮食养生：老年人应根据自己的体质和病情，选择适合自己的饮食。如肾精亏虚者可多吃一些补肾益精的食物，如黑芝麻、核桃、黑豆等；气血不足者可多吃一些益气养血的食物，如红枣、桂圆、山药等；痰浊阻窍者可多吃一些化痰开窍的食物，如白萝卜、陈皮、茯苓等；瘀血内阻者可多吃一些活血化瘀的食物，如山楂、红花、桃仁等。

（2）运动养生：老年人应根据自己的身体状况，选择适合自己的运动方式。如散步、太极拳、八段锦等都是适合老年人的运动方式。这些运动可以促进血液循环，增强体质，预防老年痴呆症。

（3）情志养生：老年人应保持心情舒畅，避免过度紧张、焦虑、抑郁等不良情绪。可以通过听音乐、阅读、旅游等方式放松心情，调节情绪。

2. 中药预防

老年人可以在医生的指导下，服用一些中药进行预防。如六味地黄丸、归脾丸、银杏叶片等都是常用的预防老年痴呆症的中药。这些中药可以补肾益精、益气养血、活血化瘀，从而预防老年痴呆症的发生。

四、结论

老年痴呆症是一种严重的神经系统退行性疾病，其病因复杂，发病机制尚未完全明确。西医治疗主要包括药物治疗和非药物治疗，中医治疗则包括中药治疗、针灸治疗、推拿治疗等。此外，预防老年痴呆症也非常重要，老年人应保持健康的生活方式，控制危险因素，进行养生保健和中药预防。中西医结合治疗老年痴呆症具有一定的优势，可以提高疗效，延缓疾病进展。在治疗过程中，患者应积极配合医生的治疗，保持良好的心态，树立战胜疾病的信心。

第十六节　乳腺增生的防治

乳腺增生是女性最常见的乳腺疾病之一，其发病率占乳腺疾病的首位。近年来，乳腺增生的发病率呈逐年上升趋势，且发病年龄越来越年轻化，严重影响了女性的身心健康。本节将从西医和中医两个角度探讨乳腺增生的防治方法。

一、乳腺增生的西医认识

（一）病因及发病机制

1. 内分泌失调

乳腺增生的发生与女性体内内分泌激素水平失调密切相关。女性体内的雌激素和孕激素水平失衡，雌激素相对升高或绝对升高，孕激素相对降低或绝对降低，可刺激乳腺组织过度增生，从而导致乳腺增生的发生。

2. 精神因素

长期的精神紧张、焦虑、抑郁等不良情绪可影响神经内分泌系统的功能，导致内分泌失调，从而增加乳腺增生的发病风险。

3. 饮食因素

高油脂、高热量、高脂肪的饮食，以及长期食用含有雌激素的食物或保健品，可影响体内内分泌激素水平，增加乳腺增生的发病风险。

4. 其他因素

如遗传因素、环境因素、生活方式等也可能与乳腺增生的发生有关。

（二）临床表现

1. 乳房疼痛

乳房疼痛是乳腺增生最常见的症状，多为胀痛或刺痛，可累及一侧或两侧乳房。疼痛通常在月经前加重，月经后减轻或消失。

2. 乳房肿块

乳房肿块是乳腺增生的另一个常见症状，可单发或多发，肿块大小不一，质地中等或稍硬，与周围组织界限不清，可活动。肿块通常在月经前增大，月经后缩小。

3. 乳头溢液

少数患者可出现乳头溢液，多为淡黄色或乳白色浆液性液体。

（三）诊断方法

1. 临床表现

医生通过询问患者的症状、病史，以及进行乳房触诊等，可以初步判断是否患有乳腺增生。

2. 乳腺超声检查

乳腺超声检查是诊断乳腺增生的常用方法之一。它可以清晰地显示乳腺组织的结构和病变情况，如肿块的大小、形态、边界、内部回声等。

3. 乳腺钼靶 X 线检查

乳腺钼靶 X 线检查也是诊断乳腺增生的重要方法之一。它可以发现乳腺内的微小钙化灶和结构异常，对于早期发现乳腺癌具有重要意义。

4. 病理检查

对于疑似乳腺癌的患者，需要进行病理检查，以明确诊断。病理检查是通过穿刺活检或手术切除肿块，进行组织学检查，确定病变的性质。

（四）治疗方法

1. 心理治疗

由于乳腺增生的发生与精神因素密切相关，因此心理治疗对于乳腺增生的治疗非常重要。患者应保持心情舒畅，避免精神紧张、焦虑、抑郁等不良情绪。

2. 饮食调整

患者应调整饮食结构，避免高油脂、高热量、高脂肪的饮食，减少食用含有雌激素的食物或保健品。多吃新鲜蔬菜、水果、全谷物等富含膳食纤维的食物。

3. 生活方式调整

患者应保持良好的生活方式，避免熬夜、过度劳累等。适当进行体育锻炼，如散步、练瑜伽、游泳等，有助于缓解压力，调节内分泌。

4. 药物治疗

（1）内分泌治疗：对于疼痛症状明显的患者，可以使用内分泌治疗药物，如他莫昔芬、托瑞米芬等。这些药物可以调节体内内分泌激素水平，缓解疼痛症状。

（2）中成药治疗：部分中成药也可以用于乳腺增生的治疗，如乳癖消、逍遥丸、小金丸等。这些药物具有活血化瘀、软坚散结、疏肝理气等作用，可以缓解乳房疼痛和肿块症状。

二、乳腺增生的中医认识

（一）病因病机

1. 肝郁气滞

情志不畅，肝气郁结，气机阻滞，乳络不通，从而导致乳房疼痛和肿块的形成。

2. 痰瘀互结

肝郁气滞，津液代谢失常，聚湿生痰，痰气互结，瘀血内生，痰瘀交阻于乳络，形成肿块。

3. 冲任失调

冲任二脉起于胞宫，上连乳房。冲任失调，气血运行不畅，乳络失养，从而导致乳房疼痛和肿块的形成。

（二）辨证分型

1. 肝郁气滞型

主要症状为乳房胀痛，肿块随喜怒消长，伴有胸闷胁胀，善郁易怒，失眠多梦，舌苔薄白，脉弦。

2. 痰瘀互结型

主要症状为乳房肿块坚实，胀痛或刺痛，伴有胸闷纳呆，痰多黏稠，舌暗红或有瘀斑，苔白腻，脉弦滑或涩。

3. 冲任失调型

主要症状为乳房肿块疼痛，经前加重，经后减轻，伴有腰膝酸软，月经失调，舌淡苔白，脉沉细。

（三）治疗方法

1. 中药治疗

（1）肝郁气滞型：治以疏肝理气，散结止痛。方用逍遥散加减，常用药物有柴胡、当归、白芍、白术、茯苓、薄荷、生姜等。

（2）痰瘀互结型：治以化痰散结，活血化瘀。方用海藻玉壶汤加减，常用药物有海藻、昆布、半夏、陈皮、青皮、连翘、贝母、当归、川芎等。

（3）冲任失调型：治以调摄冲任，散结止痛。方用二仙汤合四物汤加减，常用药物有仙茅、淫羊藿、巴戟天、当归、熟地黄、白芍、川芎等。

2. 针灸治疗

针灸治疗乳腺增生也有一定的疗效。常用的穴位有膻中、乳根、期门、太冲、足三里等。通过针刺这些穴位，可以调节人体的气血经络，缓解乳房疼痛和肿块症状。

3. 推拿治疗

推拿治疗乳腺增生也可以起到一定的辅助治疗作用。通过推拿乳房周围的穴位和经络，可以促进乳房的血液循环，缓解乳房疼痛和肿块症状。

三、乳腺增生的预防

（一）西医预防措施

1. 定期体检

女性应定期进行乳腺检查，包括乳房触诊、乳腺超声检查、乳腺钼靶 X 线检查等。

对于有乳腺癌家族史、月经初潮早、绝经晚、未生育、未哺乳等高危因素的女性，应更加重视乳腺检查，定期进行乳腺筛查。

2. 保持健康的生活方式

保持良好的生活方式，如合理饮食、适量运动、戒烟限酒、避免熬夜等，可以降低乳腺增生的发病风险。

3. 避免使用含有雌激素的药物和保健品

长期使用含有雌激素的药物和保健品，可增加乳腺增生的发病风险。因此，女性应避免使用含有雌激素的药物和保健品，如避孕药、丰乳霜等。

4. 及时治疗乳腺疾病

对于乳腺炎、乳腺纤维瘤等乳腺疾病，应及时进行治疗，避免病情加重，增加乳腺增生的发病风险。

（二）中医预防措施

1. 调畅情志

保持心情舒畅，避免情志不畅，肝气郁结。可以通过听音乐、阅读、旅游等方式缓解压力，调节情绪。

2. 饮食有节

饮食应清淡，避免食用辛辣、油腻、刺激性食物。多吃新鲜蔬菜、水果、全谷物等富含膳食纤维的食物，保持大便通畅。

3. 起居有常

保持良好的生活习惯，早睡早起，避免熬夜。适当进行体育锻炼，如散步、练瑜伽、游泳等，增强体质。

4. 定期进行乳房自我检查

女性应定期进行乳房自我检查，及时发现乳房的异常变化。乳房自我检查的方法包括视诊和触诊。视诊主要观察乳房的外形、皮肤颜色、乳头有无凹陷等；触诊主要检查乳房有无肿块、压痛等。

四、结论

乳腺增生是一种常见的乳腺疾病，其发病与内分泌失调、精神因素、饮食因素等多种因素有关。西医治疗乳腺增生主要包括心理治疗、饮食调整、生活方式调整、药物治疗等。中医治疗乳腺增生主要包括中药治疗、针灸治疗、推拿治疗等。此外，预防乳腺增生也非常重要，女性应定期进行乳腺检查，保持健康的生活方式，避免使用含有雌激素的药物和保健品，及时治疗乳腺疾病。中西医结合治疗乳腺增生可以提高疗效，减少复发，对于改善女性的身心健康具有重要意义。

第十七节 卵巢功能早衰的防治

卵巢功能早衰（POF）是指女性在40岁之前出现卵巢功能减退，表现为闭经、不孕、潮热多汗、性欲减退等一系列症状。卵巢功能早衰不仅影响患者的生育能力，还会对其身心健康和生活质量造成严重影响。近年来，卵巢功能早衰的发病率呈逐渐上升趋势，因此，探讨卵巢功能早衰的防治方法具有重要的现实意义。

一、卵巢功能早衰的西医认识

（一）病因及发病机制

1. 遗传因素

遗传因素在卵巢功能早衰的发病中起着重要作用。10% ～ 15% 的卵巢功能早衰患者有家族遗传倾向。目前已发现多个与卵巢功能早衰相关的基因，如 X 染色体上的 FMR1 基因突变、常染色体上的 BMP15 基因突变等。

2. 自身免疫因素

自身免疫性疾病是导致卵巢功能早衰的重要原因之一。20% ～ 30% 的卵巢功能早衰患者伴有自身免疫性疾病，如自身免疫性甲状腺炎、系统性红斑狼疮等。这些自身免疫性疾病可通过免疫机制损伤卵巢组织，导致卵巢功能减退。

3. 医源性因素

医源性因素也是引起卵巢功能早衰的常见原因。如手术切除双侧卵巢、化学治疗、放射治疗等治疗方法可直接损伤卵巢组织，导致卵巢功能减退。此外，长期使用某些药物，如雷公藤多苷、环磷酰胺等，也可能引起卵巢功能早衰。

4. 环境因素

环境因素对卵巢功能早衰的发生也有一定的影响。如长期接触有害物质，如农药、化肥、重金属等，可通过氧化应激等机制损伤卵巢组织，导致卵巢功能减退。此外，不良的生活方式，如吸烟、饮酒、熬夜等，也可能增加卵巢功能早衰的发病风险。

5. 感染因素

某些病毒感染，如腮腺炎病毒、风疹病毒、巨细胞病毒等，可引起卵巢炎，导致卵巢功能减退。

（二）临床表现

1. 月经紊乱

月经紊乱是卵巢功能早衰最常见的临床表现。患者可出现月经周期缩短、经量减少、闭经等症状。

2. 不孕

卵巢功能早衰患者由于卵巢功能减退，卵子数量和质量下降，导致不孕。

3. 潮热多汗

潮热多汗是卵巢功能早衰患者常见的雌激素缺乏症状之一。患者可出现面部、颈部、胸部等部位的潮热，伴有出汗增多。

4. 性欲减退

卵巢功能早衰患者由于雌激素水平下降，可出现性欲减退、阴道干涩、性交疼痛等症状。

5. 其他症状

卵巢功能早衰患者还可出现情绪波动、失眠、记忆力减退等症状。

（三）诊断方法

1. 病史采集

详细询问患者的月经史、生育史、家族史、手术史等，了解患者的发病原因。

2. 体格检查

进行全面的体格检查，包括身高、体重、血压、乳房、阴毛、腋毛等，了解患者的第二性征发育情况。

3. 实验室检查

（1）性激素六项检查：包括卵泡刺激素（FSH）、黄体生成素（LH）、雌二醇（E2）、孕酮（P）、睾酮（T）、催乳素（PRL）等。卵巢功能早衰患者的 FSH 和 LH 水平升高，E2 水平降低。

（2）抗缪勒管激素（AMH）检查：AMH 是反映卵巢储备功能的重要指标。卵巢功能早衰患者的 AMH 水平降低。

（3）甲状腺功能检查：甲状腺功能异常可影响卵巢功能，因此，需要进行甲状腺功能检查，排除甲状腺疾病。

（4）自身抗体检查：对于怀疑有自身免疫性疾病的患者，需要进行自身抗体检查，如抗核抗体、抗甲状腺抗体、抗卵巢抗体等。

4. 超声检查

超声检查可以了解卵巢的大小、形态、卵泡数量等情况。卵巢功能早衰患者的卵巢体积缩小，卵泡数量减少。

（四）治疗方法

1. 激素替代治疗

激素替代治疗（HRT）是目前治疗卵巢功能早衰的主要方法之一。HRT 可以补充患者体内缺乏的雌激素和孕激素，缓解潮热多汗、性欲减退等症状，预防骨质疏松、心血管疾病等并发症。HRT 的药物主要有雌激素、孕激素、雌孕激素复方制剂等。使用 HRT 时，需要根据患者的年龄、症状、生育要求等因素，选择合适的药物和剂量，并定期进行复查和调整。

2. 免疫治疗

对于伴有自身免疫性疾病的卵巢功能早衰患者，可以进行免疫治疗。免疫治疗的方法主要有糖皮质激素、环孢素 A、他克莫司等。免疫治疗的目的是抑制自身免疫反应，保护卵巢功能。

3. 手术治疗

对于因手术切除双侧卵巢、化学治疗、放射治疗等原因导致的卵巢功能早衰患者，可以考虑进行卵巢移植手术。卵巢移植手术可以恢复患者的卵巢功能，提高患者的生育能力。但是，卵巢移植手术存在一定的风险和并发症，需要严格掌握手术适应证和禁忌证。

4. 辅助生殖技术

对于有生育要求的卵巢功能早衰患者，可以考虑进行辅助生殖技术，如体外受精－胚胎移植（IVF–ET）、卵母细胞捐赠等。辅助生殖技术可以帮助患者实现生育愿望，但是，辅助生殖技术的成功率较低，费用较高，需要患者和家属充分考虑。

二、卵巢功能早衰的中医认识

（一）病因病机

1. 肾虚

肾为先天之本，主生殖。肾虚是卵巢功能早衰的主要病因病机之一。肾阴虚则精血不足，冲任失养，血海空虚，导致月经后期、月经量少、闭经等症状；肾阳虚则命门火衰，冲任虚寒，胞宫失于温煦，导致月经后期、月经量少、闭经、不孕等症状。

2. 肝郁

肝主疏泄，调畅气机。肝郁则气机不畅，冲任失调，血海不能按时满溢，导致月经后期、月经量少、闭经等症状。此外，肝郁还可化火，灼伤阴血，加重肾虚，导致卵巢功能早衰。

3. 脾虚

脾为后天之本，气血生化之源。脾虚则气血不足，冲任失养，血海空虚，导致月经后期、月经量少、闭经等症状。此外，脾虚还可导致水湿内停，痰湿阻滞冲任，影响卵巢功能，导致卵巢功能早衰。

4. 血瘀

血瘀是卵巢功能早衰的重要病理因素之一。瘀血阻滞冲任，气血运行不畅，血海不能按时满溢，导致月经后期、月经量少、闭经等症状。此外，瘀血还可损伤卵巢组织，导致卵巢功能减退。

（二）辨证分型

1. 肾阴虚型

主要症状为月经后期、月经量少、闭经，头晕耳鸣，腰膝酸软，五心烦热，潮热盗汗，失眠多梦，舌红少苔，脉细数。

2. 肾阳虚型

主要症状为月经后期、月经量少、闭经，畏寒肢冷，腰膝酸软，小便清长，大便溏薄，性欲减退，舌淡苔白，脉沉细。

3. 肝郁型

主要症状为月经后期、月经量少、闭经，乳房胀痛，烦躁易怒，口苦咽干，舌红苔薄黄，脉弦。

4. 脾虚型

主要症状为月经后期、月经量少、闭经，面色萎黄，神疲乏力，气短懒言，食欲缺乏，腹胀便溏，舌淡苔白，脉细弱。

5. 血瘀型

主要症状为月经后期、月经量少、闭经，小腹疼痛拒按，经色紫暗有块，舌紫暗或有瘀斑，脉涩。

（三）治疗方法

1. 中药治疗

（1）肾阴虚型：治以滋肾养阴，调经。方用左归丸加减，常用药物有熟地黄、山药、山茱萸、枸杞子、菟丝子、鹿角胶、龟板胶等。

（2）肾阳虚型：治以温肾助阳，调经。方用右归丸加减，常用药物有熟地黄、山药、山茱萸、枸杞子、菟丝子、鹿角胶、杜仲、肉桂、附子等。

（3）肝郁型：治以疏肝理气，调经。方用逍遥散加减，常用药物有柴胡、当归、白芍、白术、茯苓、薄荷、生姜等。

（4）脾虚型：治以健脾益气，调经。方用归脾汤加减，常用药物有人参、黄芪、白术、当归、龙眼肉、酸枣仁、木香、远志等。

（5）血瘀型：治以活血化瘀，调经。方用桃红四物汤加减，常用药物有桃仁、红花、当归、川芎、熟地黄、白芍等。

2. 针灸治疗

针灸治疗卵巢功能早衰也有一定的疗效。常用的穴位有关元、气海、三阴交、肾俞、脾俞、肝俞等。通过针刺这些穴位，可以调节人体的气血经络，促进卵巢功能的恢复。

3. 食疗

食疗也是中医治疗卵巢功能早衰的重要方法之一。患者可以根据自己的体质和病情，选择合适的食物进行食疗。如肾阴虚型患者可以多吃一些滋阴补肾的食物，如黑芝麻、黑豆、核桃、枸杞等；肾阳虚型患者可以多吃一些温肾助阳的食物，如羊肉、狗肉、韭菜、核桃等；肝郁型患者可以多吃一些疏肝理气的食物，如玫瑰花、茉莉花、佛手等；脾虚型患者可以多吃一些健脾益气的食物，如山药、莲子、芡实、大枣等；血瘀型患者可以多吃一些活血化瘀的食物，如山楂、桃仁、红花等。

三、卵巢功能早衰的预防

（一）西医预防措施

1. 养成良好的生活习惯

保持良好的生活习惯，如规律作息、均衡饮食、适量运动、戒烟、限酒等，可以预防卵巢功能早衰的发生。

2. 避免接触有害物质

避免接触有害物质，如农药、化肥、重金属等，可以减少对卵巢的损伤，预防卵巢功能早衰的发生。

3. 预防感染

预防感染，如腮腺炎病毒、风疹病毒、巨细胞病毒等，可以减少对卵巢的损伤，预防卵巢功能早衰的发生。

4. 定期进行妇科检查

定期进行妇科检查，如超声检查、性激素六项检查等，可以早期发现卵巢功能早衰的迹象，及时进行治疗。

（二）中医预防措施

1. 调畅情志

保持心情舒畅，避免情志失调，可以预防卵巢功能早衰的发生。中医认为，情志失调可导致肝郁气滞，进而影响卵巢功能。

2. 饮食有节

饮食有节，避免过食辛辣、油腻、生冷食物，可以预防卵巢功能早衰的发生。中医认为，过食辛辣、油腻、生冷食物可损伤脾胃，导致气血不足，进而影响卵巢功能。

3. 起居有常

起居有常，避免熬夜、过度劳累等，可以预防卵巢功能早衰的发生。中医认为，熬夜、过度劳累可损伤肾气，进而影响卵巢功能。

4. 适当运动

适当运动，如散步、练瑜伽、打太极拳等，可以促进气血运行，增强体质，预防卵巢功能早衰的发生。

四、结论

卵巢功能早衰是一种严重影响女性身心健康和生活质量的疾病。西医治疗卵巢功能早衰主要采用激素替代治疗、免疫治疗、手术治疗、辅助生殖技术等方法，这些方法虽然可以缓解症状，提高患者的生活质量，但是也存在一定的风险和并发症。中医治疗卵巢功能早衰具有独特的优势，通过辨证论治，采用中药、针灸、食疗等方法，可以调节人体的气血经络，恢复卵巢功能，提高患者的生活质量。此外，预防卵巢功能早衰也非常重要，女性应该养成良好的生活习惯，避免接触有害物质，预防感染，定期进行妇科检查，保持心情舒畅，饮食有节，起居有常，适当运动，以预防卵巢功能早衰的发生。

第十八节　更年期综合征的防治

更年期综合征是指妇女在绝经前后由于卵巢功能减退、性激素水平波动或下降所引起的一系列以自主神经系统功能紊乱为主，伴有神经心理症状的一组综合征。随着全球人口老龄化的加剧，更年期综合征的发病率逐年上升，严重影响了广大妇女的身心健康和生活质量。因此，探讨更年期综合征的防治方法具有重要的现实意义。

一、更年期综合征的西医认识

（一）病因及发病机制

1. 卵巢功能减退

随着年龄的增长，女性卵巢功能逐渐减退，雌激素分泌减少，导致下丘脑-垂体-卵巢轴的功能失衡。这是更年期综合征发生的主要原因。

2. 神经内分泌失调

雌激素水平下降可影响神经递质的合成和释放，导致神经内分泌失调。例如，5-羟色胺、去甲肾上腺素等神经递质的改变与更年期综合征的情绪症状密切相关。

3. 遗传因素

遗传因素在更年期综合征的发病中也起着一定的作用。研究表明，部分基因的多态性与更年期综合征的易感性有关。

4. 生活方式和心理因素

不良的生活方式，如吸烟、酗酒、缺乏运动、饮食不均衡等，以及长期的精神压力、焦虑、抑郁等心理因素，可加重更年期综合征的症状。

（二）临床表现

1. 潮热、出汗

潮热是更年期综合征最常见的症状之一，表现为突然发作的面部、颈部及胸部皮肤阵阵发红，伴有烘热感，随后出汗。潮热发作的频率和持续时间因人而异，一般每日数次至数十次，每次持续数分钟至数十分钟。

2. 月经紊乱

月经紊乱是更年期的早期症状，表现为月经周期不规律、经量减少或增多、经期延长或缩短等。随着卵巢功能的进一步减退，最终会出现绝经。

3. 精神神经症状

更年期妇女常出现情绪波动、焦虑、抑郁、失眠、记忆力减退等精神神经症状。这些症状可能与神经内分泌失调、雌激素缺乏对大脑的影响有关。

4. 心血管症状

部分更年期妇女可出现心悸、胸闷、血压波动等心血管症状。其发生机制可能与雌激素缺乏导致的血管舒缩功能不稳定有关。

5. 骨质疏松

雌激素缺乏可导致骨量丢失加速，增加骨质疏松的风险。更年期妇女容易出现腰背疼痛、身高缩短、骨折等骨质疏松的表现。

（三）诊断方法

1. 病史采集和临床表现

详细询问患者的月经史、生育史、家族史、既往史以及症状的特点、严重程度和发作频率等。根据潮热、出汗、月经紊乱、精神神经症状等典型临床表现，可初步判断是否为更年期综合征。

2. 实验室检查

（1）性激素测定：测定血清卵泡刺激素（FSH）、黄体生成素（LH）、雌二醇（E2）等性激素水平，有助于判断卵巢功能状态。在更年期，FSH 和 LH 水平升高，E2 水平降低。

（2）其他检查：根据患者的具体情况，可进行甲状腺功能、血糖、血脂等检查，以排除其他疾病引起的类似症状。

3. 影像学检查

一般情况下，更年期综合征无须进行特殊的影像学检查。但对于有异常子宫出血、怀疑子宫内膜病变的患者，可进行超声检查、子宫内膜活检等。

（四）治疗方法

1. 一般治疗

（1）心理疏导：更年期妇女往往存在焦虑、抑郁等心理问题，因此心理疏导非常重要。家人和朋友应给予患者关心和支持，帮助其缓解心理压力，保持良好的心态。

（2）生活方式调整：合理饮食，增加富含钙、维生素 D 的食物摄入，如奶制品、豆制品、鱼虾等，预防骨质疏松；适量运动，如散步、瑜伽、游泳等，有助于改善睡眠、缓解焦虑情绪；戒烟、限酒，避免熬夜。

2. 激素替代治疗（HRT）

（1）适应证：适用于因卵巢功能减退导致的严重潮热、出汗等血管舒缩症状；反复阴道炎、尿道炎等泌尿生殖道萎缩症状；低骨量及骨质疏松症。

（2）禁忌证：已知或可疑妊娠、原因不明的阴道出血、患有性激素依赖性恶性肿瘤（如乳腺癌、子宫内膜癌等）、严重肝肾功能障碍、血卟啉病、耳硬化症等。

（3）治疗方案：HRT 包括雌激素、孕激素和雌孕激素复方制剂等。治疗方案应根据患者的具体情况个体化制定，包括药物的种类、剂量、给药途径和治疗时间等。在使用 HRT 期间，应定期进行妇科检查、乳腺检查、超声检查等，监测治疗效果和不良反应。

3. 非激素治疗

（1）植物雌激素：植物雌激素是一类存在于植物中的具有类似雌激素活性的化合物，如大豆异黄酮、木酚素等。植物雌激素可以部分缓解更年期综合征的症状，但作用相对较弱。

（2）选择性 5- 羟色胺再摄取抑制剂（SSRI）：对于有焦虑、抑郁等精神神经症状的患者，可使用 SSRI 类药物进行治疗。SSRI 可以改善患者的情绪状态，提高生活质量。

（3）钙剂和维生素 D：更年期妇女容易发生骨质疏松，因此补充钙剂和维生素 D 有助于预防和治疗骨质疏松。

二、更年期综合征的中医认识

（一）病因病机

1. 肾阴虚

肾为先天之本，主生殖。妇女七七之年，肾气渐衰，天癸渐竭，肾阴不足，虚火内生，热扰冲任，迫血妄行，导致月经紊乱；虚火上炎，熏蒸肌肤，则出现潮热、出汗；肾阴亏虚，不能上济于心，心肾不交，则出现失眠、心悸、烦躁等症状。

2. 肾阳虚

肾阳为一身阳气之根本。肾阳虚衰，不能温煦胞宫，冲任虚寒，导致月经后期、量少、闭经；阳虚不能温煦肌肤，则出现畏寒肢冷、腰膝酸软；肾阳不足，不能蒸腾汽化，水液代谢失常，则出现水肿、小便不利等症状。

3. 肝郁气滞

肝主疏泄，调畅气机。妇女在更年期，由于生理和心理的变化，容易出现情绪波动，肝郁气滞。肝郁气滞则血行不畅，冲任失调，导致月经紊乱；肝郁化火，则出现烦躁易怒、口苦咽干等症状。

4. 心脾两虚

心主血，脾统血。心脾两虚则气血不足，冲任失养，导致月经不调；心血不足，不能养心安神，则出现失眠、多梦、心悸等症状；脾气虚弱，不能运化水谷精微，则出现食欲缺乏、腹胀、便溏等症状。

（二）辨证分型

1. 肾阴虚型

主要症状为潮热、出汗、腰膝酸软、头晕耳鸣、失眠多梦、五心烦热、舌红少苔、脉细数。

2. 肾阳虚型

主要症状为畏寒肢冷、腰膝酸软、小便清长、夜尿频多、月经后期、量少、闭经、舌淡苔白、脉沉细。

3. 肝郁气滞型

主要症状为烦躁易怒、胸胁胀痛、口苦咽干、月经不调、舌红苔薄黄、脉弦。

4. 心脾两虚型

主要症状为心悸失眠、多梦易醒、食欲缺乏、腹胀便溏、月经不调、舌淡苔白、脉细弱。

（三）治疗方法

1. 中药治疗

（1）肾阴虚型：治以滋阴补肾，清热降火。方用六味地黄丸合知柏地黄丸加减，常用药物有熟地、山药、山茱萸、泽泻、茯苓、丹皮、知母、黄柏等。

（2）肾阳虚型：治以温补肾阳，散寒止痛。方用右归丸加减，常用药物有熟地、山药、山茱萸、枸杞子、菟丝子、鹿角胶、杜仲、肉桂、附子等。

（3）肝郁气滞型：治以疏肝理气，调经止痛。方用逍遥散加减，常用药物有柴胡、当归、白芍、白术、茯苓、薄荷、生姜等。

（4）心脾两虚型：治以补益心脾，养血安神。方用归脾汤加减，常用药物有人参、黄芪、白术、当归、龙眼肉、酸枣仁、木香、远志等。

2. 针灸治疗

针灸治疗更年期综合征具有一定的疗效。常用的穴位有肾俞、关元、气海、三阴交、太溪、足三里等。通过针刺这些穴位，可以调节人体的脏腑功能，缓解更年期综合征的症状。

3. 推拿治疗

推拿治疗更年期综合征也有一定的效果。常用的手法有揉法、按法、推法、拿法等。通过推拿可以促进血液循环，调节内分泌功能，缓解更年期综合征的症状。

三、更年期综合征的预防

（一）西医预防措施

1. 定期体检

更年期妇女应定期进行体检，包括妇科检查、乳腺检查、超声检查、骨密度检查等，以便早期发现和治疗更年期相关疾病。

2. 健康生活方式

保持健康的生活方式，如合理饮食、适量运动、戒烟、限酒、避免熬夜等，可以降低更年期综合征的发生风险。

3. 心理调节

学会自我调节情绪，保持良好的心态，积极应对更年期的生理和心理变化。可以通过参加社交活动、旅游、阅读等方式缓解压力，放松心情。

4. 补充钙剂和维生素 D

更年期妇女容易发生骨质疏松，因此应适当补充钙剂和维生素 D，预防骨质疏松。

（二）中医预防措施

1. 养生保健

（1）饮食养生：根据中医的“药食同源”理论，更年期妇女可以选择一些具有滋阴补肾、疏肝理气、养心安神等功效的食物进行食疗。如黑芝麻、黑豆、核桃、枸杞、百合、莲子、红枣等。

（2）运动养生：适当的运动可以促进血液循环，调节内分泌功能，增强体质，缓解更年期综合征的症状。更年期妇女可以选择一些适合自己的运动方式，如散步、打太极拳、练瑜伽等。

（3）情志养生：保持良好的心态，避免情绪波动，学会自我调节情绪，是预防更年期综合征的重要措施。更年期妇女可以通过听音乐、阅读、旅游等方式放松心情，缓解压力。

2. 中药调理

对于有更年期综合征倾向的妇女，可以在医生的指导下，服用一些中药进行调理。如六味地黄丸、逍遥丸、归脾丸等，可以起滋阴补肾、疏肝理气、养心安神的作用，预防更年期综合征的发生。

四、结论

更年期综合征是妇女在绝经前后常见的一组综合征，严重影响了妇女的身心健康和生活质量。西医治疗更年期综合征主要采用激素替代治疗、非激素治疗和一般治疗等方法，这些方法可以有效缓解症状，但也存在一定的风险和不良反应。中医治疗更年期综合征具有独特的优势，通过辨证论治，采用中药、针灸、推拿等方法，可以调节人体的脏腑功能，缓解症状，提高生活质量。同时，预防更年期综合征也非常重要，妇女应保持健康的生活方式，定期体检，进行心理调节，补充钙剂和维生素 D 等。中西医结合治疗更年期综合征可以发挥各自的优势，提高疗效，减少不良反应，为更年期妇女提供更好的医疗服务。

第十九节　滑胎的防治

滑胎，即习惯性流产，是指连续自然流产 3 次及 3 次以上者。滑胎给孕妇及其家庭带来了极大的痛苦和心理压力。了解滑胎的原因并采取有效的防治措施，对于提高妊娠成功率、保障母婴健康具有重要意义。本节将从西医和中医两个角度探讨滑胎的防治方法。

一、滑胎的西医认识

（一）病因及发病机制

1. 遗传因素

染色体异常是导致滑胎的重要原因之一。夫妻双方或一方染色体异常，可导致胚胎染色体异常，从而引起自然流产。此外，某些基因突变也可能与滑胎有关。

2. 内分泌因素

（1）黄体功能不全：黄体功能不全可导致孕激素分泌不足，使子宫内膜发育不良，影响胚胎着床和发育，从而引起流产。

（2）甲状腺功能异常：甲状腺功能减退或甲状腺功能亢进均可影响妊娠结局。甲状腺功能减退可导致黄体功能不全、胎盘功能异常等，增加流产风险；甲状腺功能亢进可引起机体代谢亢进，影响子宫内环境，导致流产。

（3）糖尿病：未经控制的糖尿病患者，高血糖可导致胚胎发育异常、胎盘血管病变等，增加流产风险。

3. 免疫因素

（1）自身免疫因素：某些自身免疫性疾病，如系统性红斑狼疮、抗磷脂综合征等，可产生自身抗体，攻击胚胎或胎盘组织，导致流产。

（2）同种免疫因素：胚胎对于母体来说是一种半同种异体移植物，正常情况下，母体对胚胎产生免疫耐受。但在某些情况下，母体的免疫系统可能对胚胎产生排斥反应，导致流产。

4. 生殖道解剖结构异常

子宫畸形（如纵隔子宫、双角子宫等）、宫颈功能不全、宫腔粘连等生殖道解剖结构异常，可影响胚胎的着床和发育，增加流产风险。

5. 感染因素

某些病原体感染，如弓形虫、风疹病毒、巨细胞病毒、单纯疱疹病毒等，可通过胎盘感染胚胎，导致流产。此外，生殖道感染（如阴道炎、宫颈炎、盆腔炎等）也可能引起上行感染，影响胚胎发育，导致流产。

6. 其他因素

不良生活习惯（如吸烟、酗酒、吸毒等）、环境因素（如接触有毒有害物质、放射线等）、精神因素（如过度紧张、焦虑、抑郁等）等也可能与滑胎有关。

（二）临床表现

主要表现为妊娠早期出现阴道流血和腹痛，随后妊娠产物排出。部分患者可能没有明显的腹痛症状，仅表现为阴道流血。反复流产可导致患者出现月经紊乱、不孕等并发症。

（三）诊断方法

1. 病史采集

详细询问患者的既往妊娠史、流产情况（包括流产次数、流产时间、流产方式等）、家族史、既往史、手术史、生活习惯等。

2. 体格检查

进行全面的体格检查，包括身高、体重、血压、心肺听诊、腹部检查等。妇科检查重点检查子宫大小、形态、位置、宫颈情况等。

3. 实验室检查

（1）染色体检查：对夫妻双方进行染色体检查，以排除染色体异常导致的滑胎。

（2）内分泌检查：包括性激素六项（卵泡刺激素、黄体生成素、雌二醇、孕酮、睾酮、催乳素）、甲状腺功能（促甲状腺激素、甲状腺素等）、血糖等检查，以了解患者的内分泌情况。

（3）免疫检查：包括抗磷脂抗体、抗核抗体、抗甲状腺抗体等自身免疫抗体检查，以及封闭抗体等同种免疫抗体检查，以了解患者的免疫状态。

（4）感染因素检查：包括弓形虫、风疹病毒、巨细胞病毒、单纯疱疹病毒等病原体检查，以及白带常规、衣原体、支原体等生殖道感染检查。

4. 影像学检查

（1）超声检查：超声检查是诊断滑胎的重要手段之一。可以了解子宫大小、形态、位置、宫腔内情况、附件情况等，排除生殖道解剖结构异常。

（2）子宫输卵管造影：对于怀疑有子宫畸形、宫腔粘连等生殖道解剖结构异常的患者，可进行子宫输卵管造影检查，以明确诊断。

（四）治疗方法

1. 一般治疗

（1）心理治疗：滑胎患者往往承受着巨大的心理压力，因此心理治疗非常重要。医生应给予患者心理支持，帮助患者缓解紧张、焦虑、抑郁等情绪，增强患者的信心。

（2）生活方式调整：患者应养成良好的生活习惯，避免吸烟、酗酒、吸毒等不良行为；避免接触有毒有害物质、放射线等；注意休息，避免过度劳累；保持良好的心态，避免精神紧张。

2. 针对病因治疗

（1）遗传因素：对于染色体异常导致的滑胎，目前尚无有效的治疗方法。建议患者进行遗传咨询，了解再次妊娠的风险，并可考虑采用辅助生殖技术（如第三代试管婴儿技术），筛选出正常的胚胎进行移植。

（2）内分泌因素：

①黄体功能不全。可给予孕激素补充治疗，如黄体酮、地屈孕酮等。从确定妊娠开始，持续用药至妊娠 12 周左右。

②甲状腺功能异常。对于甲状腺功能减退患者，可给予甲状腺素替代治疗；对于甲状腺功能亢进症患者，可给予抗甲状腺药物治疗。治疗期间应定期监测甲状腺功能，调整药物剂量。

③糖尿病。对于糖尿病患者，应严格控制血糖。在妊娠前应将血糖控制在正常范围内，妊娠期间应采用胰岛素治疗，定期监测血糖，调整胰岛素剂量。

（3）免疫因素：

①自身免疫因素。对于抗磷脂综合征等自身免疫性疾病患者，可给予阿司匹林、低分子肝素等抗凝治疗；对于系统性红斑狼疮等患者，可给予糖皮质激素、免疫抑制剂等治疗。治疗期间应定期监测凝血功能、免疫指标等，调整药物剂量。

②同种免疫因素。对于封闭抗体阴性的患者，可采用丈夫淋巴细胞免疫治疗等方法，诱导母体产生封闭抗体，保护胚胎。

（4）生殖道解剖结构异常：

①子宫畸形。对于纵隔子宫、双角子宫等子宫畸形患者，可根据具体情况选择手术治疗，如宫腔镜下子宫纵隔切除术、子宫矫形术等。

②宫颈机能不全。对于宫颈机能不全患者，可在妊娠 14 ～ 18 周进行宫颈环扎术，以预防流产。

③宫腔粘连。对于宫腔粘连患者，可采用宫腔镜下宫腔粘连分离术，术后给予雌激素

等药物促进子宫内膜修复。

（5）感染因素：对于病原体感染导致的滑胎，应根据病原体的种类选择相应的抗感染治疗。如弓形虫感染可给予乙胺嘧啶、磺胺嘧啶等治疗；风疹病毒感染可给予利巴韦林等治疗；巨细胞病毒感染可给予更昔洛韦等治疗；单纯疱疹病毒感染可给予阿昔洛韦等治疗。生殖道感染可给予抗生素治疗，如甲硝唑、克林霉素等。

二、滑胎的中医认识

（一）病因病机

1. 肾虚

肾主生殖，肾虚则冲任不固，胎失所系，以致屡孕屡堕。肾虚又有肾气虚、肾阳虚、肾阴虚之分。肾气虚者，冲任不固，胎失所系；肾阳虚者，命门火衰，胞宫虚寒，胎失温养；肾阴虚者，阴虚内热，热扰冲任，损伤胎元。

2. 气血虚弱

气血来源于脏腑，化生于脾胃，总统于心，藏受于肝，宣布于肺，施泄于肾，灌溉一身。若气血虚弱，则冲任不足，胎失所养，以致屡孕屡堕。

3. 血热

素体阳盛，或七情郁结化热，或外感热邪，或阴虚生热，热扰冲任，损伤胎元，以致屡孕屡堕。

4. 血瘀

素有症积瘀血占据子宫，或孕后不慎跌仆闪挫，气血失和，瘀阻子宫，胎失所养，以致屡孕屡堕。

（二）辨证分型

1. 肾虚证

（1）肾气虚证：屡孕屡堕，腰膝酸软，头晕耳鸣，神疲乏力，小便频数，舌淡苔薄，脉沉弱。

（2）肾阳虚证：屡孕屡堕，腰膝酸软，畏寒肢冷，小便清长，夜尿频多，性欲减退，舌淡苔白，脉沉细迟。

（3）肾阴虚证：屡孕屡堕，腰膝酸软，头晕耳鸣，手足心热，两颧潮红，失眠多梦，舌红少苔，脉细数。

2. 气血虚弱证

屡孕屡堕，面色苍白，神疲乏力，心悸气短，头晕目眩，月经量少，色淡质稀，舌淡苔薄，脉细弱。

3. 血热证

屡孕屡堕，孕后阴道流血，色深红质稠，口苦咽干，心烦不安，便秘溲赤，舌红苔黄，脉滑数。

4. 血瘀证

屡孕屡堕，孕后阴道流血，色紫暗有块，小腹疼痛拒按，舌紫暗或有瘀斑，脉涩。

（三）治疗方法

1. 中药治疗

（1）肾虚证：

①肾气虚证。补肾益气，固冲安胎。方用补肾固冲丸加减。常用药物有菟丝子、续断、巴戟天、杜仲、鹿角霜、枸杞子、阿胶、党参、白术、大枣等。

②肾阳虚证。温补肾阳，固冲安胎。方用肾气丸合寿胎丸加减。常用药物有附子、肉桂、熟地、山药、山茱萸、菟丝子、桑寄生、续断、阿胶等。

③肾阴虚证。滋肾养阴，固冲安胎。方用育阴汤加减。常用药物有熟地、白芍、山茱萸、续断、桑寄生、杜仲、阿胶、龟板、牡蛎等。

（2）气血虚弱证：益气养血，固冲安胎。方用泰山磐石散加减。常用药物有党参、黄芪、白术、炙甘草、当归、川芎、白芍、熟地、续断、黄芩、砂仁等。

（3）血热证：清热凉血，固冲安胎。方用保阴煎加减。常用药物有生地、熟地、黄芩、黄柏、白芍、山药、续断、甘草等。

（4）血瘀证：活血化瘀，固冲安胎。方用桂枝茯苓丸合寿胎丸加减。常用药物有桂枝、茯苓、丹皮、桃仁、赤芍、菟丝子、桑寄生、续断、阿胶等。

2. 针灸治疗

针灸治疗滑胎也有一定的疗效。常用的穴位有关元、气海、肾俞、命门、足三里、三阴交等。通过针刺这些穴位，可以调节人体的脏腑功能，增强体质，提高妊娠成功率。

三、滑胎的预防

（一）西医预防措施

1. 孕前检查

夫妻双方在计划妊娠前应进行全面的妊娠前检查，包括染色体检查、内分泌检查、免疫检查、感染因素检查、生殖道解剖结构检查等，以了解自身的健康状况，排除可能导致滑胎的因素。

2. 补充叶酸

叶酸是一种水溶性维生素，对于预防胎儿神经管畸形具有重要作用。建议孕妇在妊娠前 3 个月至妊娠后 3 个月补充叶酸，每日 0.4 ～ 0.8mg。

3. 避免不良因素

（1）避免接触有毒有害物质、放射线等。

（2）避免吸烟、酗酒、吸毒等不良行为。

（3）避免过度劳累、精神紧张。

（4）避免性生活过于频繁或粗暴。

4. 监测排卵

对于月经不规律或排卵异常的患者，可采用超声监测排卵、基础体温测定等方法，了解排卵情况，选择在排卵期同房，提高妊娠成功率。

5. 黄体支持

对于有黄体功能不全倾向的患者，可在排卵后给予孕激素补充治疗，如黄体酮、地屈孕酮等，以预防流产。

6. 免疫治疗

对于封闭抗体阴性的患者，可在妊娠前进行丈夫淋巴细胞免疫治疗等方法，诱导母体产生封闭抗体，预防流产。

（二）中医预防措施

1. 调摄情志

保持心情舒畅，避免过度紧张、焦虑、抑郁等情绪。可通过听音乐、阅读、旅游等方式放松心情，调节情绪。

2. 饮食调理

（1）饮食宜清淡、营养丰富，避免食用辛辣、油腻、生冷等刺激性食物。

（2）根据不同的体质和病情，选择适宜的食物进行食疗。如肾虚者可多吃一些补肾的食物，如黑芝麻、黑豆、核桃、山药等；气血虚弱者可多吃一些益气养血的食物，如红枣、桂圆、阿胶、当归等；血热者可多吃一些清热凉血的食物，如绿豆、苦瓜、黄瓜、西红柿等；血瘀者可多吃一些活血化瘀的食物，如山楂、桃仁、红花等。

3. 起居有常

（1）生活规律，作息定时，避免熬夜。

（2）注意休息，避免过度劳累。

（3）适当进行体育锻炼，如散步、打太极拳、练瑜伽等，以增强体质。

4. 中药调理

对于有滑胎史患者，可在妊娠前进行中药调理，以补肾健脾、益气养血、清热凉血、活血化瘀等为原则，根据患者的具体情况辨证论治，选择合适的中药方剂进行治疗。同时，可在妊娠后继续进行中药保胎治疗，以提高妊娠成功率。

四、结论

滑胎是一种严重的妊娠并发症，给孕妇及其家庭带来了极大的痛苦和心理压力。西医和中医对滑胎的认识和防治方法各有特点。西医主要通过病因诊断，采取针对性的治疗措施，如遗传咨询、内分泌治疗、免疫治疗、手术治疗等。中医则强调辨证论治，通过中药、针灸等方法调节人体的脏腑功能，增强体质，提高妊娠成功率。在防治滑胎的过程中，应充分发挥中西医结合的优势，根据患者的具体情况，制定个性化的治疗方案。同时，患者也应积极配合医生的治疗，保持良好的心态和生活习惯，以提高妊娠成功率，保障母婴健康。

第二十节　骨质疏松症的防治

骨质疏松症是一种以骨量减少、骨组织微结构破坏、骨骼脆性增加和易发生骨折为特征的全身性代谢性骨病。随着人口老龄化的加剧，骨质疏松症的发病率逐年上升，已成为严重影响中老年人健康的公共卫生问题。本节将从西医和中医两个角度探讨骨质疏松的防治方法。

一、骨质疏松的西医认识

（一）病因及发病机制

1. 内分泌因素

（1）雌激素缺乏：女性绝经后，雌激素水平急剧下降，导致破骨细胞活性增强，骨吸收增加，骨量减少。

（2）甲状旁腺激素（PTH）分泌增多：PTH 可促进破骨细胞的活性，增加骨吸收。

（3）降钙素（CT）分泌减少：CT 可抑制破骨细胞的活性，减少骨吸收。

2. 营养因素

（1）钙摄入不足：钙是骨骼的主要组成成分，长期钙摄入不足可导致骨量减少。

（2）维生素 D 缺乏：维生素 D 可促进钙的吸收和利用，缺乏维生素 D 可导致钙吸收不良，骨量减少。

3. 遗传因素

遗传因素在骨质疏松的发病中起着重要作用。研究表明，部分基因的突变可导致骨质疏松的发生。

4. 生活方式因素

（1）缺乏运动：长期缺乏运动可导致骨量减少，骨强度降低。

（2）吸烟：吸烟可影响骨代谢，增加骨质疏松的发病风险。

（3）酗酒：酗酒可抑制骨形成，增加骨质疏松的发病风险。

（4）长期服用某些药物：如糖皮质激素、抗癫痫药、利尿剂等，可影响骨代谢，增加骨质疏松的发病风险。

（二）临床表现

1. 疼痛

骨质疏松症患者常出现腰背疼痛或全身骨痛，疼痛通常在翻身、起坐、长时间行走后加重，夜间或负重活动时疼痛也会加重。

2. 脊柱变形

严重的骨质疏松症患者可出现身高变矮、驼背等脊柱变形。脊柱变形不仅影响患者的外观，还可导致胸廓畸形，影响心肺功能。

3. 骨折

骨质疏松症患者的骨骼脆性增加，容易发生骨折。常见的骨折部位包括椎体、髋部、腕部等。骨折不仅给患者带来痛苦，还可导致残疾，甚至危及生命。

（三）诊断方法

1. 骨密度测定

骨密度测定是诊断骨质疏松症的重要方法。目前常用的骨密度测定方法有双能 X 线吸收法（DXA）、定量计算机断层扫描（QCT）等。DXA 是目前诊断骨质疏松症的金标准，它可以测量腰椎、髋部等部位的骨密度。

2. 实验室检查

（1）血钙、血磷、碱性磷酸酶等生化指标：可反映骨代谢的情况，但在骨质疏松症的诊断中特异性不强。

（2）骨转换标志物：包括骨形成标志物和骨吸收标志物，可反映骨代谢的活跃程度。常用的骨转换标志物有血清骨钙素、Ⅰ型胶原羧基端肽特殊序列（β-CTX）等。

3. 影像学检查

X线检查可发现骨质疏松症患者的椎体压缩性骨折、髋部骨折等，但X线检查对早期骨质疏松症的诊断价值有限。磁共振成像（MRI）、计算机断层扫描（CT）等影像学检查可用于评估骨质疏松症患者的骨折情况和椎体变形程度。

（四）治疗方法

1. 基础治疗

（1）调整生活方式：包括均衡饮食、适量运动、戒烟限酒、避免过量饮用咖啡和碳酸饮料等。

（2）补充钙剂和维生素D：钙剂和维生素D是骨质疏松症治疗的基础药物。钙的推荐摄入量为每日1000～1200mg，维生素D的推荐摄入量为每日800～1200U。

2. 药物治疗

（1）抑制骨吸收药物：

①双膦酸盐类。如阿仑膦酸钠、唑来膦酸等。双膦酸盐类药物可抑制破骨细胞的活性，减少骨吸收，增加骨密度。

②降钙素类。如鲑鱼降钙素、鳗鱼降钙素等。降钙素类药物可抑制破骨细胞的活性，减少骨吸收，同时具有止痛作用。

③选择性雌激素受体调节剂（SERMs）。如雷洛昔芬等。SERMs可选择性地作用于雌激素受体，发挥类似雌激素的作用，抑制骨吸收，增加骨密度。

（2）促进骨形成药物：

①甲状旁腺激素类似物（PTHa）。如特立帕肽等。PTHa可促进骨形成，增加骨密度。

②活性维生素D及其类似物。如骨化三醇、阿法骨化醇等。活性维生素D及其类似物可促进钙的吸收和利用，同时具有调节骨代谢的作用。

3. 康复治疗

（1）运动疗法：适当的运动可以增加肌肉力量，提高骨密度，降低骨折的发生风险。适合骨质疏松症患者的运动包括散步、慢跑、游泳、打太极拳等。

（2）物理疗法：如脉冲电磁场、体外冲击波等物理疗法可促进骨形成，增加骨密度。

二、骨质疏松的中医认识

（一）病因病机

1. 肾虚

肾主骨生髓，肾虚则骨失所养，导致骨量减少，骨骼脆性增加。肾虚又有肾阴虚和肾阳虚之分，肾阴虚者，骨失濡养，可出现腰膝酸软、头晕耳鸣、手足心热等症状；肾阳虚者，骨失温煦，可出现腰膝冷痛、畏寒肢冷、小便清长等症状。

2. 脾虚

脾主运化，为气血生化之源。脾虚则气血不足，不能濡养骨骼，导致骨量减少。脾虚还可导致水湿内停，阻滞经络，影响骨骼的营养供应。

3. 血瘀

瘀血阻滞经络，气血运行不畅，骨骼失于濡养，可导致骨量减少，骨骼脆性增加。瘀血还可导致疼痛，是骨质疏松症患者疼痛的重要原因之一。

（二）辨证分型

1. 肾虚证

（1）肾阴虚证：腰膝酸软，头晕耳鸣，手足心热，潮热盗汗，失眠多梦，舌红少苔，脉细数。

（2）肾阳虚证：腰膝冷痛，畏寒肢冷，小便清长，夜尿频多，舌淡苔白，脉沉细无力。

2. 脾虚证

面色萎黄，神疲乏力，食欲下降，腹胀便溏，舌淡苔白，脉细弱。

3. 血瘀证

骨痛如刺，痛有定处，拒按，舌质紫暗或有瘀斑，脉涩。

（三）治疗方法

1. 中药治疗

（1）肾虚证：

①肾阴虚证。治以滋阴补肾，强筋壮骨。方用左归丸加减，常用药物有熟地、山药、山茱萸、枸杞子、菟丝子、鹿角胶、龟板胶等。

②肾阳虚证。治以温补肾阳，强筋壮骨。方用右归丸加减，常用药物有熟地、山药、山茱萸、枸杞子、菟丝子、鹿角胶、杜仲、肉桂、附子等。

（2）脾虚证：治以健脾益气，养血生髓。方用参苓白术散加减，常用药物有人参、茯苓、白术、山药、莲子、薏苡仁、砂仁、桔梗等。

（3）血瘀证：治以活血化瘀，通络止痛。方用身痛逐瘀汤加减，常用药物有秦艽、川芎、桃仁、红花、甘草、没药、羌活、五灵脂、当归、香附、牛膝、地龙等。

2. 针灸治疗

针灸治疗骨质疏松症也有一定的疗效。常用的穴位有肾俞、脾俞、足三里、关元、气海等。通过针刺这些穴位，可以调节人体的脏腑功能，促进气血运行，增加骨密度。

3. 推拿治疗

推拿治疗骨质疏松症可以缓解疼痛，增加肌肉力量，提高骨密度。常用的推拿手法有揉法、按法、推法、拿法等。推拿时应注意力度适中，避免过度用力造成骨折。

三、骨质疏松的预防

（一）西医预防措施

1. 均衡饮食

增加富含钙、维生素 D、蛋白质等营养物质的食物摄入，如奶制品、豆制品、海鲜、绿叶蔬菜等。减少咖啡、碳酸饮料、浓茶等的摄入，以免影响钙的吸收。

2. 适量运动

适当的运动可以增加肌肉力量，提高骨密度，减少骨折的发生风险。适合中老年人的运动包括散步、慢跑、游泳、太极拳等。运动应循序渐进，避免过度运动造成损伤。

3. 晒太阳

晒太阳可以促进皮肤合成维生素 D，增加钙的吸收和利用。建议中老年人每日晒太阳 15 ～ 30 分钟。

4. 避免不良生活习惯

戒烟、限酒，避免过量饮用咖啡和碳酸饮料，避免长期服用影响骨代谢的药物。

5. 定期体检

中老年人应定期进行骨密度检查，以便早期发现骨质疏松症，及时采取防治措施。

（二）中医预防措施

1. 养生保健

（1）饮食养生：根据中医的“药食同源”理论，中老年人可以选择一些具有补肾健脾、活血化瘀等功效的食物进行食疗，如黑芝麻、核桃、山药、红枣、山楂等。

（2）运动养生：适当的运动可以促进气血运行，增强体质，预防骨质疏松症。中老年人可以选择一些适合自己的运动方式，如散步、打太极拳、练八段锦等。

（3）情志养生：保持心情舒畅，避免过度紧张、焦虑、抑郁等不良情绪，以免影响脏腑功能，导致骨质疏松症。

2. 中药调理

中老年人可以在医生的指导下，服用一些具有补肾健脾、活血化瘀等功效的中药进行调理，如六味地黄丸、金匮肾气丸、归脾丸、身痛逐瘀汤等，以预防骨质疏松症的发生。

四、结论

骨质疏松症是一种严重影响中老年人健康的全身性代谢性骨病。西医治疗骨质疏松症主要包括基础治疗、药物治疗和康复治疗等方法，中医治疗骨质疏松症则强调辨证论治，通过中药、针灸、推拿等方法调节人体的脏腑功能，增加骨密度，预防骨折的发生。在防治骨质疏松症的过程中，应充分发挥中西医结合的优势，根据患者的具体情况，制定个性化的治疗方案。同时，中老年人也应加强自我保健意识，养成良好的生活习惯，定期进行体检，以便早期发现骨质疏松症，及时采取防治措施。

第二十一节　抑郁症的防治

抑郁症是一种常见的精神障碍，以显著而持久的心境低落为主要临床特征，严重影响患者的生活质量和社会功能。随着社会压力的不断增大，抑郁症的发病率也在逐年上升。了解抑郁症的西医和中医防治方法，对于提高抑郁症的治疗效果和预防复发具有重要意义。

一、抑郁症的西医认识

（一）病因及发病机制

1. 遗传因素

抑郁症具有一定的遗传倾向。研究表明，抑郁症患者的亲属患抑郁症的风险比一般人群高。具体的遗传机制尚不明确，可能涉及多个基因的相互作用。

2. 神经生物学因素

（1）神经递质失衡：抑郁症与大脑中的神经递质失衡有关，主要包括血清素、多巴胺、去甲肾上腺素等。这些神经递质在情绪调节、睡眠、食欲等方面发挥着重要作用。当它们的水平发生变化时，可能导致抑郁症的发生。

（2）神经内分泌失调：下丘脑－垂体－肾上腺轴（HPA 轴）的功能失调在抑郁症的发病中起着重要作用。长期的应激状态可导致 HPA 轴过度活跃，皮质醇分泌增加，从而影响大脑的神经可塑性和情绪调节。

（3）神经影像学改变：抑郁症患者的大脑结构和功能可能发生改变。例如，磁共振成像（MRI）研究发现抑郁症患者的海马体体积缩小，前额叶皮质功能异常等。

3. 心理社会因素

（1）生活事件：重大的生活事件，如亲人离世、失业、离婚等，可能触发抑郁症的发生。长期的慢性应激，如工作压力、人际关系紧张等，也会增加抑郁症的发病风险。

（2）人格因素：某些人格特质，如神经质、内向、自卑等，与抑郁症的发生密切相关。

（3）社会支持：缺乏社会支持的人更容易患抑郁症。良好的家庭、朋友和社会支持系统可以减轻压力，降低抑郁症的发病风险。

（二）临床表现

1. 情绪症状

主要表现为持久的心境低落，患者感到悲伤、绝望、无助，对生活失去兴趣和乐趣。严重者可出现自杀观念和行为。

2. 认知症状

患者可能出现注意力不集中、记忆力下降、思维迟缓、决策困难等认知功能障碍。对自己、未来和世界持有消极的看法，认为自己无能、无用、无价值。

3. 躯体症状

常见的躯体症状包括睡眠障碍（失眠或嗜睡）、食欲改变（食欲下降或增加）、疲劳、乏力、头痛、胃痛、心悸等。这些躯体症状可能掩盖抑郁症的本质，导致误诊。

4. 行为症状

患者可能表现出活动减少、社交退缩、回避工作和学习等行为改变。严重者可出现木僵状态。

（三）诊断方法

1. 临床症状评估

医生通过与患者交谈，了解患者的情绪、认知、躯体和行为症状，评估抑郁症的严重程度。常用的评估工具包括汉密尔顿抑郁量表（HAMD）、贝克抑郁自评量表（BDI）等。

2. 实验室检查

排除其他可能导致类似症状的疾病，如甲状腺功能减退、贫血、感染等。可进行血常规、甲状腺功能检查、生化检查等。

3. 心理评估

通过心理测试，了解患者的人格特点、应对方式、心理压力等因素，为治疗提供参考。

（四）治疗方法

1. 药物治疗

（1）抗抑郁药：是抑郁症治疗的主要手段。常见的抗抑郁药包括选择性血清素再摄取抑制剂（SSRI）、血清素和去甲肾上腺素再摄取抑制剂（SNRI）、三环类抗抑郁药（TCA）等。抗抑郁药的作用机制主要是通过调节神经递质的水平来改善情绪。

（2）心境稳定剂：对于伴有躁狂或轻躁狂症状的抑郁症患者，可使用心境稳定剂，如锂盐、丙戊酸盐等。

（3）抗精神病药：对于伴有精神病性症状的抑郁症患者，可使用抗精神病药，如奥氮平、利培酮等。

2. 心理治疗

（1）认知行为疗法（CBT）：是一种有效的抑郁症心理治疗方法。它通过帮助患者识别和改变消极的思维模式和行为习惯，提高应对压力的能力，改善情绪。

（2）人际治疗（IPT）：关注患者的人际关系问题，帮助患者解决人际冲突、改善人际关系，从而缓解抑郁症症状。

（3）心理动力治疗：通过探索患者的潜意识冲突和情感问题，帮助患者理解自己的情绪和行为，促进心理成长。

3. 物理治疗

（1）电休克治疗（ECT）：是一种有效的抑郁症治疗方法，尤其适用于严重抑郁症、伴有自杀风险或对抗抑郁药治疗无效的患者。ECT 通过给大脑施加短暂的电流刺激，引起大脑的癫痫发作，从而改善情绪。

（2）重复经颅磁刺激（rTMS）：是一种无创的物理治疗方法。通过在头皮上施加磁场，刺激大脑特定区域的神经元活动，改善情绪。

（3）深部脑刺激（DBS）：是一种侵入性的物理治疗方法。通过在大脑特定区域植入电极，给予电刺激，调节神经活动，改善抑郁症症状。目前，DBS 主要用于治疗难治性抑郁症。

二、抑郁症的中医认识

（一）病因病机

1. 情志失调

长期的情志不遂，如忧愁、思虑、愤怒、悲伤等，可导致肝气郁结，气机不畅。肝郁日久可化火，灼伤阴血，或横逆犯脾，导致脾虚生痰。痰火扰心，或心脾两虚，均可引起抑郁症。

2. 脏腑功能失调

（1）心主神明，心气虚或心血虚可导致心神失养，出现情绪低落、失眠等症状。

（2）肝主疏泄，肝气郁结可导致情绪抑郁、烦躁易怒等症状。

（3）脾主运化，脾虚可导致气血生化不足，心神失养，或痰湿内生，蒙蔽心神，引起抑郁症。

（4）肾主藏精，肾阴虚或肾阳虚可导致髓海不足，脑失所养，出现情绪低落、记忆力下降等症状。

3. 气血津液失常

气血不足、气滞血瘀、痰浊内阻等均可影响脏腑功能，导致抑郁症的发生。

（二）辨证分型

1. 肝郁气滞型

主要症状为情绪抑郁、胸胁胀痛、善太息、嗳气频繁、舌苔薄白、脉弦。

2. 肝郁脾虚型

主要症状为情绪抑郁、胸胁胀满、纳呆腹胀、便溏不爽、舌苔白腻、脉弦细。

3. 心脾两虚型

主要症状为情绪低落、心悸失眠、健忘多梦、食欲缺乏、腹胀便溏、舌淡苔白、脉细弱。

4. 心肾不交型

主要症状为情绪低落、心烦失眠、腰膝酸软、头晕耳鸣、潮热盗汗、舌红少苔、脉细数。

5. 痰气郁结型

主要症状为情绪抑郁、咽喉中如有异物梗阻（咳之不出，咽之不下）舌苔白腻，脉弦滑。

（三）治疗方法

1. 中药治疗

（1）肝郁气滞型：治以疏肝理气解郁。方用柴胡疏肝散加减，常用药物有柴胡、香附、枳壳、陈皮、川芎、芍药、甘草等。

（2）肝郁脾虚型：治以疏肝健脾。方用逍遥散加减，常用药物有柴胡、当归、白芍、白术、茯苓、薄荷、生姜、甘草等。

（3）心脾两虚型：治以补益心脾。方用归脾汤加减，常用药物有人参、黄芪、白术、茯神、龙眼肉、酸枣仁、木香、炙甘草、当归、远志等。

（4）心肾不交型：治以滋阴降火，交通心肾。方用黄连阿胶汤合交泰丸加减，常用药物有黄连、黄芩、芍药、鸡子黄、阿胶、肉桂等。

（5）痰气郁结型：治以行气开郁，化痰散结。方用半夏厚朴汤加减，常用药物有半夏、厚朴、茯苓、生姜、苏叶等。

2. 针灸治疗

针灸治疗抑郁症具有一定的疗效。常用的穴位有百会、印堂、神门、内关、太冲、足三里等。通过针刺这些穴位，可以调节人体的气血经络，改善情绪。

3. 推拿治疗

推拿治疗抑郁症可以缓解患者的紧张情绪，促进气血流通。常用的推拿手法有揉法、按法、推法、拿法等。可在头部、背部、腹部等部位进行推拿。

三、抑郁症的预防

（一）西医预防措施

1. 心理健康教育

普及抑郁症的知识，提高公众对抑郁症的认识和理解，减少对抑郁症患者的歧视。同时，教育人们掌握应对压力和情绪调节的方法，预防抑郁症的发生。

2. 早期干预

对于有抑郁症高危因素的人群，如家族中有抑郁症患者、经历重大生活事件、性格内向等，应进行早期干预，包括心理疏导、提供社会支持等，以预防抑郁症的发生。

3. 生活方式调整

（1）保持良好的作息习惯，保证充足的睡眠。

（2）合理饮食，均衡营养，避免过度饮酒和吸烟。

（3）适当运动，如散步、跑步、练瑜伽等，有助于缓解压力，改善情绪。

（4）培养兴趣爱好，丰富生活内容，提高生活质量。

4. 社会支持

建立良好的家庭、朋友和社会支持系统，提供情感支持和实际帮助。在遇到困难和挫折时，能够及时得到支持和鼓励，减少抑郁症的发生风险。

（二）中医预防措施

1. 情志调节

保持心情舒畅，避免过度的情志刺激。可以通过听音乐、阅读、旅游等方式放松心情，调节情绪。

2. 饮食调理

根据中医的“药食同源”理论，选择一些具有疏肝理气、健脾养心、补肾安神等功效的食物进行食疗。如玫瑰花、佛手、陈皮、山药、莲子、百合、酸枣仁等。

3. 起居有常

保持规律的作息时间，早睡早起，避免熬夜。顺应四时变化，调整生活方式，如春季多户外活动，夏季避免贪凉，秋季注意养肺，冬季注意保暖。

4. 运动养生

适当的运动可以促进气血流通，增强体质，调节情绪。可以选择适合个人的运动方式，如打太极拳、练八段锦、散步等。

四、结论

抑郁症是一种严重的精神障碍，对患者的身心健康和社会功能造成极大的影响。西医和中医对抑郁症的认识和防治方法各有特点。西医主要通过药物治疗、心理治疗和物理治疗等方法来缓解症状，提高患者的生活质量。中医则强调辨证论治，通过中药、针灸、推拿等方法调节人体的脏腑功能、气血津液，改善情绪。在抑郁症的防治中，应充分发挥中西医结合的优势，根据患者的具体情况，制定个性化的治疗方案。同时，加强心理健康教育，提高公众对抑郁症的认识和理解，早期干预高危人群，调整生活方式，建立良好的社会支持系统，对于预防抑郁症的发生具有重要意义。

第二十二节　恶性肿瘤的防治

恶性肿瘤，又称癌症，是严重威胁人类健康和生命的重大疾病。近年来，随着医学技术的不断进步，恶性肿瘤的治疗取得了显著进展，但仍然面临着诸多挑战。了解恶性肿瘤的西医和中医防治方法，对于提高患者的生存率和生活质量具有重要意义。

一、恶性肿瘤的西医认识

（一）病因及发病机制

1. 遗传因素

某些恶性肿瘤具有遗传倾向，如乳腺癌、结肠癌等。遗传因素可能导致个体对某些致癌因素的敏感性增加，从而增加患癌风险。

2. 环境因素

（1）化学因素：长期接触某些化学物质，如苯、石棉、黄曲霉素等，可增加患癌风险。

（2）物理因素：电离辐射、紫外线等物理因素可损伤细胞 DNA，导致癌症发生。

（3）生物因素：某些病毒、细菌和寄生虫感染与癌症的发生密切相关，如人乳头瘤病毒（HPV）与宫颈癌、乙型肝炎病毒（HBV）与肝癌、幽门螺杆菌（Hp）与胃癌等。

3. 生活方式因素

（1）吸烟：是导致肺癌、膀胱癌、胰腺癌等多种癌症的重要危险因素。

（2）过量饮酒：可增加肝癌、食管癌、乳腺癌等癌症的发病风险。

（3）不良饮食习惯：高盐、高脂肪、低纤维饮食，以及过度摄入红肉和加工肉类等，可增加结肠癌、胃癌、乳腺癌等癌症的发生风险。

（4）长期缺乏运动：可导致肥胖、免疫力下降等，增加患癌风险。

（二）临床表现

恶性肿瘤的临床表现因肿瘤的类型、部位和分期而异。常见的症状包括以下 2 种。

1. 局部症状

（1）肿块：肿瘤组织在局部形成肿块，可伴有疼痛、压痛等。

（2）疼痛：肿瘤侵犯神经、骨骼或器官组织时可引起疼痛。

（3）出血：肿瘤组织破溃或侵犯血管可导致出血，如鼻出血、咯血、便血等。

（4）梗阻：肿瘤压迫或阻塞管道可引起梗阻，如食管癌可引起吞咽困难，胆管癌可引起黄疸等。

2. 全身症状

（1）发热：肿瘤组织坏死或合并感染时可引起发热。

（2）消瘦：肿瘤消耗机体营养物质，可导致患者消瘦、乏力。

（3）贫血：肿瘤可引起慢性失血、造血功能障碍等，导致贫血。

（4）恶病质：晚期恶性肿瘤患者可出现极度消瘦、乏力、贫血等恶病质表现。

（三）诊断方法

1. 影像学检查

（1）X 线检查：可用于检查骨骼、肺部等部位的肿瘤。

（2）超声检查：可用于检查肝、肾、乳腺等部位的肿瘤。

（3）CT 扫描：可提供更详细的肿瘤图像，有助于判断肿瘤的大小、位置、侵犯范围等。

（4）MRI：对软组织肿瘤的诊断具有较高的价值。

（5）PET-CT：可同时显示肿瘤的代谢活性和解剖结构，有助于发现早期肿瘤和判断肿瘤的转移情况。

2. 实验室检查

（1）肿瘤标志物检测：某些肿瘤可分泌特定的蛋白质、酶或激素等物质，称为肿瘤标志物。检测肿瘤标志物有助于肿瘤的诊断、疗效评估和复发监测。

（2）血常规、生化检查：可了解患者的一般情况，如贫血、肝肾功能等。

（3）病理检查：是诊断恶性肿瘤的金标准，通过穿刺活检、手术切除等方式获取肿瘤组织，进行病理学检查，确定肿瘤的类型、分级和分期。

（四）治疗方法

1. 手术治疗

手术是治疗恶性肿瘤的主要方法之一，适用于早期肿瘤和部分局部进展期肿瘤。手术的目的是切除肿瘤组织，尽可能保留正常组织和器官功能。根据肿瘤的类型和分期，手术方式可分为根治性手术、姑息性手术和减瘤手术等。

2. 放射治疗

放射治疗是利用高能射线杀死肿瘤细胞的一种治疗方法。适用于对放射线敏感的肿瘤，如鼻咽癌、宫颈癌、肺癌等。放射治疗可分为外照射和内照射两种方式，可单独使用或与手术、化学治疗等联合使用。

3. 化学治疗

化学治疗是使用化学药物杀死肿瘤细胞的一种治疗方法。适用于全身播散性肿瘤或局部晚期肿瘤。化学治疗药物可通过口服、静脉注射、肌内注射等方式给药。根据肿瘤的类型和分期，化学治疗可分为根治性化疗、辅助化疗、新辅助化疗和姑息性化疗等。

4. 靶向治疗

靶向治疗是针对肿瘤细胞特定的分子靶点，使用特异性药物进行治疗的一种方法。靶向治疗具有针对性强、不良反应小等优点，适用于某些特定类型的肿瘤，如乳腺癌、肺癌、结直肠癌等。

5. 免疫治疗

免疫治疗是通过激活或增强机体的免疫系统，使其识别和攻击肿瘤细胞的一种治疗方法。免疫治疗包括免疫检查点抑制剂、过继性细胞免疫治疗、肿瘤疫苗等。免疫治疗在某些肿瘤的治疗中取得了显著疗效，如黑色素瘤、肺癌等。

6. 综合治疗

对于大部分恶性肿瘤，单一的治疗方法往往难以达到理想的治疗效果，需要采用综合治疗的方法。综合治疗是根据肿瘤的类型、分期、患者的身体状况等因素，合理选择手术、放射治疗、化学治疗、靶向治疗、免疫治疗等多种治疗方法，以提高治疗效果，减少不良反应，提高患者的生存率和生活质量。

二、恶性肿瘤的中医认识

（一）病因病机

1. 正气不足

中医认为，正气存内，邪不可干；邪之所凑，其气必虚。正气不足是恶性肿瘤发生的根本原因。正气包括人体的元气、宗气、营气、卫气等，具有抵御外邪、维持人体正常生理功能的作用。正气不足时，人体的免疫力下降，容易受到外邪的侵袭，导致肿瘤的发生。

2. 气滞血瘀

长期的情志不遂、饮食不节、劳倦过度等因素可导致气机不畅，气滞则血行不畅，形成瘀血。瘀血阻滞经络，气血运行受阻，可在局部形成肿块，即肿瘤。

3. 痰浊凝聚

饮食不节、脾胃虚弱等因素可导致水湿内停，聚湿生痰。痰浊阻滞经络，与气血相互搏结，可形成肿瘤。

4. 热毒内蕴

外感热毒之邪，或体内脏腑功能失调，郁而化热，热毒内蕴，可损伤人体正气，导致肿瘤的发生。

（二）辨证分型

1. 气滞血瘀型

主要症状为局部肿块疼痛，痛有定处，或有刺痛，舌质紫暗或有瘀斑，脉涩。

2. 痰浊凝聚型

主要症状为局部肿块，质地较硬，或有胸闷、痰多、纳呆等症状，舌苔白腻，脉滑。

3. 热毒内蕴型

主要症状为局部肿块红肿热痛，发热口渴，大便干结，小便短赤，舌质红，苔黄，脉数。

4. 气阴两虚型

主要症状为形体消瘦，乏力，口干，盗汗，五心烦热，舌质红，少苔，脉细数。

5. 气血两虚型

主要症状为面色苍白，头晕目眩，心悸气短，乏力，舌质淡，苔薄白，脉细弱。

（三）治疗方法

1. 中药治疗

（1）扶正固本：根据患者的正气不足情况，采用补气、养血、滋阴、温阳等方法，提高患者的免疫力，增强机体的抗肿瘤能力。常用的中药有人参、黄芪、白术、当归、熟地、枸杞子、女贞子、菟丝子等。

（2）活血化瘀：采用活血化瘀的方法，改善肿瘤局部的血液循环，抑制肿瘤的生长和转移。常用的中药有桃仁、红花、川芎、丹参、赤芍等。

（3）化痰散结：采用化痰散结的方法，消除肿瘤局部的痰浊凝聚，抑制肿瘤的生长。常用的中药有半夏、陈皮、茯苓、胆南星、海藻、昆布等。

（4）清热解毒：采用清热解毒的方法，清除体内的热毒之邪，抑制肿瘤的生长。常用的中药有金银花、连翘、蒲公英、紫花地丁、野菊花等。

（5）辨证论治：根据患者的具体症状和辨证分型，综合运用上述治疗方法，制定个性化的治疗方案。

2. 针灸治疗

针灸治疗恶性肿瘤具有一定的辅助治疗作用。可通过针刺穴位，调节人体的气血经络，增强机体的免疫力，缓解疼痛等症状。常用的穴位有足三里、关元、气海、血海、三阴交等。

3. 推拿治疗

推拿治疗恶性肿瘤可缓解患者的疼痛、疲劳等症状，提高患者的生活质量。推拿时应注意手法轻柔，避免对肿瘤局部造成损伤。

三、恶性肿瘤的预防

（一）西医预防措施

1. 一级预防

（1）健康教育：普及恶性肿瘤的防治知识，提高公众的防癌意识。

（2）避免致癌因素：避免接触化学、物理、生物等致癌因素，如戒烟、限酒、避免接触有害物质、预防病毒感染等。

（3）健康生活方式：保持良好的饮食习惯，多吃蔬菜、水果、全谷物等富含膳食纤维的食物，减少红肉和加工肉类的摄入；适量运动，控制体重；保持良好的心态，避免长期的精神压力。

2. 二级预防

（1）早期筛查：对高危人群进行定期的肿瘤筛查，如乳腺癌的乳腺钼靶检查、宫颈癌的人乳头瘤病毒（HPV）检测和宫颈涂片检查、肺癌的低剂量螺旋CT扫描等，以便早期发现肿瘤，及时进行治疗。

（2）癌前病变的治疗：积极治疗癌前病变，如乳腺增生、宫颈上皮内瘤变、结肠息肉等，防止其发展为恶性肿瘤。

3. 三级预防

（1）综合治疗：对已经确诊的恶性肿瘤患者，采用手术、放射治疗、化学治疗、靶向治疗、免疫治疗等综合治疗方法，提高治疗效果，延长患者的生存期。

（2）康复治疗：对肿瘤患者进行康复治疗，包括心理康复、营养支持、运动锻炼等，提高患者的生活质量。

（二）中医预防措施

1. 养生保健

（1）饮食养生：根据中医的“药食同源”理论，选择一些具有防癌抗癌作用的食物进行食疗，如香菇、木耳、海带、芦笋、西红柿、苹果等。同时，应避免食用辛辣、油腻、刺激性食物，以及腌制、烧烤、油炸等不健康的食物。

（2）运动养生：适当的运动可以增强体质，提高免疫力，预防肿瘤的发生。可选择一些适合自己的运动方式，如太极拳、八段锦、散步等。

（3）情志养生：保持良好的心态，避免长期的精神压力和情绪抑郁。可通过听音乐、阅读、旅游等方式放松心情，调节情绪。

2. 中药预防

根据中医的辨证论治原则，选择具有扶正固本、活血化瘀、化痰散结、清热解毒等作用的中药进行预防。如人参、黄芪、白术、丹参、川芎、半夏、陈皮、金银花等。但中药预防应在医生的指导下进行，避免自行用药。

四、结论

恶性肿瘤是一种严重威胁人类健康和生命的重大疾病。西医和中医对恶性肿瘤的认识和防治方法各有特点。西医主要通过手术、放射治疗、化学治疗、靶向治疗、免疫治疗等方法进行治疗，同时强调早期筛查和预防。中医则强调扶正固本、辨证论治，通过中药、针灸、推拿等方法调节人体的气血经络，增强机体的免疫力，抑制肿瘤的生长。在恶性肿瘤的防治中，应充分发挥中西医结合的优势，根据患者的具体情况，制定个性化的治疗方案。同时，加强健康教育，提高人们的防癌意识，采取健康的生活方式，早期筛查和治疗癌前病变，对于预防恶性肿瘤的发生具有重要意义。

第七章　治未病与儿童健康

第一节　上呼吸道感染

儿童上呼吸道感染是儿科常见疾病之一，其发病率高，对儿童的健康成长带来诸多不良影响。在中医“治未病”理念的指导下，积极采取有效的预防措施，对于降低儿童上呼吸道感染的发生、发展与复发具有重要意义。儿童正处于生长发育期，身体各个系统尚未完全成熟，免疫系统相对较弱，容易受到外感风邪或因体内正气不足而发生上呼吸道感染。通过运用中医“治未病”的方法，可以提升儿童的免疫功能，增强其对外邪的抵抗力，为儿童的健康成长提供有力保障。

一、增强正气，固护外卫

（一）中医理论基础

中医认为“正气存内，邪不可干”，强调了人体正气在抵御外邪中的关键作用。正气是指人体的正常功能活动及其对外界环境的适应能力、抗病能力和康复能力。对于儿童而言，由于其生长发育尚未完全成熟，正气相对较弱，容易受到外邪的侵袭。因此，增强儿童的正气有助于防止外感，提高其身体的免疫力。

（二）具体方法

1. 四季调养

四季的气候变化对儿童的身体有着不同的影响。在春季，阳气上升，万物复苏，应注意让儿童多参加户外活动，感受大自然的生机，促进阳气的生发。但要避免过度劳累和出汗过多，以免耗伤正气。夏季气候炎热，应注意防暑降温，避免长时间在高温环境下活动，同时要保证充足的睡眠和水分摄入，以维持身体的阴阳平衡。秋季气候干燥，应注意润肺生津，多吃具有滋阴润燥作用的食物，如梨、百合、银耳等。冬季气候寒冷，应注意保暖，避免受寒，同时可以适当进补，增强体质。

2. 适当运动

适当的运动可以促进儿童的气血流通，增强体质。儿童可以选择一些适合自己年龄的运动方式，如跑步、跳绳、游泳、打球等。但要注意运动的强度和时间，避免过度运动导致疲劳和损伤。此外，运动后要及时更换汗湿的衣服，避免受寒。

3. 均衡饮食

均衡的饮食是保证儿童身体健康的重要基础。儿童应摄入多样化的食物，包括谷类、蔬菜、水果、肉类、鱼类、蛋类、豆奶类等，以满足身体对各种营养物质的需求。要避免偏食和挑食，尤其是要少吃辛辣、油腻、生冷等刺激性食物。同时，要注意饮食的规律，定时定量，避免暴饮暴食。

4. 益气固表的药物

部分益气固表的药物，如黄芪、太子参等，可以在一定程度上提高儿童的免疫力，帮助儿童更好地抵御外邪。黄芪具有补气升阳、固表止汗、利水消肿等功效，可以增强人体的免疫力，提高机体的抗病能力。太子参具有补气健脾、生津润肺等功效，适用于儿童脾胃虚弱、气阴不足的情况。在使用这些药物时，应在医生的指导下进行，根据儿童的具体情况确定用药剂量和疗程。

二、注重季节养护，避邪护体

（一）季节与上呼吸道感染的关系

在感冒多发的季节，尤其秋冬季节，气候寒冷干燥，儿童容易受到寒冷和风邪的侵袭，从而引发上呼吸道感染。此外，秋冬季节室内外温差较大，儿童的呼吸道黏膜容易受到刺激，导致局部抵抗力下降，增加了病毒入侵的概率。

（二）防护措施

1. 温水洗鼻

温水洗鼻可以清洁鼻腔，去除鼻腔内的污垢和细菌，减少上呼吸道感染的发生。儿童可以使用专门的洗鼻器，用温水进行鼻腔冲洗。但要注意洗鼻的方法和频率，避免过度冲洗导致鼻腔黏膜损伤。

2. 佩戴口罩

佩戴口罩可以有效地阻挡空气中的病毒和细菌，减少上呼吸道感染的风险。儿童在外出时应佩戴合适的口罩，尤其是在人员密集的场所和感冒多发的季节。同时，要注意口罩的更换和清洁，避免使用过期或污染的口罩。

3. 保持室内适宜的温度和湿度

室内温度过高或过低、湿度过大或过小都会对儿童的呼吸道产生不良影响。在秋冬季节，应保持室内温度在 18 ～ 22℃之间，湿度在 40% ～ 60% 之间。可以使用加湿器或放置水盆等方法增加室内湿度，避免上呼吸道的干燥。同时，要注意定期通风换气，保持室内空气清新。

三、调理脾胃，增强体质

（一）脾胃与体质的关系

中医认为，脾胃为后天之本，气血生化之源。儿童脾胃虚弱易导致免疫力低下，因为脾胃功能失常会影响食物的消化吸收和营养物质的输送，从而使身体缺乏必要的营养物质，影响免疫系统的正常功能。因此，定期进行脾胃调理有助于改善体质，提高儿童的免疫力。

（二）具体方法

1. 健脾食材

在日常饮食中，可以添加一些具有健脾作用的食材，如山药、莲子、薏苡仁等。山药具有健脾益胃、滋肾益精等功效，可以增强脾胃的运化功能，提高身体的免疫力。莲子具有补脾止泻、益肾养心等功效，适用于儿童脾胃虚弱、失眠多梦等情况。薏苡仁具有利水渗湿、健脾止泻等功效，可以帮助儿童去除体内的湿气，增强脾胃功能。

2. 饮食规律

要保持儿童的饮食规律，定时定量，避免暴饮暴食。同时，要注意饮食的温度和质地，避免过冷、过热、过硬的食物对脾胃造成损伤。此外，要避免给儿童吃过多的零食和饮料，以免影响正餐的食欲和消化。

四、中医调养防治，减少复发

（一）中成药调理

若儿童反复发生上呼吸道感染，可在医生指导下使用玉屏风散等中成药调理，预防复发。玉屏风散由黄芪、白术、防风组成，具有益气固表、止汗御风的功效。其中黄芪补气升阳，固表止汗；白术健脾益气，燥湿利水；防风祛风解表，胜湿止痛。三者合用可以增强人体的免疫力，提高机体的抗病能力，有助于预防感冒。

（二）益气温阳的药物预防

对体质偏虚寒的儿童，也可在感冒高发季节提前使用益气温阳的药物进行预防。例如，可以使用党参、桂枝、干姜等药物。党参具有补中益气、健脾益肺等功效，可以增强儿童的体质，提高免疫力。桂枝具有温通经脉、助阳化气等功效，可以温阳散寒，增强人体的阳气。干姜具有温中散寒、回阳通脉等功效，可以温暖脾胃，增强脾胃的运化功能。在使用这些药物时，应根据儿童的具体情况进行辨证论治，确定用药剂量和疗程。

第二节　小儿肺炎

小儿肺炎作为儿童期常见的呼吸道感染性疾病，严重威胁着儿童的健康成长。由于儿童免疫系统尚未发育完全，肺部娇嫩，且易受季节变换、环境污染等因素影响，使得小儿肺炎的发生风险较高。中医“治未病”理论强调疾病的预防与早期干预，为小儿肺炎的防治提供了独特而有效的方法。通过践行“治未病”理念，能够从根本上增强儿童体质，降低肺炎的发生率和复发率，为儿童的健康保驾护航。

一、扶正固本，增强正气

（一）中医理论基础

中医认为，正气是人体抵御外邪的根本力量。正气不足时，外邪容易乘虚而入，导致疾病的发生。在小儿肺炎的防治中，正气不足主要表现为脾胃虚弱和肺气不足。脾胃为后天之本，气血生化之源，脾胃功能正常则能为肺提供充足的营养，使肺气旺盛。肺气不足则卫外功能减弱，容易受到外感邪气的侵袭。因此，通过调理脾胃、补益肺气，可以帮助儿童增强正气，提升对外邪的抵抗力。

（二）具体方法

1. 健脾益肺食材

日常饮食中，可多选用山药、莲子、薏苡仁等健脾益肺的食材。山药味甘性平，具有健脾益胃、滋肾益精、润肺止咳等功效，其富含多种营养成分，能增强脾胃的运化功能，促进食物的消化吸收，为肺提供充足的营养物质，从而增强肺气。莲子味甘涩性平，具有补脾止泻、益肾养心、固精止带等功效。莲子既能健脾以助气血生化，又能益肾以养肺气，对小儿脾胃虚弱、肺气不足有较好的调理作用。薏苡仁味甘淡性凉，具有利水渗湿、健脾止泻、除痹排脓、解毒散结等功效。薏苡仁能健脾祛湿，防止湿邪困脾，影响脾胃功能，进而保证肺的正常功能。

通过合理搭配这些食材，可以制作成各种美味的食物，如山药莲子粥、薏苡仁红枣汤等，让儿童在日常饮食中就能得到调理，帮助脾肺功能正常运转，使体质逐渐强健，从而减少肺炎的发生概率。

2. 调理脾胃与补益肺气的方法

除饮食调理外，还可以通过中医的其他方法来调理脾胃和补益肺气。例如，小儿推拿中的补脾经、补肺经等手法，可以起到健脾益肺的作用。补脾经能促进脾胃的运化功能，增强消化吸收能力；补肺经则能补益肺气，提高肺的卫外功能。此外，艾灸足三里、肺俞等穴位，也可以起到健脾益胃、补益肺气的效果。足三里是足阳明胃经的主要穴位之一，艾灸足三里可以促进脾胃的消化吸收功能，增强体质；肺俞是肺的背俞穴，艾灸肺俞可以补益肺气，增强肺功能。

二、预防外感，避免诱因

（一）儿童易受外感的原因

儿童由于生理特点，肌肤娇嫩，腠理疏松，卫外功能较弱，容易受到外感风寒或风热的侵袭。在季节变换时，气温变化较大，儿童难以适应，容易感冒。寒冷季节，气温较低，儿童容易受寒。流感高发期，病毒、细菌等病原体大量传播，儿童容易被感染。因此，在这些时期，要特别注意防寒保暖、增减衣物，以预防外感。

（二）具体预防措施

1. 服用中药预防

家长可以给孩子适当服用玉屏风散等中药，以增强防病能力。玉屏风散由黄芪、白术、防风组成，具有益气固表、止汗御风的功效。其中黄芪能补益肺气，增强卫外功能；白术能健脾益气，增强脾胃功能，为肺气提供充足的营养；防风能祛风解表，防止外邪入侵。玉屏风散通过调节人体的免疫系统，提高机体的抗病能力，对预防小儿感冒、肺炎等疾病有较好的效果。

2. 保持居室环境

保持居室温暖、空气流通和适宜的湿度，也有助于防止病毒、细菌的传播。在寒冷季节，可使用暖气等设备保持居室温暖，但要注意避免温度过高，以免室内外温差过大导致儿童感冒。同时，要定期开窗通风，保持空气流通，排出室内的污浊空气，引入新鲜空气。适宜的湿度可以保持呼吸道黏膜的湿润，减少病毒、细菌的附着和传播。可以使用加湿器等设备调节室内湿度，一般保持在 40% ～ 60% 为宜。

三、调节免疫功能，减少复发

（一）体质较弱儿童的特点

对于体质较弱、易反复患病的儿童，其免疫系统功能相对低下，对外界病原体的抵抗力较弱。这些儿童往往容易在季节变换、气候变化或接触病原体后发病，且病情容易反复，恢复时间较长。因此，需要进行体质调养，以增强其免疫功能，减少复发。

（二）具体方法

1. 扶正固本的中药调理

采用扶正固本的中药进行季节性预防调理，如黄芪、太子参等。黄芪具有补气升阳、固表止汗、利水消肿等功效，能增强人体的免疫力，提高机体的抗病能力。太子参具有补气健脾、生津润肺等功效，适用于小儿脾胃虚弱、气阴不足的情况。在医生的指导下，可以根据儿童的具体情况，选择合适的中药进行调理，以调节免疫功能。

2. 益气养阴的中药修复肺部功能

对于因反复肺炎而体虚的儿童，适当服用一些益气养阴的中药，有助于修复肺部功能，预防肺炎复发。益气养阴的中药可以补充人体的正气，滋养肺阴，促进肺部组织的修复和再生。例如，麦冬具有养阴润肺、益胃生津、清心除烦等功效；沙参具有养阴清肺、益胃生津等功效。这些中药可以与其他扶正固本的中药配合使用，根据儿童的体质和病情进行个体化的调理。

四、宣肺利气，清热化痰

（一）小儿肺炎的病因与病理特点

小儿肺炎的病因往往涉及痰热、湿热壅肺。儿童由于脾胃功能较弱，容易产生痰湿。如果外感邪气，如风热、风寒等，入里化热，与痰湿相结合，就会形成痰热或湿热壅肺的病理状态。痰热或湿热阻滞肺络，影响肺气的宣发和肃降，导致咳嗽、气喘、发热等症状。因此，平时调理中可以适当应用具有宣肺利气、清热化痰的药物，以预防因痰热或湿热而引起的肺部感染。

（二）具体药物及应用方法

1. 宣肺利气、清热化痰的药物

桑叶味甘苦性寒，具有疏散风热、清肺润燥、清肝明目等功效。桑叶能宣肺利气，疏散肺经风热，对于风热犯肺引起的咳嗽、气喘等症状有较好的疗效。桔梗味苦辛性平，具有宣肺利咽、祛痰排脓等功效。桔梗能宣肺化痰，利咽止咳，对于痰热壅肺引起的咳嗽、痰多等症状有较好的治疗作用。黄芩味苦性寒，具有清热燥湿、泻火解毒、止血安胎等功效。黄芩能清热燥湿，泻火解毒，对于肺热咳嗽、湿热壅肺等症状有较好的疗效。

在平时的调理中，可以根据儿童的具体情况，适当选用这些药物进行预防。例如，可以用桑叶、桔梗、黄芩等药物泡水给儿童饮用，或在饮食中加入这些药物进行调理。但要注意药物的用量和使用方法，避免过量使用或使用不当导致不良反应。

2. 饮食调理辅助清热化痰

除药物调理外，还可以通过饮食调理来辅助清热化痰。例如，多吃具有清热化痰作用的食物，如梨、枇杷、荸荠等。梨具有清热润肺、止咳化痰等功效；枇杷具有润肺止咳、下气止呕等功效；荸荠具有清热化痰、生津止渴、利尿通淋等功效。这些食物可以制作成各种美味的食品，如冰糖雪梨、枇杷膏、荸荠汁等，让儿童在日常饮食中就能得到调理，预防肺部感染。

五、早期干预，防治结合

（一）早期干预的重要性

一旦发现儿童有轻微咳嗽、气喘等早期肺炎征兆，应及时采取措施进行干预，防止病情进一步发展。早期干预可以避免病情加重，减少并发症的发生，缩短病程，提高治疗效果。同时，早期干预也符合中医“治未病”的理念，强调在疾病尚未发展严重时进行预防和治疗，以达到事半功倍的效果。

（二）具体方法

1. 宣肺、清热措施

可及时采取宣肺、清热的措施，如使用具有宣肺清热作用的中药方剂或中成药。例如，小儿肺热咳喘口服液具有清热解毒、宣肺化痰、止咳平喘等功效，对于小儿早期肺炎症状有较好的疗效。此外，还可以通过食疗的方法进行调理，如用桑叶、菊花、杏仁等药物煮水给儿童饮用，具有宣肺清热、止咳平喘的作用。

2. 推拿、艾灸辅助治疗

家长也可在医生指导下，配合推拿、艾灸等方法，起到助阳护肺的效果。小儿推拿中的清肺经、揉膻中、揉肺俞等手法，可以起到宣肺清热、止咳平喘的作用。清肺经能清泻肺热，宣肺化痰；揉膻中能宽胸理气，止咳平喘；揉肺俞能补益肺气，宣肺止咳。艾灸大椎、肺俞等穴位，也可以起到助阳护肺、散寒解表的作用。大椎是督脉的主要穴位之一，艾灸大椎可以振奋阳气，增强人体的免疫力；肺俞是肺的背俞穴，艾灸肺俞可以补益肺气，宣肺止咳。

第三节　反复呼吸道感染

反复呼吸道感染（RRTI）在儿童中较为常见，严重影响儿童的生长发育和生活质量。由于儿童免疫系统尚未发育完全，脏腑娇嫩，对外界病邪的抵抗力较弱，容易频繁出现上呼吸道感染等症状。中医“治未病”理念注重未病先防、既病防变、瘥后防复，强调增强体质、调理脏腑，对于减少儿童反复呼吸道感染的发生和复发具有重要意义。在儿童反复呼吸道感染的防治中，运用“治未病”的思路进行整体调养，可以有效改善儿童的免疫力，降低感染的复发率。

一、补益肺气，增强防护力

（一）中医理论基础

中医认为，肺主气、司呼吸，主宣发肃降，外合皮毛，开窍于鼻。肺为娇脏，不耐寒热，易受外邪侵袭。儿童肺气不足时，卫外功能减弱，外邪易于入侵，导致反复呼吸道感染。因此，补益肺气、固护卫表是防治儿童反复呼吸道感染的重要措施。

（二）具体方法

1. 玉屏风散的作用及应用

玉屏风散是益气固表的经典方剂，由黄芪、白术、防风组成。黄芪补气升阳，固表止汗，为君药；白术健脾益气，助黄芪以加强益气固表之力，为臣药；防风走表而散风邪，为佐药。三者合用，共奏益气固表、止汗御风之效。对于儿童反复呼吸道感染，玉屏风散可以补益肺气、固护卫表，提高呼吸系统的防御功能，减少呼吸道感染的复发。

在使用玉屏风散时，应根据儿童的年龄、体重、病情等因素确定剂量和用法。一般来说，可将玉屏风散制成颗粒剂、口服液等剂型，方便儿童服用。同时，应在医生的指导下使用，避免自行用药。

2. 其他补益肺气的方法

除使用玉屏风散外，还可以通过食疗、推拿等方法补益肺气。例如，可食用百合、银耳、雪梨等具有润肺止咳作用的食物。推拿中的补肺经、揉肺俞等手法也可以起到补益肺气的作用。补肺经能补益肺气，增强肺的功能；揉肺俞能宣肺理气，止咳平喘。这些方法可以与玉屏风散配合使用，增强疗效。

二、调理脾胃，增强体质

（一）脾胃与儿童免疫力的关系

中医认为，脾胃为后天之本，气血生化之源。儿童的脾胃发育不成熟，消化功能较弱，容易出现脾虚的情况。脾虚易生湿，导致痰湿蕴结，影响肺的宣发肃降功能，使免疫力下降，容易发生呼吸道感染。因此，调理脾胃、增强体质是防治儿童反复呼吸道感染的重要环节。

（二）具体方法

1. 健脾益气方剂的应用

参苓白术散是健脾益气的经典方剂，由人参、白术、茯苓、山药、莲子、薏苡仁、白扁豆、砂仁、桔梗、甘草组成。人参、白术、茯苓、甘草健脾益气，为君药；山药、莲子、薏苡仁、白扁豆健脾渗湿，为臣药；砂仁化湿行气，醒脾和胃，为佐药；桔梗宣肺利气，通调水道，载药上行，为使药。参苓白术散具有健脾益气、渗湿止泻的功效，可助脾胃运化，增强体质。

在使用参苓白术散时，应根据儿童的具体情况进行调整。对于脾虚较重的儿童，可以适当增加人参、白术等药物的剂量；对于有湿邪困脾的儿童，可以加入藿香、佩兰等化湿药物。同时，应注意饮食调理，避免食用生冷、油腻、辛辣等刺激性食物。

2. 健脾食材的作用

在日常饮食调理中，可以加入山药、薏苡仁、莲子等健脾食材。山药具有健脾益胃、滋肾益精、润肺止咳等功效；薏苡仁具有利水渗湿、健脾止泻、除痹排脓等功效；莲子具有补脾止泻、益肾养心、固精止带等功效。这些食材可以煮粥、煲汤等，让儿童在日常饮食中就能得到调理，帮助改善体质，防止外界病邪侵入。

3. 小儿推拿调理脾胃

小儿推拿中的补脾经、揉中脘、捏脊等手法也可以起到调理脾胃的作用。补脾经能健脾益气，增强脾胃功能；揉中脘能和胃健脾，消食导滞；捏脊能调节脏腑功能，增强体质。这些手法可以与健脾益气方剂和健脾食材配合使用，提高疗效。

三、注重季节调护，减少外感

（一）季节变化与儿童呼吸道感染的关系

季节变化对儿童的呼吸道健康有重要影响。在寒冷季节，气温较低，儿童容易受寒，导致呼吸道黏膜血管收缩，局部抵抗力下降，容易发生呼吸道感染。在流感高发季节，病毒、细菌等病原体大量传播，儿童容易感染。因此，在寒冷、流感高发季节，应注重衣物增减、防寒保暖，减少儿童呼吸道感染的发生。

（二）具体措施

1. 衣物增减与防寒保暖

家长应根据季节变化及时为儿童增减衣物，避免过冷或过热。在寒冷季节，应给儿童穿上保暖的衣物，如棉衣、羽绒服等，避免受寒。同时，要注意头部、颈部、手部等部位的保暖，可佩戴帽子、围巾、手套等。在室内，应保持适宜的温度，一般在 18 ～ 22℃为宜。

2. 保持居室环境适宜

日常生活中，应保持居室空气流通，湿度适宜。空气流通可以减少病原微生物的滋生和传播，降低呼吸道感染的风险。可以定期开窗通风，每日通风 2 ～ 3 次，每次 30 分钟左右。湿度适宜可以保持呼吸道黏膜的湿润，减少呼吸道感染的发生。一般而言，居室湿度应保持在 40% ～ 60% 为宜。可以使用加湿器等设备调节湿度，避免过于干燥或湿冷的环境。

3. 传统方法预防感染

在流行季节，可以使用熏艾、佩戴中药香囊等传统方法，起到祛除病邪、减少感染的效果。熏艾可以杀灭空气中的病原微生物，净化空气。可将艾叶点燃后放在室内熏烤，每日 1 ～ 2 次，每次 30 分钟左右。中药香囊可以佩戴在儿童身上，通过散发药物的气味，起到预防呼吸道感染的作用。可将藿香、佩兰、苍术、菖蒲等药物研成粉末，装入香囊中佩戴。

四、中药调理，提高免疫功能

（一）中药调理的作用机制

对于反复呼吸道感染体质虚弱的儿童，中药调理可以帮助调节免疫功能，提高机体的免疫力。中药中的黄芪、太子参等益气药物具有增强机体免疫力、促进细胞免疫和体液免疫的作用。通过服用这些药物，可以改善儿童的易感体质，降低感染风险。

（二）具体方法

1. 医生指导下的中药调理

中药调理应在医生的指导下进行，根据儿童的具体情况制定个性化的治疗方案。医生会根据儿童的体质、病情、年龄等因素，选择合适的中药进行调理。例如，对于气虚体质的儿童，可以使用黄芪、太子参、白术等益气药物；对于阴虚体质的儿童，可以使用麦冬、沙参、玉竹等滋阴药物。同时，医生还会根据病情的轻重、病程的长短等因素，确定药物的剂量和用法。

2. 流感高发季节的预防用药

在流感高发季节，可以服用少量益气固表药物，如玉屏风散等，以改善易感体质，降低感染风险。同时，还可以根据季节特点和儿童的体质，选择具有预防流感作用的中药方剂，如银翘散、桑菊饮等。银翘散具有辛凉解表、清热解毒的功效，适用于风热感冒初期；桑菊饮具有疏风清热、宣肺止咳的功效，适用于风热咳嗽初期。这些方剂可以在医生的指导下服用，起到预防流感的作用。

五、早期干预，防止感染加重

（一）早期干预的重要性

发现儿童有轻微咳嗽、鼻塞等呼吸道感染早期症状时，及时进行干预治疗非常重要。早期干预可以防止病情加重，减少并发症的发生，缩短病程，提高治疗效果。同时，早期干预也符合中医“治未病”的理念，强调在疾病尚未发展严重时进行预防和治疗。

（二）具体方法

1. 清热解毒药物的应用

当儿童出现呼吸道感染早期症状时，可以应用桑菊饮或银翘散等清热解毒药物进行干预治疗。桑菊饮由桑叶、菊花、杏仁、连翘、薄荷、桔梗、芦根、甘草组成，具有疏风清热、宣肺止咳的功效；银翘散由金银花、连翘、薄荷、牛蒡子、荆芥穗、淡豆豉、桔梗、竹叶、甘草组成，具有辛凉解表、清热解毒的功效。这些药物可以在早期控制病情，防止感染加重或反复。

在使用清热解毒药物时，应根据儿童的年龄、体重、病情等因素确定剂量和用法。一般来说，可将药物制成颗粒剂、口服液等剂型，方便儿童服用。同时，应注意观察儿童的病情变化，如症状加重或出现其他不适，应及时就医。

2. 推拿、艾灸辅助治疗

推拿、艾灸等疗法也可作为辅助治疗，帮助改善症状，缩短病程。小儿推拿中的清肺经、揉膻中、揉肺俞等手法可以起到宣肺清热、止咳平喘的作用；艾灸大椎、肺俞等穴位可以起到温通经络、散寒解表的作用。这些疗法在医生的指导下进行，与清热解毒药物配合使用，可以提高疗效。

第四节　慢性咳嗽

一、儿童慢性咳嗽的病因及特点

（一）病因分析

1. 免疫力低下

儿童正处于生长发育阶段，免疫系统尚未完全成熟，对外界病原体的抵抗力较弱。当受到病毒、细菌、支原体等感染时，容易引发呼吸道炎症，导致咳嗽。此外，过敏体质的儿童对花粉、尘螨、动物皮毛等变应原敏感，也容易引起咳嗽。

2. 肺脾气虚

中医认为，肺主气，司呼吸，主宣发肃降；脾主运化，为气血生化之源。肺脾气虚时，肺气不足，宣发肃降功能失常，容易出现咳嗽。同时，脾虚则运化水湿功能失调，导致痰湿内生，上犯于肺，也可引起咳嗽。

3. 环境因素

空气污染、气候变化、二手烟等环境因素也可诱发儿童慢性咳嗽。例如，在气候干燥或寒冷的季节，空气湿度低，呼吸道黏膜容易干燥，对外界刺激的敏感性增加，容易引起咳嗽。此外，长期接触二手烟会损伤呼吸道黏膜，增加咳嗽的发生风险。

（二）特点

1. 持续时间长

儿童慢性咳嗽通常指咳嗽持续时间超过 4 周。与急性咳嗽相比，慢性咳嗽的病程较长，病情容易反复，治疗难度较大。

2. 反复发作

由于儿童的免疫系统和脏腑功能尚未完全成熟，容易受到外界因素的影响，导致慢性咳嗽反复发作。例如，一次感冒后咳嗽未完全治愈，容易在下次感冒或受到其他刺激时再次发作。

3. 病因复杂

儿童慢性咳嗽的病因多样，可能涉及呼吸道感染、过敏、哮喘、胃食管反流等多种疾病。因此，在诊断和治疗时需要综合考虑各种因素，进行全面的评估。

二、治未病理念在儿童慢性咳嗽防治中的应用

（一）益气养肺，增强正气

1. 中医理论基础

中医认为“肺主宣发肃降”，肺的宣发功能正常，则肺气得以宣通，呼吸通畅；肺的肃降功能正常，则肺气得以清肃下行，水道通调。当肺气不足时，肺的宣发肃降功能失常，外邪易侵入，导致反复咳嗽。因此，益气养肺是防治儿童慢性咳嗽的重要方法之一。

2. 中药方剂的作用

可以通过服用玉屏风散、参苓白术散等益气养肺的中药方剂，提高儿童的免疫功能，增强肺气，从而减少慢性咳嗽的发生。玉屏风散由黄芪、白术、防风组成，具有益气固表、止汗御风的功效。黄芪能补益肺气，增强卫外功能；白术能健脾益气，培土生金；防风能祛风解表，防止外邪入侵。参苓白术散由人参、白术、茯苓、山药、莲子、薏苡仁、白扁豆、砂仁、桔梗、甘草组成，具有健脾益气、渗湿止泻的功效。该方剂通过健脾益气，增强脾胃功能，使气血生化有源，从而滋养肺气。

3. 个体化用药

在使用中药方剂时，应根据儿童的年龄、体质、病情等因素进行个体化用药。例如，对于气虚明显的儿童，可以适当增加黄芪的用量；对于脾虚湿盛的儿童，可以加入藿香、佩兰等化湿药物。同时，要注意观察儿童的用药反应，如出现不良反应应及时调整用药方案。

（二）调理脾胃，提升免疫力

1. 脾胃与肺的关系

中医认为，脾胃为后天之本，气血生化之源。脾主运化，胃主受纳，脾胃功能正常，

则能将水谷精微转化为气血，滋养全身。肺主气，司呼吸，肺的功能依赖于脾胃所化生的气血。脾虚则运化水湿功能失调，导致痰湿内生，上犯于肺，影响肺的宣发肃降功能，从而引起咳嗽。因此，调理脾胃对于防治儿童慢性咳嗽具有重要意义。

2. 健脾养胃的方法

可以通过健脾养胃的方式提升儿童免疫力，减少咳嗽。常用山药、白扁豆、薏苡仁等食材，可调理脾胃功能，帮助脾胃正常运化水湿，避免痰湿内生而诱发咳嗽。山药味甘，性平，具有健脾益胃、滋肾益精、润肺止咳的功效。白扁豆味甘，性微温，具有健脾化湿、和中消暑的功效。薏苡仁味甘淡，性凉，具有利水渗湿、健脾止泻、除痹排脓、解毒散结的功效。这些食材可以煮粥、煲汤等，让儿童在日常饮食中就能得到调理。

3. 饮食调理的注意事项

在进行饮食调理时，要注意避免食用生冷、油腻、辛辣等刺激性食物，以免损伤脾胃。同时，要注意饮食的均衡和多样化，保证儿童摄入足够的营养物质。可以根据儿童的年龄和生长发育需求，合理搭配食物，做到荤素搭配、粗细搭配、干稀搭配等。

（三）注意季节调护，减少外感

1. 季节与咳嗽的关系

在气候干燥或寒冷的季节，儿童容易受到外界环境的影响，出现咳嗽等呼吸道症状。气候干燥时，呼吸道黏膜容易干燥，对外界刺激的敏感性增加；寒冷时，呼吸道黏膜血管收缩，局部抵抗力下降，容易受到病毒、细菌等病原体的侵袭。因此，在这些季节，要注意防寒保暖和适当润肺，以减少儿童慢性咳嗽的发生。

2. 润肺食材的选择

可用雪梨、银耳、百合等润肺食材，帮助肺部保持湿润，减少咳嗽。雪梨味甘性寒，具有生津润燥、清热化痰的功效。银耳味甘淡性平，具有滋阴润肺、养胃生津的功效。百合味甘性寒，具有润肺止咳、清心安神的功效。这些食材可以煮汤、煮粥等，让儿童在日常饮食中就能得到润肺的效果。

3. 环境调节的方法

保持空气湿度，避免寒冷空气对呼吸道的刺激，有助于减少儿童因气候变化而导致的慢性咳嗽。可以使用加湿器等设备调节室内空气湿度，一般保持在 40% ～ 60% 为宜。同时，要注意室内通风，保持空气清新。在寒冷季节，要给儿童适当增添衣物，避免受寒。外出时，可以佩戴口罩，减少冷空气和灰尘等对呼吸道的刺激。

（四）早期干预，防止迁延

1. 早期干预的重要性

儿童出现咳嗽症状时，及时采取清肺化痰的措施，可防止病情加重或迁延。早期干预可以避免咳嗽症状进一步发展为慢性咳嗽，减少并发症的发生，缩短病程，提高治疗效果。

2. 根据咳嗽类型选择方剂

根据咳嗽类型选择合适的方剂，如风寒咳嗽可用杏苏散疏风散寒、宣肺止咳；风热咳嗽可用桑菊饮清热宣肺，防止早期咳嗽症状迁延为慢性咳嗽。风寒咳嗽主要表现为咳嗽声重，气急，咽喉痒，咳痰稀薄色白，常伴有鼻塞，流清涕，头痛，肢体酸痛，恶寒发热，无汗等症状。杏苏散由苏叶、半夏、茯苓、前胡、苦桔梗、枳壳、甘草、生姜、大枣、杏仁、橘皮组成，具有轻宣凉燥、理肺化痰的功效。风热咳嗽主要表现为咳嗽频剧，气粗或咳声嘶哑，喉燥咽痛，咳痰不爽，痰黏稠或黄，常伴有鼻流黄涕，口渴，头痛，恶风，身热等症状。桑菊饮由桑叶、菊花、杏仁、连翘、薄荷、桔梗、芦根、甘草组成，具有疏风清热、宣肺止咳的功效。

3. 综合治疗的方法

在使用中药方剂进行早期干预的同时，还可以结合其他治疗方法，如饮食调理、推拿按摩等，提高治疗效果。例如，对于风寒咳嗽的儿童，可以喝一些生姜红糖水，帮助发散风寒；对于风热咳嗽的儿童，可以吃一些梨、枇杷等水果，帮助清热润肺。推拿按摩可以选择清肺经、揉膻中、揉肺俞等穴位，帮助宣肺止咳。

第五节　小儿积滞病

小儿积滞病是儿童时期常见的消化系统疾病之一，对儿童的健康成长产生诸多不良影响。其主要由饮食不节、脾胃功能薄弱所致，表现为食欲缺乏、腹胀、嗳气、便秘或腹泻等症状。中医“治未病”理念强调预防疾病的发生和反复，为小儿积滞病的防治提供了重要的理论指导和实践方法。通过调理饮食、增强脾胃运化功能等措施，可以帮助儿童形成健康的消化系统基础，降低小儿积滞病的发生风险。

一、小儿积滞病的病因病机

（一）饮食不节

儿童时期，脾胃功能尚未健全，消化能力相对较弱。若饮食不节，如暴饮暴食、过多食用油腻、高糖、寒凉等难以消化的食物，超过了脾胃的运化能力，就容易导致食物积滞于胃肠，形成积滞病。此外，喂养不当、进食不规律等也会影响脾胃的正常运化功能，引发积滞。

（二）脾胃功能薄弱

小儿脾胃为后天之本，主运化水谷精微。由于儿童生长发育迅速，对营养物质的需求较大，但脾胃功能尚未完全成熟，相对薄弱。若先天禀赋不足，或后天调护不当，如过度劳累、久病体虚等，均可导致脾胃功能受损，运化失常，从而容易发生积滞病。

二、治未病理念在小儿积滞病防治中的应用

（一）调理脾胃，增强运化功能

1. 中医对脾胃的认识

中医认为，脾胃为后天之本，气血生化之源。脾胃主运化，具有消化食物、吸收营养、输送水谷精微等功能。在儿童生长发育过程中，脾胃的运化功能至关重要。若脾胃功能正常，则能将摄入的食物转化为营养物质，输送到全身各个脏腑组织，满足身体的生长发育需求；若脾胃功能失常，则会导致食物积滞、消化不良等问题。

2. 健脾消食中药的应用

可使用健脾消食的中药，如山楂、麦芽、陈皮等，以促进脾胃运化功能。山楂味酸甘，性微温，具有消食健胃、行气散瘀的功效。山楂能促进胃液分泌，增加消化酶的活

性，帮助消化食物，尤其对油腻肉食积滞有较好的疗效。麦芽味甘，性平，具有行气消食、健脾开胃的功效。麦芽能促进淀粉类食物的消化，对于米面薯芋等食物积滞有良好的效果。陈皮味苦辛，性温，具有理气健脾、燥湿化痰的功效。陈皮能调节脾胃气机，促进消化，对于脾胃气滞所致的积滞有一定的治疗作用。

在使用这些中药时，可以根据儿童的具体情况进行配伍和剂型选择。例如，可以将山楂、麦芽、陈皮等中药制成汤剂、颗粒剂或口服液等，方便儿童服用。同时，应在医生的指导下使用，严格掌握用药剂量和疗程，避免不良反应的发生。

3. 日常饮食的调整

日常饮食中多食用易消化、清淡的食物，减少油腻、寒凉食物的摄入，以保护脾胃，减少积滞的发生。易消化的食物如米粥、面条、馒头等，富含碳水化合物，容易被人体消化吸收。清淡的食物如蔬菜、水果等，富含维生素、矿物质和膳食纤维，有助于促进胃肠蠕动，预防便秘。而油腻食物如油炸食品、肥肉等，不易消化，容易加重脾胃负担；寒凉食物如冷饮、生鱼片等，容易损伤脾胃阳气，影响脾胃的运化功能。

此外，还应注意饮食的均衡和多样化，保证儿童摄入足够的营养物质。可以根据儿童的年龄和生长发育需求，合理搭配食物，做到荤素搭配、粗细搭配、干稀搭配等。同时，要培养儿童良好的饮食习惯，如定时定量进餐、细嚼慢咽、不挑食不偏食等。

（二）合理饮食，避免积滞

1. 饮食不节的危害

饮食不节、暴饮暴食或过多食用难消化的食物，容易导致积滞。暴饮暴食会使胃内食物过多，超过胃的容纳能力，导致胃排空延迟，食物在胃内停留时间过长，发酵产气，引起腹胀、嗳气等症状。过多食用难消化的食物，如糯米、油炸食品、坚果等，会增加脾胃的负担，使脾胃运化功能失常，食物不能及时消化吸收，积滞于胃肠，形成积滞病。

2. 养成良好的饮食习惯

应保持定时、定量的饮食习惯，少吃多餐，不食过量甜食或油腻之物，以避免脾胃负担。定时进餐可以使脾胃有规律地进行消化活动，有利于食物的消化吸收。定量进餐可以避免过度进食，防止脾胃负担过重。少吃多餐可以减轻脾胃的负担，同时保证身体对营养物质的需求。此外，要控制甜食和油腻食物的摄入，因为甜食容易生湿，油腻食物不易消化，都会影响脾胃的运化功能。

对于已经出现积滞的儿童，可给予适量山楂水、麦芽水等，帮助消化积滞。山楂水和麦芽水具有消食健胃的作用，可以促进食物的消化吸收，缓解积滞症状。可以将山楂或麦芽煮水后给儿童饮用，也可以加入适量冰糖调味，以增加儿童的接受度。但要注意适量饮用，避免过量引起腹泻等不良反应。

（三）推拿按摩，调理脾胃功能

1. 推拿按摩的作用机制

推拿按摩是儿童积滞病中常用的治疗方法，具有温和、安全的特点。推拿按摩通过刺激人体的经络穴位，调节气血运行，改善脏腑功能。在小儿积滞病的防治中，推拿按摩可以促进胃肠蠕动，增强脾胃运化功能，改善腹胀、便秘等症状。同时，推拿按摩还可以调节神经系统功能，缓解儿童的紧张情绪，促进睡眠，提高机体的免疫力。

2. 常用的推拿手法

可以在家中使用简单的推拿手法，如推腹、揉脾经等，帮助促进消化，改善腹胀、便秘等症状。推腹是用手掌在儿童腹部顺时针方向轻轻推揉，每次推揉 5 ～ 10 分钟，每日 1 ～ 2 次。推腹可以促进胃肠蠕动，帮助消化食物，缓解腹胀。揉脾经是用拇指在儿童的脾经穴位上轻轻揉按，每次揉按 1 ～ 2 分钟，每日 1 ～ 2 次。脾经穴位位于儿童的拇指桡侧缘，从指尖到指根成一直线。揉脾经可以健脾益胃，促进消化吸收。

此外，还可以根据儿童的具体情况选择其他推拿手法，如捏脊、揉足三里等。捏脊是用双手拇指和食指捏住儿童脊柱两侧的皮肤，从尾椎骨开始，沿着脊柱向上捏提，每次捏提 3 ～ 5 遍，每日 1 ～ 2 次。捏脊可以调节脏腑功能，增强体质。揉足三里是用拇指在儿童的足三里穴位上轻轻揉按，每次揉按 1 ～ 2 分钟，每日 1 ～ 2 次。足三里穴位位于儿童的外膝眼下三寸，胫骨外侧约一横指处。揉足三里可以健脾和胃，促进消化。

（四）健脾消滞，调节体质

1. 中药方剂的调理作用

对于易发积滞的儿童，可在医生指导下使用参苓白术散等健脾益气、调节脾胃的中药方剂，调理脾胃功能。参苓白术散由人参、白术、茯苓、山药、莲子、薏苡仁、白扁豆、砂仁、桔梗、甘草组成。具有健脾益气、渗湿止泻的功效。参苓白术散可以增强脾胃的运化功能，提高机体的免疫力，预防积滞病的发生。

在使用中药方剂时，应根据儿童的年龄、体重、病情等因素确定用药剂量和疗程。同时，要注意观察儿童的用药反应，如出现不良反应应及时停药并就医。

2. 药膳调理的方法

日常可用少量山药、茯苓等食材进行药膳调理，增强脾胃运化功能，避免积滞再次发生。山药味甘，性平，具有健脾益胃、滋肾益精、润肺止咳的功效。山药可以煮粥、煲汤等，与其他食材搭配食用，如山药红枣粥、山药排骨汤等。茯苓味甘淡，性平，具有利水渗湿、健脾宁心的功效。茯苓可以制成茯苓饼、茯苓粥等药膳。这些药膳可以在日常饮食中起到调理脾胃的作用，增强儿童的体质。

第六节　小儿腹泻病

小儿腹泻是儿童时期常见的消化系统疾病，对儿童的健康成长造成严重影响。由于儿童消化功能不健全、脾胃虚弱，容易受到各种因素的影响而发生腹泻。中医“治未病”理念强调疾病的预防和体质的调养，为小儿腹泻病的防治提供了有效的方法。通过健脾和胃、清热利湿等措施，可以帮助儿童增强脾胃运化功能，预防腹泻的发生和反复。

一、小儿腹泻的病因及特点

（一）病因分析

1. 脾胃虚弱

中医认为，小儿脾胃尚未发育完全，“脾常不足”，运化功能较弱。若饮食不节、喂养不当，或久病体虚等，均可导致脾胃虚弱，不能正常运化水谷精微，水湿内生，进而引起腹泻。

2. 饮食不当

儿童饮食不知自节，过食生冷、油腻、辛辣等刺激性食物，或暴饮暴食，超过脾胃的消化能力，导致食物积滞于胃肠，损伤脾胃，引起腹泻。此外，不洁食物、变质食物等也容易引起肠道感染，导致腹泻。

3. 外感邪气

小儿脏腑娇嫩，形气未充，卫外功能不固，易感受外邪。外感风寒、湿热等邪气，可侵袭脾胃，使脾胃功能失调，水湿下注肠道，引起腹泻。例如，夏季暑湿较重，儿童易感受暑湿之邪而发生腹泻；冬季寒冷，儿童易受寒邪侵袭而出现腹泻。

4. 情志因素

小儿神气怯弱，若受到惊吓、恐惧等不良情绪刺激，可影响脾胃功能，导致腹泻。此外，长期的精神紧张、压力过大等也可能影响儿童的消化功能，增加腹泻的发生风险。

（二）特点

1. 发病率高

小儿腹泻是儿科常见疾病之一，发病率较高。尤其是在婴幼儿时期，由于消化系统发育不完善，免疫功能低下，更容易发生腹泻。

2. 病情变化快

小儿腹泻病情变化迅速，若不及时治疗，容易引起脱水、电解质紊乱等并发症，严重影响儿童的健康。例如，腹泻严重时可导致脱水，表现为口渴、尿量减少、皮肤干燥等；电解质紊乱可引起心律失常、抽搐等症状。

3. 病因复杂

小儿腹泻的病因复杂多样，可能是单一因素引起，也可能是多种因素共同作用的结果。因此，在诊断和治疗时需要综合考虑各种因素，进行全面的分析和判断。

二、治未病理念在小儿腹泻病防治中的应用

（一）健脾益胃，增强运化功能

1. 中医理论基础

中医认为“脾主运化”，脾胃为后天之本，气血生化之源。儿童脾胃尚未发育完全，易因饮食不节而引发腹泻。因此，健脾益胃是防治小儿腹泻的重要方法之一。通过调理脾胃，增强脾胃的运化功能，可以促进食物的消化吸收，减少水湿内生，从而预防腹泻的发生。

2. 健脾益胃药膳的作用

日常调养中，可以用健脾益胃的药膳，如山药、薏苡仁、莲子等，帮助脾胃运化水湿，增强消化功能，从而减少腹泻的发生。山药味甘，性平，具有健脾益胃、滋肾益精、润肺止咳的功效。山药富含多种营养成分，如淀粉、蛋白质、维生素等，能够为脾胃提供充足的营养，增强脾胃的运化功能。薏苡仁味甘淡，性凉，具有利水渗湿、健脾止泻、除痹排脓、解毒散结的功效。薏苡仁能够促进水湿的排泄，减轻脾胃的负担，同时还具有健脾的作用。莲子味甘涩，性平，具有补脾止泻、益肾养心、固精止带的功效。莲子能够健脾止泻，对于脾胃虚弱引起的腹泻有一定的治疗作用。

3. 药膳的制作方法

可以将山药、薏苡仁、莲子等食材制作成各种药膳，如山药莲子粥、薏苡仁红枣汤等。山药莲子粥的制作方法是将山药、莲子洗净，去皮切块，与大米一起煮粥，煮至粥稠即可。薏苡仁红枣汤的制作方法是将薏苡仁、红枣洗净，加水适量，煮至薏苡仁熟烂，加入适量冰糖调味即可。这些药膳不仅美味可口，而且具有健脾益胃的功效，适合儿童食用。

（二）注意饮食调理，避免积滞

1. 饮食不当与腹泻的关系

饮食不当是引起小儿腹泻的重要原因之一。过食生冷或油腻食物，容易导致积滞，从而引发腹泻。生冷食物如冷饮、生鱼片等，容易损伤脾胃阳气，影响脾胃的运化功能；油腻食物如油炸食品、肥肉等，不易消化，容易加重脾胃负担。此外，儿童的饮食宜清淡适量，注重温热易消化的食物。清淡的食物如蔬菜、水果等，富含维生素、矿物质和膳食纤维，有助于促进胃肠蠕动，预防便秘；温热易消化的食物如米粥、面条等，容易被人体消化吸收，不会给脾胃造成太大的负担。

2. 山楂水、麦芽水的作用

出现消化不良时，可适当给予山楂水、麦芽水，以助消积导滞，防止脾胃失调导致腹泻。山楂味酸甘，性微温，具有消食健胃、行气散瘀的功效。山楂能够促进胃液分泌，增加消化酶的活性，帮助消化食物，尤其对油腻肉食积滞有较好的疗效。麦芽味甘，性平，具有行气消食、健脾开胃的功效。麦芽能够促进淀粉类食物的消化，对于米面薯芋等食物积滞有良好的效果。可以将山楂、麦芽煮水后给儿童饮用，也可以加入适量冰糖调味，以增加儿童的接受度。

3. 培养良好的饮食习惯

为了预防小儿腹泻，家长应培养儿童良好的饮食习惯。首先，要定时定量进餐，避免暴饮暴食。其次，要注意饮食的卫生，不吃不洁食物、变质食物等。此外，要避免给儿童吃过多的零食，尤其是辛辣、油腻、刺激性零食。最后，要根据儿童的年龄和消化能力，合理选择食物，避免给儿童吃过于坚硬、难以消化的食物。

（三）调理体质，减少外感

1. 小儿体质与腹泻的关系

小儿脾虚湿盛，易感受外邪引起腹泻。脾虚则运化功能失常，水湿内生，容易受到外邪的侵袭。外感风寒、湿热等邪气，可侵袭脾胃，使脾胃功能失调，水湿下注肠道，引起腹泻。因此，调理体质，增强免疫力，是预防小儿腹泻的重要措施之一。

2. 玉屏风散的作用

可以在流感季节或气候变化时服用适量的玉屏风散等益气固表的中药，以增强抵抗力，避免外感风寒、湿热引发腹泻。玉屏风散由黄芪、白术、防风组成，具有益气固表、止汗御风的功效。黄芪能够补益肺气，增强卫外功能；白术能够健脾益气，培土生金；防风能够祛风解表，防止外邪入侵。玉屏风散通过调节人体的免疫系统，提高机体的抗病能力，对于预防小儿腹泻有一定的作用。

3. 防寒保暖的重要性

注意适当防寒保暖，可以减少寒湿之邪的侵袭。在冬季，要给儿童穿足够的衣服，避免受寒；在夏季，要避免空调温度过低，以免儿童受凉。此外，要注意保持室内空气流通，避免潮湿环境，减少寒湿之邪的滋生。

（四）早期干预，防止病情加重

1. 早期干预的意义

如果儿童出现轻微腹泻症状，应及时给予温中健脾、化湿止泻的调理，防止病情加重。早期干预可以避免腹泻症状进一步发展，减少并发症的发生，缩短病程，提高治疗效果。

2. 不同类型腹泻的治疗方法

脾虚腹泻可以用参苓白术散以健脾化湿。参苓白术散由人参、白术、茯苓、山药、莲子、薏苡仁、白扁豆、砂仁、桔梗、甘草组成，具有健脾益气、渗湿止泻的功效。对于脾虚腹泻的儿童，可根据病情适当调整药物剂量。湿热型腹泻则可以使用葛根芩连汤，清热利湿，缓解腹泻症状。葛根芩连汤由葛根、黄芩、黄连、炙甘草组成，具有解表清里、升阳止泻的功效。对于湿热型腹泻的儿童，可根据病情适当加减药物。

3. 综合治疗措施

在给予中药治疗的同时，还可以结合其他治疗方法，如饮食调理、推拿按摩等。饮食上，要注意清淡易消化，避免食用油腻、辛辣、刺激性食物。推拿按摩可以选择补脾经、揉足三里、捏脊等手法，帮助调理脾胃功能，促进消化吸收。此外，要注意观察儿童的病情变化，如腹泻症状加重、出现脱水等并发症，应及时就医。

参考文献

[1] 朱向东，朱蔚，程炜宗 . 中医治未病理论研究 [M]. 兰州：甘肃科学技术出版社，2007.
[2] 田永华，虎峻瑞 . 中医治未病理论与内科临床应用研究 [M]. 银川：宁夏人民出版社，2016.
[3] 何希俊，邓倩，黄娜娜 . 中医治未病理论与实践 [M]. 广州：中山大学出版社，2023.
[4] 李志安，郑玉玲 . 治未病 [M]. 郑州：河南科学技术出版社，2020.
[5] 程亚伟，屈凯，丁一 . 肥胖相关疾病中医治未病临床实践 [M]. 上海：上海科学技术出版社，2022.
[6] 孙涛，何清湖 . 中医治未病 [M]. 北京：中国中医药出版社，2010.
[7] 朱向乐 . 中医治未病旨要 [M]. 兰州：甘肃科学技术出版社，2016.
[8] 杨波，于纯淼，修国辉 . 药食同源与治未病 [M]. 北京：中国中医药出版社，2021.
[9] 任艳玲，郑洪新 . 中医从肾治未病理论与方药 [M]. 北京：中国中医药出版社，2015.
[10] 姜德友 . 中医临床思维方法供中医学、中西医结合各专业研究生用 [M]. 北京：中国中医药出版社，2017.
[11] 王心东 . 中医实践论语 [M]. 北京：中医古籍出版社，2020.
[12] 陶艳 . 名中医谈四季养生 [M]. 长沙：湖南科学技术出版社，2024.
[13] 张淑君，周运峰，杨建宇 . 中医治未病养生有道全图解经穴妙用 [M]. 郑州：河南科学技术出版社，2019.
[14] 周运峰，杨建宁 . 中医治未病养生有道全图解刮痧 [M]. 郑州：河南科学技术出版社，2019.
[15] 严晓慧，周运峰，杨建宇 . 中医治未病养生有道全图解拔罐 [M]. 郑州：河南科学技术出版社，2019.
[16] 陈涤平 . 中医治未病学概论 [M]. 北京：中国中医药出版社，2021.